Chronisches Fatigue-Syndrom (ME/CFS) verstehen und managen

Chronisches Fatigue-Syndrom (ME/CFS) verstehen und managen

Karen Leslie, Michelle Bull, Nicola Clague-Baker, Natalie Hilliard

Programmbereich Gesundheitsberufe

Karen Leslie
Michelle Bull
Nicola Clague-Baker
Natalie Hilliard

Chronisches Fatigue-Syndrom (ME/CFS) verstehen und managen

Ein Leitfaden für Health Professionals

hogrefe

Karen Leslie, BSc(hons) Physiotherapy, BA(hons) Journalism Studies, Chartered Physiotherapist, Co-Founder of Physios for ME

Dr. Michelle Bull, DHRes, MSc, GradDipPhys, Chartered Physiotherapist, Co-Founder of Physios for ME,

Dr. Nicola Clague-Baker, PhD, MPhil, BA(hons) Sports Studies, GradDipPhys, PgCAPHE, SFHEA, Chartered Physiotherapist, Co-Founder of Physios for ME

Natalie Hilliard, BSc(hons) Physiotherapy, BSc(hons) Sports Science, Chartered Physiotherapist, Co-Founder of Physios for ME

Bibliografische Information der Deutschen Nationalbibliothek
Die Deutsche Nationalbibliothek verzeichnet diese Publikation in der Deutschen Nationalbibliografie; detaillierte bibliografische Daten sind im Internet über http://www.dnb.de abrufbar.

Verantwortliche Person in der EU: Hogrefe Verlag GmbH & Co. KG,
Merkelstraße 3, 37085 Göttingen, info@hogrefe.deinfo@hogrefe.de

Anregungen und Zuschriften bitte an den Hersteller:
Hogrefe AG
Lektorat Gesundheitsberufe
z. Hd.: Barbara Müller
Länggass-Strasse 76
3012 Bern
Schweiz
Tel. +41 31 300 45 00
info@hogrefe.ch
www.hogrefe.ch

Lektorat: Barbara Müller
Herstellung: Daniel Berger
Umschlagabbildung: microgen, GettyImages
Umschlag: Hogrefe intern
Satz: Claudia Wild, Konstanz
Druck und buchbinderische Verarbeitung: Finidr s. r. o., Český Těšín
Printed in Czech Republic

Dieses Buch ist eine Übersetzung aus dem Englischen. Der Originaltitel lautet: Leslie, K., Bull, M., Clague-Baker, N., Hilliard, N. (2023). A Physiotherapist's Guide to Understanding and Managing ME/CFS. London: Jessica Kingsley Publishers, an imprint of John Murray Press, part of Mudder & Stoughton Ltd, and Hachette UK Company

1. Auflage 2025

(E-Book-ISBN_PDF 978-3-456-96371-6)
(E-Book-ISBN_EPUB 978-3-456-76371-2)
ISBN 978-3-456-86371-9
https://doi.org/10.1024/86371-000

Inhaltsverzeichnis

Danksagung

Die Autorinnen sind dankbar, dass sie vor der Veröffentlichung Kommentare und Rückmeldungen von ausgewählten Fachexpert:innen erhalten haben, und sprechen ihnen ihren tiefsten Dank aus:

- Dr, Charles Shepherd, MB BS, Medical Adviser, the ME Association,
- Dr. Todd E. Davenport, PT, DPT, MPH, OCS, Scientific Advisor to the Workwell Foundation and Professor in the Department of Physical Therapy, University of the Pacific, California,
- Andrew Kewley.

Sie danken auch Ben Howell für seinen Beitrag zur Zusammenstellung des Anhangs mit den Medikamenten[1]. Die spezifischen Erfahrungen von Menschen mit ME/CFS wurden verwendet, um Fallstudien zu erstellen und die klinischen Informationen in jedem Kapitel zu veranschaulichen. Die Autorinnen danken ihnen dafür, dass sie ihre Geschichten zur Verfügung gestellt und uns ihre wertvollen Stimmen verliehen haben.

Die Veröffentlichung dieses Buches wird Health Professionals[2] auf der ganzen Welt wichtige Informationen liefern, und wir sind Claire Wilson von Jessica Kingsley Publishers sehr dankbar für die Möglichkeit und ihre Unterstützung bei diesem Prozess.

Abschließend möchten die Autorinnen einen besonderen Dank an die Menschen aussprechen, die mit ME/CFS leben und die uns weiterhin unterstützen, inspirieren und informieren[3]. Sie setzten ihre Großzügigkeit, ihre Zeit und Energie ein, um zu unserer Forschung beizutragen. Ihr Wissen und ihre Erfahrungen zu teilen, war für die Arbeit von Physios for ME[4] und die Erstellung dieses Buches von unschätzbarem Wert.

1 Der Anhang mit der Liste der Medikamente ist nicht in der deutschen Ausgabe übertragen. Hier empfehlen wir die Informationen des Bundesamts für Arzneimittel und Medizinprodukte (BfAM): https://www.bfarm.de/DE/Arzneimittel/Arzneimittelinformationen/Arzneimittel-recherchieren/_node.html

2 In der Originalausgabe werden gezielt die „physiotherapists“ angesprochen. Da es sich im Buch aber nicht um bestimmte fachbezogene Techniken der Disziplin, sondern um eine Grundlage aller Therapien für Menschen mit ME/CFS, sprechen wir hier mehrheitlich von „Health Professionals“, um alle Therapieberufe anzusprechen. Wenn Techniken und Interventionen der jeweiligen Disziplinen der Health Professionals wie Physiotherapie, Ergotherapie oder Pflege angesprochen werden, sind diese als solche benannt.

3 Weitere Informationen zur Erkrankung sehen Sie auf der Website der Deutschen Gesellschaft für ME/CFS: https://www.mecfs.de/was-ist-me-cfs/

4 Physios for ME ist ein Berufsverband aus Physiotherapeuten in Großbritannien, die sich zusammengeschlossen haben mit einem gemeinsamen Interesse für Menschen mit ME/CFS. Ihr Ziel ist es, zu forschen, aufzuklären und sich für die Verbesserung des physiotherapeutischen Managements für Menschen mit ME einzusetzen (https://www.physiosforme.com/)

Zweck dieses Buches

Myalgische Enzephalomyelitis (ME) oder Chronisches Fatigue-Syndrom (CFS) ist eine lähmende Erkrankung, die zu einer tiefgreifenden Intoleranz gegenüber körperlicher Anstrengung und zu erheblichen Behinderungen führt.

Das Ziel dieses Buches ist es, Health Professionals über ME/CFS zu informieren und aufzuklären, damit sie eine sichere und angemessene Therapie anbieten können. Eine der wichtigsten Prioritäten ist die Verringerung des Risikos, dass die therapeutischen Interventionen unbeabsichtigt negative Auswirkungen auf eine Person mit ME/CFS haben.

Das Buch zielt auch darauf ab, Health Professionals in die Lage zu versetzen, die Qualität der Versorgung von Menschen mit ME/CFS zu verbessern, damit sich Menschen mit ME/CFS sicher fühlen können, wenn sie therapeutischen Rat und Unterstützung suchen.

Dieses Buch richtet sich an alle Health Professionals, unabhängig von ihrem Fachgebiet, denn ME/CFS kann mit Funktionsstörungen in mehreren Systemen einhergehen, darunter neurologische, muskuloskelettale, kardiovaskuläre, endokrine, gastrointestinale und immunologische Beeinträchtigungen. Die Art und der Schweregrad der Symptome können sich von Person zu Person erheblich unterscheiden.

Das charakteristische Merkmal von ME/CFS ist die Symptomverschlimmerung nach einer Anstrengung (Post-exertional Malaise, PEM), bei dem die Anstrengung selbst zusätzliche Symptome und/oder eine Verschlimmerung der aktuellen Symptome verursacht. Die Anstrengung kann körperlich, kognitiv, sensorisch oder emotional sein. Auch gesundheitstherapeutische Interventionen und Interaktionen können ein Auslöser für PEM sein. Deshalb sollten alle Health Professionals ein Bewusstsein für ME/CFS haben und wissen, wie sie ihre therapeutische Praxis anpassen können, um PEM zu vermeiden, unabhängig vom Grund der Intervention. Health Professionals können eine Person mit ME/CFS in jedem Setting behandeln, sei es, um die durch ME/CFS verursachten Symptome direkt zu behandeln, oder um davon unabhängige Gründe für die Therapie.

Dieses Buch ist besonders relevant für Health Professionals, die in den folgenden Einrichtungen arbeiten:

- auf ME/CFS spezialisierte Zentren
- Long-COVID-Kliniken
- Fatigue-Sprechstunden
- Muskuloskelettale Therapiedienste
- Neurologische Rehabilitation
- Einrichtungen der Akutversorgung
- Sozialwesen und Sozialdienste
- Pädiatrie
- Rheumatologie
- Schmerzambulanz
- Orthopädie
- Palliativmedizin
- Beatmungspflege
- Kardiologie.

Es ist wichtig zu erkennen, dass jede Art von therapeutischer Intervention oder Interaktion unbeabsichtigt eine Verschlimmerung der Symptome einer Person mit ME/CFS verursachen kann.

Dieses Buch ist kein „Behandlungshandbuch“ für ME/CFS. Jeder Interventionsplan für eine Person mit ME/CFS sollte individuell angepasst, überwacht und regelmäßig evaluiert werden. Das vorliegende Buch kann Seite für

Seite gelesen oder als Nachschlagewerk verwendet werden.

Teil 1 enthält Informationen über ME/CFS im Allgemeinen, einen kurzen Überblick über häufige Komorbiditäten und Kapitel über spezifische Erkrankungen bei Menschen mit schwerem und sehr schwerem ME/CFS, bei Kindern und Jugendlichen und bei akuten postviralen Zuständen, einschließlich der Diskussion von COVID-19 und Long COVID. (Informieren Sie sich über die S-1-Leitlinie zum Management postviraler Zustände am Beispiel Post-COVID-19 bei Rabady et al., 2023. (Anm. d. Lekt.))

Teil 2 beleuchtet die Schlüsselsymptome von ME/CFS, einschließlich einer Erörterung der aktuellen Evidenzbasis für Management und Therapie. Nicht jedes Symptom wird von jeder Person mit ME/CFS erlebt, so dass dieser Abschnitt ein hilfreicher Bezugspunkt für Symptome sein kann, die Health Professionals begegnen können.

Teil 3 erörtert allgemeine Managementprinzipien für Health Professionals, mit einem Überblick über Evaluations- und Outcome-Messungen und einer eingehenderen Untersuchung von Energiemanagement, Herzfrequenzüberwachung und Bewegung.

Der letzte Abschnitt dieses Buches, **Teil 4**, enthält praktische Beispiele für verschiedene Fallbeschreibungen von Menschen mit ME/CFS, die zeigen, wie die vermittelten Informationen bei der Anwendung in der Praxis individualisiert werden müssen.

Einige der dem ME/CFS zugrunde liegenden physiologischen Zusammenhänge erfordern ein biochemisches und immunologisches Verständnis, das über den für die meisten Health Professionals erforderlichen Standard hinausgeht. Wo es notwendig war, wurden die Informationen vereinfacht oder gekürzt, um eine möglichst große Relevanz für die direkte Anwendung in der klinischen Praxis zu erreichen. Health Professionals mit Spezialkenntnissen oder Interesse an diesen Bereichen sollten sich mit den Originalreferenzen befassen, um ein tieferes Verständnis zu erlangen.

Wo immer möglich, beruhen die Informationen in diesem Buch ausschließlich auf aktuellen Erkenntnissen, die zur weiteren Analyse und zum besseren Verständnis angemessen kritisch gewürdigt werden. Die Autorinnen haben sich zwar nach Kräften bemüht, ein ausgewogenes Nachschlagewerk zu erstellen, sind sich aber bewusst, dass dieses Buch in Bezug auf die Evidenzbasis einige Einschränkungen aufweist:

- Es gibt viele Bereiche, in denen die Evidenzbasis fehlt oder von niedrigem Evidenzlevel ist. Diese begrenzte Forschung bedeutet, dass es immer noch viele „Unbekannte" in Bezug auf physiologische Prozesse und angemessene Behandlung, einschließlich der gesundheitsbezogenen Therapie, gibt. Mehr qualitativ hochwertige Forschung in allen Bereichen ist dringend erforderlich.
- Die Autorinnen führten eine gründliche Literaturrecherche durch, werteten die ermittelten Belege kritisch aus und holten externe Gutachten ein, um eine ausgewogene und umfassende Darstellung der Evidenzbasis zu gewährleisten. Es wird jedoch eingeräumt, dass bei der Auswahl der Studien und dem Niveau der Evaluation immer ein Risiko der Verzerrung (Bias) besteht.

Die Evidenzbasis wird sich bis zur Veröffentlichung dieses Buches und darüber hinaus weiterentwickeln. Health Professionals werden daher ermutigt, sich beruflich weiterzuentwickeln, indem sie Literaturrecherchen durchführen, um die neuesten Forschungsergebnisse zu erkennen, die für ihren Arbeitsbereich und ihre Klient:innen und Patient:innen relevant sind.

Daher mussten die Autorinnen ihre eigene klinische Erfahrung nutzen, zusammen mit jahrelangem Feedback von Menschen mit ME/CFS. Health Professionals sind für ihre eigene klinische Praxis verantwortlich und müssen ihre eigenen klinischen Argumentationsfähigkeiten nutzen, wenn sie eine Intervention in der Praxis anwenden. Es ist wichtig zu erkennen, dass das Management einer Person mit ME/

CFS individuell gestaltet, überwacht und regelmäßig evaluiert werden sollte.

Schließlich wird in den Forschungsberichten nicht immer die Lebenserfahrung von Menschen mit ME/CFS erfasst oder wiedergegeben. Um dieses Problem anzugehen, wird jedes Kapitel persönliche Kommentare von Menschen mit ME/CFS enthalten. Ihre Geschichten verleihen den objektiven klinischen Informationen Relevanz und erinnern daran, dass hinter der komplexen Physiologie und den vielfältigen systemischen Funktionsstörungen einzelne Menschen stehen, die mit den verheerenden Auswirkungen dieser Erkrankung konfrontiert sind.

Jede Person wird dann am Ende des Buches mit Evaluations- und Behandlungsnotizen aus der Sicht des behandelnden Health Professional vorgestellt, um zu zeigen, wie die Informationen in diesem Buch in der klinischen Praxis angewendet werden können.

Auch wenn die Namen und Informationen zur Identifizierung geändert wurden, handelt es sich um echte Menschen, die mit ME/CFS leben:

- Kim, 56 Jahre, leidet seit über dreißig Jahren in unterschiedlichem Maße an ME/CFS. Der Schweregrad ihrer Symptome schwankte zwischen leicht und mittelschwer, wurde aber nach der COVID-19-Infektion als schweres ME/CFS diagnostiziert.
- Oliver, 14 Jahre, hat ME/CFS, seit er 12 Jahre alt ist. Er erholte sich nie vollständig von einer Virusinfektion, erlitt dann einen schweren Rückfall, nachdem er Fußball gespielt hatte, und kann nun nicht mehr zur Schule gehen.
- Mo, 37 Jahre, hat seit seiner Infektion mit COVID-19 vor über einem Jahr mit starker Fatigue, kognitiven Störungen und Ganzkörperschmerzen zu kämpfen.
- Ana, 53 Jahre, leidet seit über zwanzig Jahren an schwerem oder sehr schwerem ME/CFS. Sie erleidet regelmäßig Schübe, die sie vollständig ans Bett fesseln und eine ständige Pflege für alle Aspekte des täglichen Lebens erforderlich machen.
- Faith, 42 Jahre, leidet seit zehn Jahren nach einer Virusinfektion an ME/CFS, mit Symptomen, die zwischen moderat und schwer schwanken. Faith muss ihr Energiemanagement mit den Anforderungen des Familienlebens in Einklang bringen.

Dieses Buch wurde von vier Physiotherapeutinnen aus Großbritannien geschrieben, die 2019 die Interessenvertretungs- und Bildungsgruppe „Physios for ME“ gegründet haben. Gemeinsam verfügt das Team über mehr als 80 Jahre Erfahrung in der Physiotherapie und hat mit Menschen mit ME/CFS und akuten postviralen Erkrankungen sowohl klinisch als auch auf persönlicher Ebene gearbeitet.[5]

Das Team verfügt über Erfahrungen und Qualifikationen in den Bereichen Physiotherapie, Sport und Bewegungswissenschaft, Forschung, Lehre, Journalismus und Medienkommunikation. Ihr Bestreben ist es, die therapeutische Praxis für Menschen mit ME/CFS zu verbessern und die Vorteile, die diese Berufe zu bieten hat, durch qualitativ hochwertige Forschung zu ermitteln.

Literatur

Rabady, S., Hoffmann, K., Costa, U., Aigner, M., Altenberger, J., Brose, M., Denk-Linnert, D.-M., Gruber, S., Götzinger, F., Helbok, R., Hüfner, K., Koczulla, R., Kurz, K., Müller, C.A., Struhal, W., Rittmannsberger, H., Lamprecht, B., Leis, S., Löffler, J., ... Zwick, R.-H. (2023). Leitlinie S1 für das Management postviraler Zustände am Beispiel Post-COVID-19. *Wiener Klinische Wochenschrift, 135*(Suppl 4), 525–598.

5 Die fachlichen Techniken der Physiotherapie stehen in diesem Buch nicht im Vordergrund, sondern die übergreifenden Interventionen wie Beratung, Coaching und Unterstützung von Menschen mit ME/CFS, die für alle Berufsangehörigen der Health Professionals interessant sind, die mit Menschen mit ME/CFS arbeiten.

Teil 1: ME/CFS verstehen

Kapitel 1 gibt einen allgemeinen Überblick über ME/CFS, einschließlich der derzeit bekannten Ätiologie von ME/CFS, der Merkmale der Hauptsymptome, der Schwierigkeiten einer Diagnosestellung und der Überlegungen zur therapeutischen Behandlung.

Kapitel 2 gibt einen Überblick über die wichtigsten Komorbiditäten, die mit ME/CFS assoziiert sind. Die Liste ist alphabetisch geordnet und ist nicht erschöpfend. Diskutiert werden die Bedingungen bei Endometriose, Fibromyalgie, Hypermobilitätssyndromen, Reizdarmsyndrom, Mastzellaktivierungssyndrom (MCAS), Migräne, posturalem orthostatischen Tachykardie-Syndrom (POTS), Komorbiditäten des Rückenmarks und des Hirnstamms, temporomandibulären Dysfunktionen (TMD).

Kapitel 3 beschreibt die Art von schwerem und sehr schwerem ME/CFS und die wichtigsten Anpassungen der Praxis, die Health Professionals berücksichtigen müssen, um die Verschlimmerung der Symptome zu minimieren.

Kapitel 4 erörtert die Diagnosekriterien, die Auswirkungen auf die Ausbildung und die Behandlungsmöglichkeiten sowie die Art und Weise, wie sich ME/CFS bei Kindern und Jugendlichen darstellt.

Kapitel 5 erörtert das historische Auftreten von ME/CFS nach Virusinfektionen und Pandemien, einschließlich COVID-19, die Art der postviralen Komplikationen wie postvirale Fatigue und Long COVID, und wie man eine Person mit diesen Erkrankungen beurteilt und behandelt.

1 Definition und Begriffe

Zweck des Kapitels

Dieses Kapitel gibt einen allgemeinen Überblick über ME/CFS, einschließlich der derzeit bekannten Ätiologie von ME/CFS, der Merkmale der Hauptsymptome, der Schwierigkeiten einer Diagnosestellung und der Überlegungen zur therapeutischen Behandlung.

Myalgische Enzephalomyelitis (ME) oder Chronisches Fatigue-Syndrom (CFS) ist eine chronische multisystemische Erkrankung (Bateman et al., 2021), die schwerwiegend und systemisch ist und die Lebensqualität erheblich beeinträchtigt (Institute of Medicine, 2015)[6]. ME/CFS kann sich stärker auf die Funktion und die Lebensqualität auswirken als andere chronische Erkrankungen wie Herzkrankheiten, Osteoarthritis, rheumatoide Arthritis, Diabetes und Krebs (Nacul, Lacerda, Campion et al., 2011). ME/CFS kann eine Person daran hindern, zu arbeiten oder zur Schule zu gehen, Aktivitäten des täglichen Lebens selbstständig auszuführen oder das Haus zu verlassen, wobei manche Menschen vollständig ans Bett gefesselt sind. Dennoch gibt es nach wie vor Widersprüche und Unsicherheiten bei der Diagnose und Behandlung der Krankheit in allen medizinischen und therapeutischen Berufen (Shepherd & Chaudhuri, 2019).

ME steht für „Myalgische Enzephalomyelitis“, ein Begriff, der erstmals 1956 eingeführt wurde (Lindan, 1956), um eine neu entdeckte Erkrankung mit Symptomen wie starke Müdigkeit und Muskelschmerzen zu beschreiben, die oft jahrelang anhielten und häufig in Schüben auftraten. „Myalgisch“ bezieht sich auf die typischen Muskelsymptome, und „Enzephalomyelitis“ beschreibt eine Entzündung des Gehirns und des Rückenmarks (Shepherd & Chaudhuri, 2019). Da die Enzephalomyelitis nicht bei allen Menschen mit ME/CFS ein gesicherter pathologischer Prozess ist, wurde auch vorgeschlagen, den Begriff „Enzephalopathie“ zu verwenden, um eine signifikante Störung der Gehirnfunktion zu bezeichnen (Lindan, 1956).

Die alternative Bezeichnung „chronic fatigue syndrome“ (CFS) (Chronisches Fatigue-Syndrom) wurde 1988 eingeführt (Holmes et al., 1988), um zunächst die anhaltende Müdigkeit infolge des Epstein-Barr-Virus zu beschreiben, wurde dann aber erweitert, um die Art der chronischen Müdigkeit (Fatigue) zu beschreiben, die denen von ME ähnelt. Der Begriff „Chronisches Fatigue-Syndrom“ (CFS) versucht nicht, die Symptome einer bestimmten Ursache zuzuordnen, aber er wurde stark kritisiert, weil er ein breites Spektrum komplexer Symptome und multisystemischer Dysfunktionen auf das allgemeine Problem der „Müdigkeit“ reduziert (Shepherd & Chaudhuri, 2019). Dies führt dazu, dass CFS in der Forschung und in der klinischen Praxis häufig mit dem Symptom der „chronischen Müdigkeit“ verwechselt wird, das mit einer Vielzahl von nicht verwand-

6 Zur Begriffsklärung nach ICD-10 und ICD-11 siehe auch die Unterlagen vom Bundesinstitut für Arzneimittel und Medizinprodukte (BfAM): https://multimedia.gsb.bund.de/BfArM/downloads/klassifikationen/icd-10-gm/vorschlaege/vorschlaege2023/icd2023-017-chronisches-fatigue-syndrom.pdf

ten Krankheiten und Zuständen in Verbindung gebracht werden kann. Weitere Erörterungen zum Thema Müdigkeit/Fatigue finden sich in Kapitel 2, und Fragen zu den Diagnosekriterien werden weiter unten in diesem Kapitel ausführlich behandelt.

Der Begriff „post viral fatigue syndrome" (PVFS) (postvirale Fatigue) wurde in den 1980er-Jahren verwendet, um Symptome zu beschreiben, die unmittelbar nach einer Virusinfektion auftreten (Jenkins, 1991), und kann auch auf Probleme nach einer akuten Infektion angewendet werden (Shepherd & Chaudhuri, 2019). Die postvirale Fatigue wird in Kapitel 1 ausführlicher behandelt. Da ME/CFS auch auf andere Ursachen als eine Virusinfektion zurückgeführt werden kann, trifft der Begriff „postvirale Fatigue" nicht auf jede Person zu.

Im Jahr 2015 wurde ein weiterer Begriff entwickelt (Institute of Medicine, 2015), die „systemic exertion intolerance disease" (SEID), das auf Deutsch am besten mit „systemische Unverträglichkeit von Anstrengung" übersetzt werden kann (Anm. d. Lekt.). Er hebt die Belastungsintoleranz hervor, die ein charakteristisches Merkmal der Krankheit ist. Der Begriff wurde jedoch auch dafür kritisiert, dass er die Rolle des Immunsystems und die Funktionsstörung des zentralen Nervensystems nicht erfasst, und die für SEID vorgeschlagenen Diagnosekriterien waren nicht exklusiv genug, um ME/CFS von anderen Erkrankungen wie schweren depressiven Störungen und anderen medizinischen Erkrankungen zu unterscheiden (Jason et al., 2015).

Die Debatte über eine korrekte Bezeichnung für diese Erkrankung ist noch nicht abgeschlossen (Shepherd & Chaudhuri, 2019), da immer mehr Evidenzen für die Pathophysiologie beschrieben werden. Während einige Forscher:innen vorgeschlagen haben, dass ME und CFS zwei verschiedene klinische Einheiten mit teilweisen Überschneidungen sind (Twisk, 2015), wird in diesem Buch der Einfachheit halber der Begriff „ME/CFS" verwendet, um die Terminologie widerzuspiegeln, die derzeit vom National Institute for Health and Care Excellence (NICE, 2021a) in Großbritannien und den Centers for Disease Control and Prevention (CDC, 2022) in den Vereinigten Staaten verwendet wird und die auch die am häufigsten verwendete Terminologie in den Evidenzquellen ist. Aufgrund der Vielzahl von Bezeichnungen, die zur Beschreibung dieser Erkrankung verwendet werden, müssen bei der Literaturrecherche nach Evidenzen alle Begriffe verwendet werden, um sicherzustellen, dass die Suche die Evidenzquellen vollständig erfasst.

1.1 Ursache von ME/CFS

Bislang konnte keine Ursache für ME/CFS gefunden werden (Shepherd & Chaudhuri, 2019). Ein Hauptgrund für die Unklarheit über die Erkrankung ist die begrenzte Menge an qualitativ hochwertiger Forschung. Eine Überprüfung der Forschungsfinanzierung in den Vereinigten Staaten ergab, dass ME/CFS, im Verhältnis zum Umfang der Krankheitslast, die am stärksten unterfinanzierte Erkrankung ist (Mirin et al., 2020). Bemerkenswert ist, dass ME/CFS häufiger bei Frauen auftritt und dass bei Erkrankungen, von denen hauptsächlich ein Geschlecht betroffen ist, Männer bei der Forschungsfinanzierung bevorzugt werden (Mirin, 2021).

Nach dem derzeitigen Stand der Forschung ist eine Erklärung für die Entwicklung von ME/CFS, dass eine Person eine Prädisposition für die Entwicklung der Krankheit hat, einem auslösenden Ereignis ausgesetzt ist und ME/CFS eine Folge der sich fortsetzenden pathophysiologischen Prozesse ist (Shepherd & Chaudhuri, 2019).

Da die meisten auslösenden Ereignisse, wie z. B. eine Infektion, von der Allgemeinbevölkerung erlebt werden, ohne dass sich ein ME/CFS entwickelt, wird angenommen, dass es eine besondere Veranlagung geben muss, damit eine Person die Krankheit entwickelt (Shepherd & Chaudhuri, 2019), obwohl bisher keine übergreifenden Faktoren identifiziert wurden. Genetische Studien haben Evidenzen für eine Vererbung der Prädisposition für ME/CFS gezeigt, wobei das Risiko, die Krankheit zu entwickeln, bei Verwandten ersten, zweiten und dritten Grades ansteigt (Albright et al., 2011). Eine erhöhte Häufigkeit spezifischer genetischer Varianten wurde auch in Bezug auf das Immun-, Hormon- und Stoffwechselsystem festgestellt (Perez et al., 2019). Allerdings haben Studien bisher keine durchgängig signifikanten Zusammenhänge zwischen Genetik und dem Risiko, an ME/CFS zu erkranken, aufgezeigt (Dibble et al., 2020).

Weitere Faktoren, die auf eine Prädisposition hindeuten könnten, wurden in einer prospektiven epidemiologischen Studie an Studierenden in den Vereinigten Staaten von Amerika gefunden. Bei Personen mit bereits bestehenden gastrointestinalen Symptomen wie Magenschmerzen, Blähungen und Reizdarm sowie abnorm niedrigen Werten bestimmter Immunmarker war die Wahrscheinlichkeit, nach einer Mononukleose-Infektion an ME/CFS zu erkranken, um 80 Prozent erhöht (Jason et al., 2022).

Bisher wurde noch kein einzelnes genetisches Merkmal gefunden, das jedem Fall von ME/CFS zugeordnet werden kann, aber dieser Bereich der Forschung wird weiter erforscht. Die weltweit größte genetische ME/CFS-Studie, „Decode ME“, startete 2021 in Großbritannien und zielt darauf ab, DNA-Proben von 20 000 Menschen mit ME/CFS zu sammeln, damit die genetischen Ursachen weiter erforscht werden können.

Eines der häufigsten auslösenden Ereignisse für ME/CFS ist eine Infektion. Es wurde jedoch keine einzelne Infektion nachgewiesen, was darauf hindeutet, dass die zugrundeliegende Ursache eher in der Immunreaktion als in einem bestimmten Infektionserreger liegen könnte. Bei der Art der Infektion kann es sich um eine virale, bakterielle oder parasitäre Infektion handeln (Komaroff & Bateman, 2021). So wurden in einer 2010 in Norwegen durchgeführten Studie Epstein-Barr- und Enterovirus-Infektionen bei 77 Prozent von 873 Menschen mit ME/CFS als Auslöser angegeben (Naess et al., 2010). Das Potenzial von ME/CFS-Fällen bei Masseninfektionen wie viralen Pandemien wird im späteren Verlauf des Kapitels erörtert. Obwohl Infektionen die am häufigsten berichtete Ursache für ME/CFS sind, wurden auch andere auslösende Ereignisse identifiziert (Capelli et al., 2010; Dietert & Dietert, 2008; Gherardi et al., 2019; Skufca et al., 2017), darunter:

- Exposition gegenüber Giftstoffen, chemischen Substanzen oder Pestiziden
- Frühkindliche Risiken für das Immunsystem wie die „developmental immunotoxidity“ (DIT) (entwicklungsbezogene Immunotoxizität)
- Impfungen
- Exposition mit anderen signifikanten Stressfaktoren für das Nervensystem.

Aufgrund der unterschiedlichen Diagnosen in der Forschung ist es jedoch nach wie vor schwierig, eindeutige Schlussfolgerungen zu den auslösenden Ereignissen zu ziehen.

Es zeichnen sich viele Theorien ab, die versuchen, die fortlaufenden Prozesse zu erklären, die im Rahmen von ME/CFS auftreten, und die auf Anomalien beruhen, die im zentralen und autonomen Nervensystem, im Stoffwechsel und im Immunsystem gefunden wurden (Komaroff, 2019). Jede Theorie kann die gesamte Erfahrung von ME/CFS nur teilweise erklären, und es ist möglich, dass es Überschneidungen gibt. Zu den Theorien gehören:

- Wiederholte Belastung durch einen Stressor wie eine Infektion oder Chemikalien, die zu einer anhaltenden Stimulation und Überempfindlichkeit des Nervensystems führt (Jason et al., 2009)
- Modell der Neuroimmunologie, bei dem eine chronische Immunaktivierung zu einer chronischen Aktivierung von immunentzündlichen Signalwegen führt, die mitochondriale Schäden und oxidativen Stress verursachen (Morris & Maes, 2013)

- Funktionsstörung der Hypothalamus-Hypophysen-Nebennieren-Achse (HPA), einem System zur Aufrechterhaltung der Homöostase als Reaktion auf Stressreize (Papadopoulos & Cleare, 2012)
- Anhaltende Präsenz von Krankheitserregern, die den Stoffwechsel, die Genexpression und die Immunität beeinträchtigen (Proal & Marshall, 2018).

1.2 Prävalenz von ME/CFS

Die Prävalenz von ME/CFS ist aufgrund der unterschiedlichen Diagnosekriterien schwer zu bestimmen (Lim et al., 2020). Die Schätzungen reichen von 0,42 Prozent der Bevölkerung im Jahr 1999 (Jason et al., 1999) bis zu 0,89 Prozent in einem internationalen systematischen Review von Lim und Kolleg:innen (2020), was 8 von 1000 Menschen entspricht. ME/CFS betrifft eher Frauen, mit einer Wahrscheinlichkeit von 3:1 im Vergleich zu Männern (Bateman et al., 2021). Die Geschlechtschromosomen und die endokrine Funktion scheinen einen signifikanten Einfluss auf das Auftreten von ME/CFS zu haben (Thomas et al., 2022), und es wurden geschlechtsspezifische Unterschiede in der Expression von microRNA in Bezug auf körperliche Belastung bei Menschen mit ME/CFS festgestellt (Cheema et al., 2020). Es scheint einen Peak bei Menschen im Alter von 11 bis 19 Jahren und 33 bis 39 Jahren zu geben (Bateman et al., 2021; Rowe et al., 2017). Die spezifischen Überlegungen in Bezug auf ME/CFS bei Kindern werden in Kapitel 4 weiter erörtert.

ME/CFS in der älteren Bevölkerung ist eine Kohorte, die in der Forschung unterrepräsentiert ist. Eine Studie verglich Menschen mit ME/CFS im Alter von über 50 Jahren mit Menschen im Alter von 16 bis 29 Jahren und stellte fest, dass die älteren Erwachsenen ein höheres Maß an Fatigue und autonomer Dysfunktion aufwiesen, was möglicherweise auf die physiologischen Auswirkungen des Alterns zurückzuführen ist (Lewis et al., 2013). Widersprüchliche Untersuchungen haben ergeben, dass ältere Erwachsene möglicherweise eine bessere psychische Gesundheit und weniger schwere autonome, immunologische und neuroendokrine Symptome aufweisen (Kidd et al., 2016). In keiner dieser Studien wurden jedoch diagnostische Kriterien angesetzt, bei denen das charakteristische Symptom von ME/CFS, die Symptomverschlimmerung nach der Anstrengung (Post-exertional Malaise, PEM), für die Diagnose entscheidend ist. In Anbetracht der Tatsache, dass Müdigkeit bereits eine häufige Beschwerde in älteren Altersgruppen ist (Chou, 2013), ist ein ausschließliches diagnostisches Kriterium für jede zukünftige Forschung unerlässlich, um das Vorhandensein von ME/CFS bei älteren Erwachsenen untersuchen zu können.

Über ME/CFS wird weltweit und bei allen Ethnien berichtet (Shepherd & Chaudhuri, 2019). Es hat sich gezeigt, dass einige People of Color und ethnische Minderheiten eine höhere Prävalenz von ME/CFS haben als die weiße Bevölkerung (Bhui et al., 2011; Dinos et al., 2009). People of Color und ethnische Minderheiten erhalten auch seltener eine formelle Diagnose, was darauf hindeutet, dass es Barrieren für die Diagnose gibt, wie z.B. mangelnde Aufmerksamkeit, religiöse Überzeugungen, Sprache und die mögliche rassistische Voreingenommenheit des medizinischen Personals (Bayliss et al., 2014). Vielen Studien mangelt es jedoch an der Spezifität der Diagnose, was zu den im Abschnitt über die Diagnose in diesem Kapitel erörterten Problemen führt.

1.3 Symptome von ME/CFS

ME/CFS verursacht eine erhebliche Funktionsbeeinträchtigung, wobei die **Symptome in verschiedenen Systemen** auftreten, darunter neurologische, muskuläre, kardiovaskuläre, endokrine, gastrointestinale und immunologische (Bateman et al., 2021; Carruthers et al., 2011). Weitere Schlüsselsymptome von ME/

CFS werden in den einzelnen Kapiteln dieses Buches erörtert.

Das charakteristische Merkmal von ME/CFS ist das Auftreten zusätzlicher Symptome oder eine Verschlimmerung bestehender Symptome aufgrund von körperlicher, kognitiver, sensorischer oder emotionaler Belastung (Bateman et al., 2021). Dieses Merkmal wird in verschiedenen diagnostischen Kriterien als „post exertional malaise“ (PEM), „post exertional neuroimmune exhaustion“ (PENE) oder „post exertional symptom exacerbation“ (PESE) bezeichnet (Chu et al., 2018). Der Einfachheit halber wird in diesem Buch der Begriff „post exertional malaise“ (PEM) (im Deutschen mit „Post-exertional Malaise“ übersetzt und hier durchgehend als „Symptomverschlimmerung nach Anstrengung“ bezeichnet; Anm. d. Lekt.) verwendet. Das Verständnis von PEM ist für Health Professionals von vorrangiger Bedeutung, da die meisten therapeutischen Maßnahmen, wie z. B. Bewegung, wahrscheinlich einen Auslöser darstellen und daher eine Verschlimmerung der Symptome verursachen können. Zu verstehen, wie man PEM erkennt, handhabt und vermeidet, ist für Health Professionals, die mit Menschen mit ME/CFS arbeiten, von wesentlicher Bedeutung und wird in Teil 2 des Buches ausführlich behandelt.

Zu den weiteren Symptomen, die in den verschiedenen Diagnosekriterien für ME/CFS genannt werden, gehören unerklärliche, anhaltende Müdigkeit, die das tägliche Leben erheblich beeinträchtigt, Schmerzen, nicht erholsamer Schlaf, kognitive Störungen, Störungen des autonomen Nervensystems und orthostatische Intoleranz (Bateman et al., 2021). Das Spektrum der vielfältigen Symptome, die mit ME/CFS verbunden sind, wird durch die verschiedenen in diesem Kapitel besprochenen Diagnosekriterien deutlich.

Es gibt viele **Komorbiditäten** bei ME/CFS, die in Kapitel 2 ausführlicher behandelt werden. Dazu gehören Endometriose, Fibromyalgie, Hypermobilitätssyndrome, Reizdarmsyndrom, Mastzellen-Aktivierungssyndrom (MCAS), Migräne, posturales orthostatisches Tachykardie-Syndrom (POTS), Komorbiditäten des Rückenmarks und des Hirnstamms, temporomandibuläre Dysfunktionen (TMD).

Derzeit gibt es keine allgemein anerkannten **diagnostischen Tests** oder Biomarker für ME/CFS (Nacul et al., 2020), und in der Forschung und der klinischen Praxis werden mehr als zwanzig verschiedene Diagnosekriterien verwendet (Nacul et al., 2019), ohne dass Einigkeit darüber besteht, welche davon allgemein verwendet werden sollten (Shepherd & Chaudhuri, 2019). Dies macht eine genaue Diagnose sehr schwierig. Das breite Spektrum an Symptomen kann auch bei vielen anderen Erkrankungen auftreten, so dass es wichtig ist, dass eine Person eine gründliche medizinische Untersuchung durchlaufen hat, um Differenzialdiagnosen auszuschließen. Eine Liste von Erkrankungen, bei denen chronische Fatigue häufig als Symptom auftritt, findet sich in Kapitel 2.

Wie **Tabelle 1-1** zeigt, unterscheiden sich die einzelnen Diagnosekriterien darin, welche Symptome für die Diagnose wesentlich sind. Die Inkonsistenz bei der Kategorisierung oder Priorisierung der Symptome macht einen Vergleich zwischen den Kriterien sehr schwierig. Es ist nicht die Aufgabe von Health Professionals, eine medizinische Diagnose von ME/CFS zu stellen; es ist jedoch hilfreich, die Probleme im Zusammenhang mit der Diagnostik zu verstehen, um die Evidenzquellen kompetent beurteilen zu können.

Zu den Kritikpunkten an den Diagnosekriterien gehört, dass man sich bei der Diagnose zu sehr auf eine subjektive Anamnese verlässt und mögliche Untergruppen der Erkrankung nur begrenzt berücksichtigt werden (Nacul et al., 2020). Die mangelnde Einheitlichkeit der in der Forschung verwendeten Diagnosekriterien bedeutet, dass viele Forschungsergebnisse nur schwer vergleichbar und nicht zuverlässig sind (Nacul et al., 2020). „Müdigkeit“ ist ein Symptom, das bei einer Vielzahl von Krankheiten auftritt (siehe Kapitel 2), so dass einige Diagnosekriterien fälschlicherweise auch Personen mit

Tabelle 1-1: Diagnostische Kriterien für ME/CFS

Symptome	Kriterien des Institute of Medicine (IOM)/National Academy of Medicine (NAM) (2015) (Centers of Disease Control and Prevention, 2015)	Internationale Konsens-Kriterien (2011) (Carruthers et al., 2011)	Kanadische klinische Kriterien (2003) (Carruthers et al., 2003)	CDC-Kriterien (Fukuda) (1994) (Fukuda et al., 1994)	Oxford-Kriterien (1991) (Sharpe et al., 1991)
Zeitrahmen der Symptome	Mindestens sechs Monate	*Akute Phase*: weniger als sechs Monate *Chronische Phase*: mehr als sechs Monate	Mindestens sechs Monate bei Erwachsenen Mindestens drei Monate bei Kindern	Mindestens sechs Monate	Mindestens sechs Monate
Symptomverschlimmerung nach der Anstrengung (PEM)	Essenziell	Essenziell	Essenziell	Nicht essenziell. Eingruppierung in „vier oder mehr" Symptome erforderlich.	Nicht enthalten
Fatigue	Essenziell. Schwerwiegend, neu oder definitiv auftretend, nicht das Ergebnis anhaltender Belastung und nicht wesentlich durch Ruhe gelindert.	Essenziell	Essenziell. Erheblicher Grad an neu auftretender, unerklärlicher, anhaltender oder wiederkehrender körperlicher und geistiger Fatigue, die das Aktivitätsniveau reduziert.	Essenziell. Fatigue ist nicht auf andauernde Anstrengung oder andere medizinische Gründe zurückzuführen und beeinträchtigt die täglichen Aktivitäten und die Arbeitsfähigkeit erheblich.	Essenziell. Behinderung und Beeinträchtigung der körperlichen und geistigen Leistungsfähigkeit.
Schlafstörung	Essenziell. Abschnitt B: Eingruppierung in „eine von bis mindestens drei von vier Kategorien" erforderlich.	Nicht essenziell	Essenziell	Nicht essenziell. Eingruppierung in „vier oder mehr" Symptome erforderlich.	Nicht essenziell. Kann vorhanden sein.

Symptome	Kriterien des Institute of Medicine (IOM)/National Academy of Medicine (NAM) (2015) (Centers of Disease Control and Prevention, 2015)	Internationale Konsens-Kriterien (2011) (Carruthers et al., 2011)	Kanadische klinische Kriterien (2003) (Carruthers et al., 2003)	CDC-Kriterien (Fukuda) (1994) (Fukuda et al., 1994)	Oxford-Kriterien (1991) (Sharpe et al., 1991)
Schmerz	Nicht essenziell. Muskelschmerzen, Schmerzen in Gelenken ohne Schwellung oder Rötung, Kopfschmerzen	Nicht essenziell. Abschnitt B: Eingruppierung in „eine bis mindestens drei von vier Kategorien" erforderlich.	Essenziell. Schmerzen in Muskeln und/oder Gelenken, weit verbreitet.	Nicht essenziell. Eingruppierung in vier oder mehr Symptome.	Nicht essenziell. Kann vorhanden sein
Kognitive Beeinträchtigungen	Nicht unbedingt erforderlich, muss aber vorhanden sein, wenn keine orthostatische Intoleranz vorliegt Beeinträchtigung des Denkens, des Gedächtnisses, der Exekutivfunktion und der Informationsverarbeitung Aufmerksamkeitsdefizite und beeinträchtigte psychomotorische Funktionen	Nicht essenziell. Abschnitt B: Eingruppierung in „eine bis mindestens drei von vier Kategorien" erforderlich. Beeinträchtigte Verarbeitung Beeinträchtigtes Kurzzeitgedächtnis	Nicht unbedingt erforderlich. Muss zwei oder mehr Symptome aufweisen. Eingruppierung mit neurologischen Symptomen: Verwirrung, Konzentrationsstörungen, Beeinträchtigung des Kurzzeitgedächtnisses, Desorientierung, Informationsverarbeitung, Kategorisierung und Wortfindungsstörungen	Nicht essenziell. Eingruppierung in vier oder mehr Symptomen Beeinträchtigung des Kurzzeitgedächtnisses Beeinträchtigte Konzentration	Nicht enthalten

Symptome	Kriterien des Institute of Medicine (IOM)/National Academy of Medicine (NAM) (2015) (Centers of Disease Control and Prevention, 2015)	Internationale Konsens-Kriterien (2011) (Carruthers et al., 2011)	Kanadische klinische Kriterien (2003) (Carruthers et al., 2003)	CDC-Kriterien (Fukuda) (1994) (Fukuda et al., 1994)	Oxford-Kriterien (1991) (Sharpe et al., 1991)
Neurologische Beeinträchtigungen	Nicht essenziell. Sehstörungen, Empfindlichkeit gegenüber Licht und Schall	Nicht essenziell. Abschnitt B: Eingruppierung in „eine bis mindestens drei von vier Kategorien“ erforderlich. Neurosensorik und Wahrnehmungsfähigkeit Motorische Beeinträchtigungen	Müssen zwei oder mehr Störungen enthalten, gruppiert mit kognitiven Beeinträchtigungen: Wahrnehmungs- und Empfindungsstörungen, Ataxie, Muskelschwäche, Faszikulationen, Photophobie, Überempfindlichkeit gegen Lärm	Nicht enthalten	Nicht enthalten
Autonome Dysfunktion	Nicht unbedingt essenziell, muss aber vorhanden sein, wenn keine kognitive Funktionsstörung vorliegt Orthostatische Intoleranz Orthostatische Symptome: Benommenheit, Ohnmacht, verstärkte Müdigkeit, kognitive Verschlechterung, Kopfschmerzen oder Übelkeit	Nicht essenziell. Abschnitt D: eine aus dieser Kategorie: Orthostatische Intoleranz Herzklopfen mit oder ohne Herzrhythmusstörungen Benommenheit Anstrengungsbedingte Dyspnoe	Nicht essenziell. Mindestens ein Symptom aus zwei der mit a, b und c gekennzeichneten Kategorien: *Kategorie a*: Orthostatische Intoleranz, Schwindelgefühle, extreme Blässe Übelkeit, Reizdarmsyndrom, Blasenfunktionsstörung Herzklopfen mit oder ohne Herzrhythmusstörungen	Nicht enthalten	Nicht enthalten

Symptome	Kriterien des Institute of Medicine (IOM)/National Academy of Medicine (NAM) (2015) (Centers of Disease Control and Prevention, 2015)	Internationale Konsens-Kriterien (2011) (Carruthers et al., 2011)	Kanadische klinische Kriterien (2003) (Carruthers et al., 2003)	CDC-Kriterien (Fukuda) (1994) (Fukuda et al., 1994)	Oxford-Kriterien (1991) (Sharpe et al., 1991)
Neuroendokrine Manifestationen	Nicht essenziell. Schüttelfrost oder nächtliche Schweißausbrüche	Nicht essenziell. Abschnitt D: eine aus dieser Kategorie: Verlust der thermostatischen Stabilität	Nicht essenziell. Mindestens ein Symptom aus zwei der mit a, b und c gekennzeichneten Kategorien: *Kategorie b*: Verlust der thermostatischen Stabilität Intoleranz gegenüber extremer Hitze und Kälte, starke Gewichtsveränderung	Nicht enthalten	Nicht enthalten
Immunologische Manifestationen	Nicht essenziell Geschwollene oder empfindliche Lymphknoten am Hals oder in der Achselhöhle Häufige oder wiederkehrende Halsentzündungen Allergien oder Empfindlichkeiten gegenüber Lebensmitteln, Gerüchen, Chemikalien, Medikamenten	Nicht essenziell. Abschnitt C: eine bis mindestens drei von fünf Kategorien. Grippeähnliche Symptome, Anfälligkeit für virale Infektionen, Empfindlichkeiten gegenüber Lebensmitteln	Nicht essenziell Mindestens ein Symptom aus zwei der mit a, b und c gekennzeichneten Kategorien: *Kategorie c*: Empfindliche Lymphknoten Wiederkehrende Halsschmerzen Wiederkehrende grippeähnliche Symptome Allgemeines Unwohlsein Neue Empfindlichkeiten gegenüber Nahrungsmitteln, Medikamenten und/oder Chemikalien	Nicht essenziell Eingruppiert in „vier oder mehr" Symptome erforderlich Empfindliche Lymphknoten Häufige oder immer wiederkehrend e Halsentzündungen	Nicht enthalten

nicht näher spezifizierter chronischer Fatigue einschließen können, wodurch die Gefahr besteht, dass die Ergebnisse von Studien verallgemeinert werden (Nacul et al., 2019).

Ein Symptom, das als Kardinalsymptom und diagnostisches Schlüsselmerkmal beschrieben wird, ist PEM (Carruthers et al., 2011; Shepherd & Chaudhuri, 2019). Dieses Symptom wird in Kapitel 2 behandelt. Wenn die Diagnosekriterien das PEM nicht als wesentliches Merkmal enthalten, besteht die Gefahr, dass Menschen, die nicht an ME/CFS leiden, in die Daten aufgenommen werden (Baraniuk, 2017). In einer Studie wurde beispielsweise das Schlafverhalten von Personen mit der Diagnose „Chronisches Fatigue-Syndrom" anhand der Fukuda-Kriterien gemessen, die PEM nicht als wesentlich einstufen. Von den 343 untersuchten Personen wiesen 30,3 Prozent eine primäre Schlafstörung auf, die ihre Diagnose erklären könnte (Gotts et al., 2013). Eine andere Studie (Thapaliya, 2022) untersuchte das Volumen des Hippocampus und verglich Personen, die nach den Fukuda-Kriterien und den ICC-Kriterien, die PEM einschließen, diagnostiziert wurden, und fand signifikante Unterschiede zwischen den beiden Gruppen.

Einem Bericht zufolge würden von 15 Personen, die nach den Oxford-Kriterien diagnostiziert werden, 14 die Anforderungen der kanadischen Kriterien nicht erfüllen (Nacul et al., 2019). Infolgedessen wurde empfohlen, die Oxford-Kriterien „in Rente" zu schicken (Smith et al., 2014). Um die Wirksamkeit einer Behandlung zu bestimmen, müssen Health Professionals in der Lage sein, die Evidenzbasis zu beurteilen und sicher sein, dass die Studienteilnehmer:innen repräsentativ für die relevante Population sind. Ein systematischer Review (Wormgoor & Rodenburg, 2021) untersuchte randomisierte kontrollierte Studien (RCTs), die in den letzten zwei Jahrzehnten veröffentlicht wurden und die Interventionen von Health Professionals bewerteten. Er teilte die Studien in Gruppen ein, je nachdem, ob PEM in den Diagnosekriterien enthalten war oder nicht. Von den 18 RCTs verwendete nur eine Studie Kriterien, die PEM als unerlässlich einstuften, 14 Studien verwendeten Kriterien, die PEM als fakultativ einstuften, und drei Studien verwendeten Kriterien, die PEM überhaupt nicht berücksichtigten. Die Überprüfung ergab, dass alle positiven Interventionseffekte abnahmen, wenn die Kriterien spezifischer wurden, und kam zu dem Schluss, dass es keine Belege für die Wirksamkeit einer therapeutischen Intervention gab, wenn PEM als wesentliches Diagnosekriterium verwendet wurde.

Die Diagnose basiert auf einer subjektiven Anamnese, aber viele Symptome von ME/CFS können als normale akute Reaktion auf eine Infektion auftreten und Tage oder Wochen andauern (Shepherd & Chaudhuri, 2019) oder durch eine beliebige Anzahl anderer Erkrankungen verursacht werden. Ohne Tests oder Marker basiert die Diagnose auf einem Ausschlussverfahren.

Der empfohlene Zeitrahmen für die Diagnose variiert weltweit. In Großbritannien empfiehlt das National Institute of Health and Care Excellence (NICE, 2021a), dass ME/CFS eine Verdachtsdiagnose sein könnte, wenn die Symptome Fatigue, PEM, nicht erholsamer Schlaf und kognitive Schwierigkeiten bei Erwachsenen länger als sechs Wochen und bei Kindern länger als vier Wochen anhalten und andere Erkrankungen, die ähnliche Symptome verursachen können, untersucht und ausgeschlossen wurden, während in den USA die Centers for Disease Control and Prevention (CDC, 2018) einen Zeitrahmen von sechs Monaten angeben.

Obwohl diese Zeitspannen als Empfehlung gelten, müssen viele Menschen viel länger auf eine offizielle Diagnose warten. So führte eine britische Wohltätigkeitsorganisation eine Umfrage durch, bei der mehr als 60 Prozent der Befragten angaben, dass sie ein Jahr oder länger auf die Diagnose warten mussten, nachdem ihre Symptome aufgetreten waren (Shepherd & Chaudhuri, 2019). Umfragen unter Allgemeinmediziner:innen haben ergeben, dass die Gründe für die Verzögerung der Diagnose u. a. in unzureichender Ausbildung und unzureichendem Wissen, mangelndem Vertrauen, dem Gefühl, dass die Bezeichnung ME/CFS schädlich sein könnte, und Schwierigkeiten beim Verständnis der Behandlungsmöglichkeiten liegen (Bayliss et al., 2014; Chew-Graham et al., 2010). In Großbritannien behandelten 2018 bis 2019 59 Prozent der medizinischen Fakultäten das Thema ME/CFS in ihrem Lehrplan, wobei die Unterrichtsdauer im Durchschnitt eine Stunde über die gesamte fünfjährige Ausbildung betrug (Muirhead, 2021).

Eine frühzeitige Diagnose ist von Vorteil, da Menschen mit ME/CFS zeitige Aufklärung und Ratschläge zum Umgang mit den Symptomen und zur Vermeidung einer Verschlimmerung erhalten können. Einige Menschen, die ein schweres oder sehr schweres ME/CFS entwickelt haben (siehe Kapitel 3), sind der Meinung, dass sie einen solchen Schweregrad der Symptome hätten vermeiden können, wenn sie frühzeitig eine Diagnose erhalten hätten (Williams & Isaacson-Barash, 2021).

Die International Consensus Criteria (ICC) (Carruthers et al., 2011) schlugen vor, verschiedene **Schweregrade der Erkrankung** zu kategorisieren, um eine bessere Einheitlichkeit in der Forschung zu erreichen, die Behandlung zu steuern und die Krankheitslast zu bestimmen (van Campen et al., 2020a). Die Bells Disability Scale kann verwendet werden, um den Schweregrad einer Person mit ME/CFS zu quantifizieren, und selbstberichtete Schweregrade können mit objektiven Messungen korreliert werden (van Campen et al., 2020a). Es besteht ein Konsens darüber, dass es verschiedene Schweregrade von ME/CFS gibt (Bateman et al., 2021; Carruthers et al., 2011; Shepherd & Chaudhuri, 2019), aber keine einheitliche Definition der einzelnen Schweregrade. Obwohl es hilfreich sein kann, die verschiedenen Schweregrade zu verstehen, kann der Versuch, ME/CFS in strenge Kategorien einzuteilen, die gelebte Erfahrung von ME/CFS nicht wirklich widerspiegeln. Eine kombinierte Version von Schweregraden wird als pragmatisches Instrument für die klinische Praxis vorgeschlagen:

- *Mild*: Erfüllt die Kriterien für ME/CFS mit einem deutlich reduzierten Aktivitätsniveau; kann ohne Hilfe arbeiten und Aktivitäten des täglichen Lebens durchführen.
- *Mäßig*: Ungefähr 50 Prozent weniger Aktivität als vor der Krankheit. Erhebliche Einschränkung der Mobilität im Freien, benötigt möglicherweise Hilfe bei den Aktivitäten des täglichen Lebens.
- *Schwer*: Meistens ans Haus gebunden, benötigt möglicherweise einen Rollstuhl oder verbringt den Großteil des Tages im Bett; benötigt Hilfe bei der Körperpflege und bei den Aktivitäten des täglichen Lebens.
- *Sehr schwer*: Meistens bettlägerig, benötigt Hilfe bei den grundlegenden Funktionen rund um die Uhr.

Es sollte beachtet werden, dass die Verwendung des Begriffs „mild" eine ungenaue Beschreibung der Auswirkungen von ME/CFS auf die Lebensqualität ist, da ein „reduziertes Aktivitätsniveau" bedeuten kann, dass eine Person nicht mehr in der Lage ist, zu arbeiten, ihre Kinder ohne Unterstützung zu versorgen oder ihren Hobbys und Interessen nachzugehen. Die Arbeit mit Menschen, die an schwerem und sehr schwerem ME/CFS leiden, birgt weitere Schwierigkeiten, die in Kapitel 3 erörtert werden.

Es ist üblich, dass die Symptome des ME/CFS in Bezug auf ihren Schweregrad und ihren Auswirkungen auf das tägliche Leben schwanken (Carruthers et al., 2011). Menschen mit ME/CFS können Phasen erleben, in denen sich der Schweregrad der Symptome verbessert oder sogar eine vorübergehende vollständige Remission eintritt (Bateman et al., 2021), aber es kann auch zu wiederholten Rückfällen kommen, die häufig durch Faktoren wie ausgelöst werden:

- Körperliche, kognitive oder emotionale Überanstrengung
- Sensorische Stimulation
- Neuinfektionen

- Impfungen
- Chirurgie und allgemeine Anästhesie
- Extreme Temperaturen
- Alkohol
- Menstruationszyklus, Schwangerschaft und Menopause
- Nebenwirkungen von Arzneimitteln
- Umweltschadstoffe (Chu et al., 2019; Rowe et al., 2017; Shepherd & Chaudhuri, 2019).

In einer Längsschnittstudie von Helliwell und Kolleg:innen (2022) wurde die DNA von zwei Personen mit ME/CFS über einen Zeitraum von elf Monaten analysiert und es wurden Veränderungen in Bezug auf die primäre Immunfunktion sowie die metabolische, neurologische und mitochondriale Funktion festgestellt, die in Abhängigkeit von den schwankenden Symptomen der einzelnen Personen variierten. Interventionen der Health Professionals müssen den Schweregrad des ME/CFS und die möglicherweise im Laufe der Zeit schwankenden Symptome berücksichtigen.

Derzeit gibt es keine endgültige Studie zur **Prognose** (Bateman et al., 2021). Ein oft zitierter systematischer Review (Cairns & Hotopf, 2005) berichtet, dass fünf Prozent der Menschen mit „chronischer Müdigkeit" und „Chronischem Fatigue Syndrom" sich vollständig erholen; die in diese Überprüfung einbezogenen Studien weisen jedoch Probleme in Bezug auf die diagnostischen Kriterien (siehe Abschnitt: Diagnose), kleine Stichprobengrößen und „ungenügende Definitionen von Erholung" auf (Bateman et al., 2021). Die Messung der Genesung ist problematisch, wenn man die fluktuierende Natur der Symptome und ihre Auswirkungen auf die Lebensqualität und die Funktion berücksichtigt. Menschen mit ME/CFS können sich selbst als „genesen" bezeichnen, wenn sich ihre Symptome in den Aktivitäten des Alltags stabilisiert haben, ihr Funktionsniveau aber immer noch deutlich geringer ist als vor ihrer Erkrankung (Bateman et al., 2021). Schätzungen zufolge sind 50 Prozent der Menschen mit ME/CFS arbeitslos, 75 Prozent sind die meiste Zeit ans Haus gebunden und 25 Prozent sind die meiste Zeit ans Bett gefesselt (Chu et al., 2019; Collin et al., 2011).

Kim: ME/CFS hat einen verheerenden Einfluss auf mein Leben. Ich musste meinen Beruf aufgeben, was wiederum große finanzielle Auswirkungen hatte. Ich war lange Zeit ans Haus gebunden und war manchmal ans Bett gefesselt. Ich konnte nicht an sozialen oder familiären Zusammenkünften teilnehmen.

ME/CFS führt nachweislich zu anderen chronischen Krankheiten wie Krebs, Depression und rheumatoider Arthritis (Nacul, Lacerda, Campion et al., 2011), und es wurde ein signifikanter Zusammenhang zwischen den Auswirkungen auf die Lebensqualität von Menschen mit ME/CFS und ihren engsten Familienangehörigen festgestellt (Vyas et al., 2022).

Ohne wirksame Behandlungen können Menschen mit ME/CFS jahrzehntelang oder möglicherweise sogar ihr ganzes Leben lang unter den Symptomen leiden. Aufgrund von Faktoren wie erheblicher Behinderung und Krankheit, dem Fehlen wirksamer Behandlungen, sozialer und physischer Isolation, Verlust der beruflichen Karriere, Verlust der Unabhängigkeit und potenzieller Unterbrechung der Familienplanung, sind Menschen mit ME/CFS einem erhöhten Suizidrisiko ausgesetzt (Chu et al., 2021; Johnson et al., 2022; Williams & Isaacson-Barash, 2021). Hinzu kommt, dass Menschen mit ME/CFS aufgrund der anhaltenden falschen Zuordnung von ME/CFS zu körperlicher Dekonditionierung oder psychiatrischen Störungen (Chu et al., 2021) eher zögern, sich an Health Professionals zu wenden.

1.4 Behandlung von ME/CFS

Die Forschung zur Behandlung von ME/CFS ist begrenzt und es gibt derzeit keine zugelassenen Behandlungen speziell für ME/CFS (Bateman et al., 2021). Spezifische Symptome können durch pharmakologische und nicht-pharmakologische Maßnahmen behandelt oder reduziert werden, wobei das primäre Ziel jeder Behandlung die Reduzierung der Krankheitslast und die Verbesserung der Lebensqualität ist (Bateman et al., 2021). Es gibt nur sehr wenige randomisierte, kontrollierte Studien über pharmazeutische Behandlungen für ME/CFS (Castro-Marrero et al., 2017.

Ana: Das Leben mit ME/CFS hat mein Leben zerstört und mir das Gefühl genommen, wie es sich anfühlt, ein Mensch zu sein.

Medikamente können helfen, spezifische Symptome wie Schmerzen, Schlafstörungen oder orthostatische Intoleranz zu mindern (Castro-Marrero et al., 2017). Die Einnahme von Nahrungsergänzungsmitteln, Vitaminen und Mineralien scheint bei Menschen mit ME/CFS weit verbreitet zu sein (Weigel et al., 2021), obwohl die Evidenzbasis für die Wirksamkeit dieser Mittel schwach ist oder bisher nicht vorliegt (Shepherd & Chaudhuri, 2019). Zu den **nicht-pharmakologischen Behandlungsmöglichkeiten** gehört in erster Linie die Aufklärung über das Energiemanagement mit dem Ziel, die Verschlimmerung der Symptome zu minimieren und die individuelle Funktion und Lebensqualität zu maximieren (Bateman et al., 2021). Weitere Informationen zu Techniken des Energiemanagements finden Sie in den Kapiteln 3 und 4. In jedem Kapitel dieses Buches werden symptomspezifische Behandlungen und Managementoptionen diskutiert, die für Health Professionals relevant sind.

Health Professionals sollten sich des Themas ME/CFS bewusst sein, wenn sie mit Menschen arbeiten, unabhängig davon, ob ihre Therapie auf die Reduzierung der Symptome der ME/CFS abzielt oder eine andere Ursache hat. Bei der Behandlung von Symptomen, die in direktem Zusammenhang mit ME/CFS stehen, können Health Professionals mit Menschen mit ME/CFS arbeiten und eine Vielzahl von Maßnahmen und Dienstleistungen anbieten:

- Beratung zum Energiemanagement
- Schmerztherapie
- Orthostatisches Management und Pflege für bettlägerige Personen
- Hilfsmittel und Anpassungen
- Anleitung zur körperlichen Betätigung als Teil des Plans zum Energiemanagement.

Weitere Informationen zu all diesen Maßnahmen werden in diesem Buch ausführlich behandelt.

Health Professionals können mit einem Menschen, der an ME/CFS leidet, in jedem Setting und aus jedem Grund arbeiten, auch wenn ME/CFS eine **Komorbidität** anderer Erkrankungen ist. In diesem Fall muss jeder Behandlungsplan ME/CFS berücksichtigen und so angepasst werden, dass er kein PEM verursacht. Health Professionals müssen daher in der Lage sein, PEM zu verstehen und zu erkennen, die Mittel zur Überwachung von Anzeichen einer Verschlimmerung der Symptome zu schaffen und den Behandlungsansatz so anzupassen, dass er für den betroffenen Menschen geeignet ist. Da Bewegung eine zentrale Behandlungsmaßnahme von Health Professionals ist und auch ein wahrscheinlicher physischer Auslöser von PEM, ist es von entscheidender Bedeutung, dass Health Professionals die Auswirkungen von Bewegung auf Menschen mit ME/CFS berücksichtigen. Dies wird in Kapitel 3 eingehend erörtert.

Zusammenfassung

ME/CFS ist eine Erkrankung, die mehrere Systeme betrifft und zu erheblichen Behinderungen führt.
Es besteht nach wie vor kein klarer Konsens über die Terminologie, die Diagnose oder die Kategorisierung des Schweregrads von ME/CFS, und es fehlt derzeit an qualitativ hochwertigen Evidenzen.

- Die Symptome sind unterschiedlich stark ausgeprägt und können bei jeder Person variieren.
- Es gibt keine anerkannte direkte Behandlung für ME/CFS. Einzelne Symptome können sowohl mit pharmakologischen als auch mit nicht-pharmakologischen Maßnahmen behandelt werden.

Anwendung in der Praxis

Health Professionals sollten routinemäßig nach einer ME/CFS-Diagnose in der Krankengeschichte einer Person suchen und diese als Vorsichtsmaßnahme für jeden Eingriff behandeln.
Therapeutische Maßnahmen können ME/CFS nicht „heilen", aber wie bei jeder anderen Langzeiterkrankung können Health Professionals die Symptome behandeln und die Aufrechterhaltung ihrer physischen und psychischen Funktion unterstützen, um die Lebensqualität zu verbessern.
Das Ziel dieses Buches ist es, Health Professionals dabei zu unterstützen, sichere und angemessene Interventionen für Menschen mit ME/CFS auszuwählen und anzuwenden.

2 Komorbiditäten

Zweck dieses Kapitels

Dieses Kapitel gibt einen Überblick über die wichtigsten Komorbiditäten, die mit ME/CFS assoziiert sind. Die Liste ist alphabetisch geordnet und nicht ausreichend. Diskutiert werden die Bedingungen bei Endometriose, Fibromyalgie, Hypermobilitätssyndrom, Reizdarmsyndrom, Mastzellaktivierungssyndrom (MCAS), Migräne, posturalem orthostatischen Tachykardie-Syndrom (POTS), Komorbiditäten des Rückenmarks und des Hirnstamms und temporomandibuläre Dysfunktionen (TMD).

Es gibt mehrere Erkrankungen, die häufig mit ME/CFS assoziiert zu sein scheinen (Shepherd & Chaudhuri, 2019) und von denen viele sich überschneidende Symptome aufweisen, so dass es wichtig ist, sich möglicher Komorbiditäten bewusst zu sein und zu wissen, dass eine Person mit ME/CFS mehrere Komorbiditäten aufweisen kann.

Eine Person mit ME/CFS kann wegen Symptomen, die mit einer Komorbidität zusammenhängen, eine therapeutische Behandlung in Anspruch nehmen. Dennoch sollte die Behandlung immer ME/CFS als Priorität betrachten, da jede Intervention zusätzliche Symptome oder eine Verschlimmerung der aktuellen Symptome hervorrufen kann (Post-exertional Malaise, PEM). Darüber hinaus kann es sein, dass bei Patient:innen noch keine Komorbidität diagnostiziert wurde, so dass Health Professionals auf Anzeichen und Symptome achten sollten, die fälschlicherweise für ME/CFS gehalten werden, obwohl sie in Wirklichkeit auf eine andere Erkrankung hinweisen könnten.

Dieses Kapitel soll einen Überblick über die einzelnen Erkrankungen geben als ein vertiefter Leitfaden für das Krankheitsmanagement. Gegebenenfalls ist es ratsam, weitere Lektüre zu einem bestimmten Bereich zu lesen, bevor Managemententscheidungen getroffen werden.

2.1 Endometriose

Bei der **Endometriose** handelt es sich um eine östrogenabhängige entzündliche Erkrankung (Burney & Giudice, 2012), bei der Gewebe, das der Gebärmutterschleimhaut ähnelt, in anderen Teilen des weiblichen Fortpflanzungssystems wie den Eierstöcken und Eileitern zu wachsen beginnt (National Health Service (NHS), 2019a). Es wird angenommen, dass 7 bis 10 Prozent der Frauen weltweit von Endometriose betroffen sind (Baldi et al., 2008). Die genaue Ursache der Endometriose ist nicht bekannt, obwohl mehrere Faktoren eine Rolle spielen können, z. B. die Genetik und eine Störung des Immunsystems. Zu den Symptomen gehören Fruchtbarkeitsprobleme und Schmerzen im Unterbauch oder im Becken, die während der Menstruation stärker sind (NHS, 2019a).

Endometriose gilt als Komorbidität bei Frauen, die an ME/CFS leiden (Boneva et al., 2019). In einer Studie wurde beispielsweise festgestellt, dass 36,1 Prozent von 36 Frauen mit ME/CFS eine Endometriose hatten, verglichen mit 17 Prozent in einer Kontrollgruppe (Boneva et al., 2019), und in einer anderen Studie wurde bei 19 Prozent von 150 Frauen mit ME/CFS eine Endometriose diagnostiziert, verglichen mit 8 Prozent in einer entsprechenden Kontrollgruppe (Harlow et al., 1998). In beiden Studien wurden die Fukuda-Kriterien zur Auswahl der Teilnehmerinnen verwendet, die keine PEM als Voraussetzung für die Diagnose verlangen (siehe Kapitel 1).

Eine Querschnittserhebung (Sinaii et al., 2002) bei 3680 Frauen in den USA, bei denen eine Endometriose diagnostiziert wurde, ergab, dass bei 4,6 Prozent auch ein ME/CFS diagnostiziert wurde, verglichen mit 0,03 Prozent der veröffentlichten Raten in der Allgemeinbevölkerung der Frauen in den USA zu dieser Zeit.

Es gibt keine Heilung für Endometriose, aber die Behandlung kann sich auf Schmerzlinderung und Fertilität durch Analgetika, Hormonbehandlung und einer Operation zur Entfernung des zusätzlichen Gewebewachstums konzentrieren (NHS, 2019a). Eine Frau mit ME/CFS, die Beckenschmerzen oder Fruchtbarkeitsprobleme hat, sollte zur Untersuchung überwiesen werden, um festzustellen, ob diese Komorbidität vorliegt und um Zugang zu entsprechenden Behandlungen zu erhalten.

2.2 Fibromyalgie

Fibromyalgie tritt häufig gemeinsam mit ME/CFS auf (McManimen & Jason, 2017). Die Hauptsymptome der Fibromyalgie sind weit verbreitete Muskelschmerzen, Müdigkeit, Morgensteifigkeit, nicht erholsamer Schlaf und kognitive Dysfunktion (Häuser et al., 2008). Genau wie bei ME/CFS ist die genaue Ursache der Fibromyalgie noch nicht bekannt, aber ihr Ausbruch wird mit einer Virusinfektion oder einem Trauma in Verbindung gebracht, und eine Theorie legt nahe, dass eine autoimmune Dysfunktion vorliegt, die zu niedriggradigen Entzündungsprozessen und oxidativem Stress führt (Bazzichi et al., 2020).

Die Diagnose der Fibromyalgie erfordert eine bestimmte Punktzahl auf dem Wide Spread Pain Index und Schmerzen in mindestens vier oder fünf verschiedenen Körperregionen, die seit mehr als drei Monaten bestehen (Wolfe et al., 2016). Die genaue Diagnose der Fibromyalgie kann jedoch im klinischen Umfeld problematisch sein, was zu möglichen Fehldiagnosen führt (Wolfe et al., 2019).

ME/CFS und Fibromyalgie unterscheiden sich diagnostisch voneinander, da die Diagnose einer Fibromyalgie nicht das Vorhandensein von Fatigue oder PEM erfordert (Nijs et al., 2012). Auch physiologisch gibt es Unterschiede: So wurden bei Menschen mit Fibromyalgie erhöhte Werte der Substanz P festgestellt, einem Neurotransmitter, der mit Entzündungsprozessen und Schmerzen in Verbindung gebracht wird (Russell et al., 1994), während bei Menschen mit ME/CFS normale Werte gefunden wurden (Evengard et al., 1998).

Es ist wichtig anzumerken, dass Fibromyalgie als Komorbidität mit ME/CFS den Schweregrad der Symptome der ME/CFS erhöhen kann. So kann das Vorhandensein von Fibromyalgie die Häufigkeit und den Schweregrad von PEM signifikant erhöhen und daher zu einem signifikant schlechteren körperlichen Zustand führen (McManimen & Jason, 2017). Darüber hinaus zeigt eine Studie (Serrador et al., 2018), dass das Gleichgewicht bei Menschen mit ME/CFS im Vergleich zu gesunden Kontrollgruppen signifikant schlechter ist, aber die zusätzliche Diagnose einer Fibromyalgie verringert die Leistung der Menschen mit ME/CFS noch weiter, insbesondere in Bezug auf die vestibuläre Funktion (Serrador et al., 2018). Diese Verstärkung der Symptome der ME/CFS durch Fibromyalgie unterstreicht, dass es sich um unterschiedliche klinische Zustände handelt (McManimen & Jason, 2017).

Es hat sich gezeigt, dass die Massagetherapie bei Fibromyalgie-Patient:innen eine kurzfristige Linderung von Schmerzen, Angstzuständen und Depressionen bewirkt (Li et al., 2014; Yuan et al., 2015), obwohl die Forschungsergebnisse von geringer Qualität sind und die Empfehlung lautet, dass jede Intervention schmerzfrei sein und mit geringer Intensität beginnen sollte, wobei die Symptome sorgfältig überwacht werden sollten (Kalichman, 2010). In einer Studie wurde jedoch festgestellt, dass der Nutzen der Massage bei Fibromyalgie tatsächlich geringer ist, wenn eine komorbide Diagnose von ME/CFS vorliegt (Falaguera-Vera et al., 2020).

Aerobic und Krafttraining können sich nachweislich positiv auf das Wohlbefinden und die körperliche Funktionsfähigkeit von Menschen mit Fibromyalgie auswirken, doch ist die Beweislage in Bezug auf Schmerzen und Triggerpunkte schwächer (Busch et al., 2008). Ein systematischer Review und Metaanalyse ergab mäßige Evidenzen für eine Schmerzlinderung bei Fibromyalgie durch Bewegung, aber es fehlte Evidenz für eine langfristige Verbesserung (Mascarenhas et al., 2021). Außerdem hat sich gezeigt, dass isometrische Übungen die Empfindlichkeit gegenüber Schmerzen bei Menschen mit Fibromyalgie (Staud et al., 2005) steigerten, was dem entgegengesetzt ist, was man in der Allgemeinbevölkerung erwarten würde.

Wenn Fibromyalgie eine Komorbidität von ME/CFS ist, kann Bewegung zu körperlicher Anstrengung und anschließender PEM führen, so dass die Vorteile, die bei Fibromyalgie festgestellt wurden, bei Personen, die auch an ME/CFS leiden, möglicherweise nicht gegeben sind. Die Problematik der Bewegung bei ME/CFS wird in Kapitel 3 ausführlich erörtert.

2.3 Hypermobilitätssyndrom

Das **Hypermobilitätssyndrom** wird im Allgemeinen im Rahmen von vererbbaren Bindegewebsstörungen (HDCT) (Grahame, 1999) beobachtet, zu denen Erkrankungen wie diese gehören:

- *Hypermobilitätssyndrom der Gelenke*: übermäßige Laxität der Gelenke, die symptomatisch ist (Grahame, 2009).
- *Ehlers-Danlos-Syndrom (EDS):* Kennzeichen des Ehlers-Danlos-Syndroms sind die Elastizität der Haut, die Hypermobilität der Gelenke und die Fragilität des Gewebes, wobei bei einigen schweren Formen auch innere Bindegewebsstrukturen wie Arterien und der Darm betroffen sind (Steinmann et al., 2002).
- *Marfan-Syndrom*: eine multisystemische Bindegewebsstörung, die oft schon im Kindesalter durch Skelettanomalien erkennbar ist (Dean, 2007).

In einer retrospektiven Querschnittsstudie (Bragee et al., 2020) von Personen, die in einer auf ME/CFS spezialisierten Klinik in Schweden behandelt wurden, wurde die Prävalenz von Hypermobilität untersucht (sowie von kraniozervikalen Obstruktionen und Anzeichen einer interkranialen Hypertension, die später in diesem Kapitel behandelt werden). Von 229 Personen, bei denen ein schweres ME/CFS diagnostiziert wurde, wurde bei 115 (50 Prozent) eine allgemeine Gelenkhypermobilität festgestellt, wobei bei 20 Prozent bereits ein hypermobiles EDS diagnostiziert worden war. In anderen Studien wurde eine geringere Prävalenz festgestellt, wobei bei 25 Prozent (Nijs et al., 2004) bzw. 20 Prozent (Nijs, Aerts et al., 2006) der Menschen mit ME/CFS Anzeichen für Hypermobilität gefunden wurden, im Vergleich zu nur bis zu vier Prozent in der Allgemeinbevölkerung (Nijs, Aerts et al., 2006).

Beim Vergleich von ME/CFS und dem Ehlers-Danlos-Syndrom zeigt sich eine Überschneidung der Symptome, und es ist wahrscheinlich, dass ein Teil der Menschen, bei denen ME/CFS diagnostiziert wurde, auch ein nicht diagnostiziertes EDS haben könnte (Hakim et al., 2017). Fatigue ist ein häufiges und klinisch bedeutsames Problem bei Menschen mit EDS (Voermans et al., 2010), obwohl die Ursache der Fatigue mit Schlafstörungen, chronischen Schmerzen und Funktionsstörungen des Herz-Kreislauf-, Blasen- und Darmsystems in Verbindung gebracht werden könnte (Hakim et al., 2017).

EDS wurde mit Chiari-Fehlbildungen, Instabilität der oberen Halswirbelsäule und Tethered Cord Syndrom (Henderson et al., 2017) in Verbindung gebracht, die alle im Kapitel 2.8 behandelt werden. Aufgrund der höheren Prävalenz bei Menschen mit ME/CFS sollte die Hyperbeweglichkeit der Gelenke in die therapeutische Untersuchung einer Person mit ME/CFS einbezogen werden (Nijs, Meeus et al., 2006; Rowe et al., 1999), z. B. mit Hilfe eines einfachen Tests wie der Nine-Point-Beighton-S[7] (Beighton et al., 1973).

Hauptziel der Behandlung von Hypermobilitätssyndromen ist die Linderung und Vorbeugung von Gelenkschmerzen (Keer & Simmonds, 2011). Allgemeine Übungen werden häufig als Behandlung zur Verringerung der Schmerzintensität bei Menschen mit Hypermobilität in Betracht gezogen (Palmer et al., 2021), aber die Evidenzbasis ist schwach und es fehlt an Details zur Spezifität der Intervention (Palmer et al., 2014), wobei der Schwerpunkt eher auf einzelnen Gelenken als auf dem ganzen Körper liegt (Palmer et al., 2021). Schulungen zur Positionierung oder funktionelle Schienen können ebenfalls zum Schutz der Gelenke beitragen (Keer & Simmonds, 2011).

Wenn neben ME/CFS auch eine Hypermobilität vorliegt, muss jedes Bewegungsprogramm das Potenzial der körperlichen Anstrengung als Auslöser für PEM berücksichtigen, so dass typische Ansätze möglicherweise angepasst werden müssen. In Kapitel 3 werden Anpassungen und Überlegungen in Bezug auf Bewegung und ME/CFS erörtert.

2.4 Reizdarmsyndrom

Das **Reizdarmsyndrom** („irritable bowel syndrome“, IBS) ist eine Störung des Verdauungssystems, die häufig mit Bauchschmerzen oder Blähungen, Veränderungen im Aussehen und/oder der Häufigkeit des Stuhlgangs, Schleim im Stuhl und vermehrten Blähungen einhergeht (NHS, 2021). Die Ursache des Reizdarmsyndroms ist nicht bekannt, obwohl es Theorien gibt, die eine abnorme Darmmotilität, eine Überempfindlichkeit des Nervensystems, eine genetische Veranlagung und psychosoziale Probleme in Betracht ziehen (Jahng & Kim, 2016). Das Reizdarmsyndrom wurde früher als funktionelle Störung beschrieben, was bedeutet, dass keine erkennbaren strukturellen oder biochemischen Anomalien die Symptome erklären können (Longstreth et al., 2006). Neuere Untersuchungen haben jedoch Hinweise auf organische Veränderungen wie eine erhöhte Durchlässigkeit der Darmschleimhaut, Veränderungen des neuroendokrinen Systems und eine Funktionsstörung in dem Teil des autonomen Nervensystems gefunden, der den Magen-Darm-Trakt reguliert, dem so genannten enterischen Nervensystem (ENS) (Jahng & Kim, 2016). Eine Funktionsstörung des autonomen Nervensystems ist ein häufiges Problem bei ME/CFS. IBS und ME/CFS sind bekannte Komorbiditäten (Riedl et al., 2008; Shepherd & Chaudhuri, 2019). Eine Studie (Maes et al., 2014) verglich die Inzidenz des Syndroms der abdominalen Beschwerden (die mit dem Reizdarmsyndrom assoziiert sind) bei 94 Personen mit ME/CFS im Vergleich zu 34 Personen mit chronischer Fatigue.

Abdominales Unwohlsein (Discomfort) war in der Gruppe der ME/CFS-Erkrankten signifikant häufiger. 59,6 Prozent von ihnen hatten Symptome im Vergleich zu 17,7 Prozent in der Fatigue-Gruppe, was die Forscher:innen zu der Annahme veranlasste, dass das Syndrom des abdominalen Unbehagens eine charakteristische Untergruppe von ME/CFS sein könnte. Allerdings wurden in dieser Studie die Fukuda-Kriterien zur Auswahl der Teilnehmenden herangezogen, die keine PEM als Voraussetzung für die Diagnose verlangen, so dass diese Studie möglicherweise nicht repräsentativ für die gesamte ME/CFS-Population ist. Es gibt keine einheitliche Behandlung für das Reizdarmsyndrom (NHS, 2021), aber es gibt verschiedene pharmakologische und diätetische Optionen. Zu den pharmakologischen Behandlungen gehören Medikamente zur Schmerzlin-

---

7 Siehe auch: https://www.ehlers-danlos.com/wp-content/uploads/2020/11/heds-diagnostic-checklist-german.pdf

derung bei Krämpfen und Spasmen oder Medikamente zur Behandlung von Obstipation oder Diarrhö (Shepherd & Chaudhuri, 2019).

Probiotika sind lebende Bakterien und Hefekulturen, die der Nahrung zugesetzt oder als Nahrungsergänzungsmittel eingenommen werden können (NHS, 2018). Ein systematischer Review (Corbitt et al., 2018) über probiotische Interventionen bei Reizdarmsyndrom und ME/CFS ergab, dass Probiotika die Symptome des Reizdarmsyndroms sehr gut lindern können, aber die Evidenz war begrenzt und von niedriger Qualität, wenn es speziell um Menschen mit ME/CFS ging.

Auch eine Ernährungsumstellung kann eine Option sein. Fermentierbaren Oligosacchariden, Disacchariden, Monosacchariden und Polyolen (FODMAP), ketogenen und glutenfreien Diäten werden bei vielen Erkrankungen therapeutische Wirkungen zugeschrieben (Reddel et al., 2019), und insbesondere bei ME/CFS könnten diese Diäten „mitoprotektiv" sein, d.h. sie können mitochondriale Dysfunktion verhindern (Craig, 2015). Bei der FODMAP-Diät werden Weizen, Milch und verschiedene Obst- und Gemüsesorten reduziert (Shepherd & Chaudhuri, 2019), und bei der ketogenen Diät werden sehr wenig Kohlenhydrate und viel Fett aufgenommen (Masood et al., 2023). Allerdings gibt es derzeit keine ausreichenden Evidenzen dafür, dass Eliminationsdiäten die Symptome von Menschen mit ME/CFS verbessern können (Campagnolo et al., 2017), und einige Diäten können für Menschen mit ME/CFS ungeeignet sein (Shepherd & Chaudhuri, 2019), so dass jede größere Ernährungsumstellung von einem/einer Ernährungsberater:in kontrolliert werden sollte.

Die fäkale Mikrobiotika-Transplantation oder Bakteriotherapie wurde in kleinen Studien auch für Menschen mit ME/CFS untersucht (Kenyon et al., 2019; Borody et al., 2012). Die fäkale Mikrobiotika-Transplantation, bei der fäkale Mikrobiotika von einem/einer gesunden Spender:in in den Magen-Darm-Trakt übertragen werden, wird in der Regel zur Behandlung von Darminfektionen durch Clostridium difficile (Johns Hopkins Medicine, 2022) und von Magen-Darm-Erkrankungen wie entzündlichen Darmerkrankungen, chronischer Obstipation und Reizdarmsyndrom eingesetzt (Aroniadis & Brandet, 2013). In Bezug auf ME/CFS fand eine Studie (Borody et al., 2012) heraus, dass sich bei 70 Prozent von 60 Personen mit ME/CFS, die nach den Fukuda-Kriterien diagnostiziert wurden (ohne PEM als Leitsymptom) die Symptome von ME/CFS verbesserten. Diese wurden jedoch als „Schlafmangel, Lethargie und Müdigkeit" definiert, was möglicherweise nicht alle Aspekte des ME/CFS widerspiegelt. In einer anderen Studie (Kenyon et al., 2019) mit 42 Personen mit ME/CFS, die nach den ICC-Kriterien diagnostiziert wurden (die PEM als essenziell einstufen), erhielt die Hälfte der Teilnehmer:innen Standardbehandlungen für das Reizdarmsyndrom, die andere Hälfte eine fäkale Mikrobiotika-Transplantation. Zwei der 21 Personen, die die Implantate erhielten, haben das Verfahren nicht vertragen. Die übrigen Teilnehmer:innen schienen eine gewisse Besserung zu erfahren; allerdings wurde kein valider Maßstab für das Outcome verwendet, und die Ergebnisse beruhten allein auf der klinischen Beurteilung. Es ist klar, dass weitere Forschung erforderlich ist, um diesen Bereich einer möglichen Behandlung für Menschen mit ME/CFS zu erforschen.

Es ist wichtig, darauf hinzuweisen, dass Unterleibssymptome und Müdigkeit mit ernsthaften Erkrankungen wie Eierstockkrebs und entzündlichen Darmerkrankungen in Verbindung gebracht werden können (Shepherd & Chaudhuri, 2019), so dass jede Person mit ME/CFS, die unerklärliche Störungen der Verdauung aufweist, zu einer medizinischen Untersuchung überwiesen werden sollte.

2.5 Mastzellaktivierungssyndrom (MCAS)

Mastzellen sind eine Art von weißen Blutkörperchen, die am Immunsystem beteiligt sind und als Reaktion auf Infektionen oder Umweltbedrohungen aktiviert werden (Selleck & Selleck, 2021). Mastzellen können überproduziert oder überaktiv werden (Akin, 2017), und diese Funktionsstörung ist als Mastzellaktivierungskrankheit bekannt, ein Überbegriff, der das **Mastzellaktivierungssyndrom (MCAS)** sowie die Mastozytose, eine seltene gutartige, lokalisierte Hauterkrankung, und die hereditäre α-Tryptasämie (HaT) umfasst, ein genetisches Merkmal, das auch mit Dysautonomie, chronischen Schmerzen und Bindegewebserkrankungen in Verbindung gebracht wird (Selleck & Selleck, 2021).

Schätzungen zufolge sind bis zu 17 Prozent der Bevölkerung von MCAS betroffen, wobei das Verhältnis von Frauen zu Männern bei 3:1 liegt (Selleck & Selleck, 2021). MCAS gilt als Komorbidität von Erkrankungen wie Fibromyalgie, Dysautonomie, Reizdarmsyndrom und Ehlers-Danlos-Syndrom sowie ME/CFS (Selleck & Selleck, 2021). Die Überschneidung mit ME/CFS ist bei der Betrachtung der Symptome von MCAS auffällig (Jennings et al., 2018):

- Fatigue
- Juckreiz, Hautausschläge und Hautverfärbungen
- Unterleibsprobleme wie Schmerzen, Flatulenz, Diarrhö, Übelkeit und Erbrechen
- Gelenk- und Muskelschmerzen
- Kognitive Dysfunktion
- Kurzatmigkeit, Schmerzen in der Brust, Schwindelgefühle
- Anaphylaxie.

Die Symptome schwanken über Jahre hinweg und können sich im Laufe der Zeit verschlimmern, was erhebliche Auswirkungen auf die Aktivitäten des täglichen Lebens und die Lebensqualität hat (Selleck & Selleck, 2021). Die möglichen Auslöser der Symptome sind vielfältig und umfassen (Jennings et al., 2018):

- Lebensmittel und Getränke (einschließlich Alkohol)
- Medikamente
- Stress
- Fatigue
- Umweltreize wie Temperatur, Gerüche, chemische Belastung (z.B. Reinigungsmittel), Druck und Berührung
- Bewegung
- Krankheit oder Infektion.

Wenn der Verdacht auf MCAS besteht, sollte die betroffene Person dabei unterstützt werden, Allergolog:innen und Immunolog:innen für ein weiteres Screening aufzusuchen (Selleck & Selleck, 2021). Zu den Behandlungsmöglichkeiten gehören Medikamente wie Antihistaminika und die Verwendung von Aktivitätsmessungen zur Ermittlung der Auslöser.

2.6 Migräne

Eine **Migräne** ist eine Art von Kopfschmerz, der unbehandelt 4 bis 72 Stunden anhält und einige der folgenden Merkmale aufweisen kann (International Headache Society (IHS), 2021):

- Einseitige Lokalisation
- Pulsierender Schmerz
- Mäßige oder starke Intensität der Schmerzen
- Verschlimmert sich durch körperliche Aktivität
- Verursacht Übelkeit und/oder Erbrechen
- Verursacht Licht- und/oder Geräuschempfindlichkeit.

Eine Migräne kann auch mit „Aura"-Symptomen einhergehen, d.h. mit Störungen des sensorischen Systems (Sehen, Sprechen, Motorik und Empfindung) (IHS, 2021). Migräne gilt als eine häufige Komorbidität von ME/CFS (Shepherd & Chaudhuri, 2019) und kann mit einem schnellen Temperaturabfall, Erbrechen, Diarrhö und starker Schwäche einhergehen (Carruthers et al., 2011).

Eine Querschnittsstudie mit 143 000 Menschen mit ME/CFS in England ergab, dass 39,2 Prozent über Migräne berichteten, im Vergleich zu 21,3 Prozent bei gesunden Kontrollpersonen (Nacul, Lacerda, Pheby et al., 2011). Umgekehrt ergab eine Studie (Peres et al., 2002), die Fatigue bei Menschen mit chronischer Migräne untersuchte, dass 66,7 Prozent die Fukuda-Kriterien für die Diagnose von ME/CFS erfüllen würden. Es ist nicht klar, ob dies bedeutet, dass diese Menschen ME/CFS haben, oder dass die Fukuda-Kriterien nicht in der Lage sind, zwischen ME/CFS und chronischer Migräne zu unterscheiden.

Migräne tritt in der Allgemeinbevölkerung häufiger bei Frauen auf (Cairns & Hotopf, 2005), und da Frauen auch häufiger an ME/CFS erkranken, könnte dies eine Erklärung für die höhere Zahl von Menschen mit ME/CFS sein, die unter Migräne leiden. Migräne kann durch Ernährungsumstellungen, prämenstruelle Hormone, Schlafstörungen und Gerüche ausgelöst werden (Fukui et al., 2008), die alle auch mit einer Verschlimmerung der Symptome bei ME/CFS in Verbindung gebracht werden können (Ravindran et al., 2011). Die Standardmedikamente für Migräne, sowohl analgetische als auch präventive Maßnahmen, können bei Menschen mit ME/CFS angewendet werden (Shephard & Chaudhuri, 2019). Wenn Migräne ein signifikantes Problem darstellt, sollten Health Professionals die erkrankte Person an Neurolog:innen überweisen für das medizinische Management.

2.7 Posturales orthostatisches Tachykardie-Syndrom (POTS)

Das **posturale orthostatische Tachykardie-Syndrom** (POTS) ist durch einen abnormalen Anstieg der Herzfrequenz beim Übergang vom Liegen zum Stehen gekennzeichnet, wobei die Diagnosekriterien bei Erwachsenen einen Anstieg von über 30 Schlägen pro Minute oder über 120 Schlägen pro Minute innerhalb der ersten zehn Minuten nach dem Stehen vorsehen (Fedorowski, 2019). POTS kann auch bei Kindern und Jugendlichen auftreten, wobei die Kriterien mit über 40 Schlägen pro Minute oder einer maximalen Herzfrequenz von über 130 Schlägen pro Minute leicht verändert sind (Chen et al., 2020). POTS tritt häufiger in der jüngeren Bevölkerung (15 bis 40 Jahre) und vor allem bei Frauen auf (Fedorowski, 2019). Für eine Diagnose müssen die POTS-Symptome seit mindestens drei bis sechs Monaten bestehen, in Rückenlage verschwinden, keinen Blutdruckabfall aufweisen und alle anderen potenziellen Ursachen für Tachykardie ausgeschlossen sein (Fedorowski, 2019). Zu den Tests zur Bestätigung der Diagnose gehören der Kipptischtest, der aktive Active Stand Test und der NASA-Lean-Test (Hyatt et al., 1975), die in Kapitel 3 erläutert werden. Zu den POTS-Symptomen, die spezifisch für eine aufrechte Haltung sind, gehören Benommenheit, Kurzatmigkeit, Brustschmerzen, Herzklopfen und Schwäche. Weitere haltungsunabhängige Symptome sind Müdigkeit, Schlafstörungen, Kopfschmerzen, Magen-Darm-Störungen und Konzentrationsschwierigkeiten (Bourne et al., 2021).

Derzeit ist unklar, wie POTS entsteht, und es wird angenommen, dass das Syndrom multifaktoriell bedingt ist (Chen et al., 2020). Eine Theorie geht von einer abnormal niedrigen extrazellulären Flüssigkeit in Verbindung mit einem niedrigen Tonus in den Gefäßstrukturen der unteren Extremitäten aus (Jacob et al., 1997), da die idiopathischen POTS-Symptome mit Kochsalzinfusionen verschwinden. Abnormale autonome Reflexe, ein erhöhter Adrenalinspiegel, eine geschädigte Muskelpumpe, eine Mastzellenaktivierung, Eisenmangel und eine Autoimmundysfunktion werden jedoch als mögliche Komponenten der Erkrankung angesehen (Chen et al., 2020), und POTS kann eine Vielzahl von Auslöser haben, wie z. B. Fieber, Dehydratation, Anämie, autonome Neuropathien, kardiale Erkrankungen und Schilddrüsenüberfunktion (Chen et al., 2020). Das genaue Auftreten von POTS bei Menschen mit ME/CFS ist schwer zu bestimmen, und die Forschung auf diesem Gebiet ist widersprüchlich (Newton et al., 2007), wobei die Prävalenz von POTS bei Menschen mit ME/CFS von 19 Prozent bis 70 Prozent reicht (Freeman, 2002). Weitere Informationen über POTS in Verbindung mit ME/CFS finden Sie in Kapitel 12, neben anderen Arten der orthostatischen Intoleranz.

2.8 Komorbiditäten des Rückenmarks und des Hirnstamms

Bei **Komorbiditäten des Rückenmarks und des Hirnstamms** gibt es mehrere Erkrankungen, die als potenzielle Komorbiditäten von ME/CFS angesehen werden und den Hirnstamm und das Rückenmark betreffen (U.S. ME/CFS Clinician Coalition, 2020), darunter die in **Tabelle 2-1** aufgeführten.

Es gibt einige Untersuchungen und Berichte über verschiedene Komorbiditäten des Hirnstamms und des Rückenmarks, die zu den Symptomen von ME/CFS beitragen (Rowe et al., 2018). In einer retrospektiven Querschnittsstudie (Bragée et al., 2020) an Personen, die in einer auf ME/CFS spezialisierten Klinik in Schweden behandelt wurden, wurde nach der Prävalenz von Hypermobilität (siehe Kapitel 2.3) gesucht, aber auch nach kraniozervikalen Obstruktionen und Anzeichen von interkranialer Hypertension geforscht. Von den 205 Teilnehmenden, die einer MRT-Untersuchung des Gehirns zustimmten, wiesen 115 (56 Prozent) eine Vorwölbung der Kleinhirntonsillen auf, die Druck auf den Hirnstamm ausüben kann, und 171 (83 Prozent) hatten Anzeichen einer möglichen interkranialen Hypertension. Von den 125 Teilnehmer:innen, die einer MRT-Untersuchung der Halswirbelsäule zustimmten, wiesen 100 (80 Prozent) kraniozervikale Obstruktionen auf. Die Forscher:innen kamen zu dem Schluss, dass Gelenkhypermobilität und kraniozervikale Obstruktionen ein möglicher ursächlicher Faktor für die Entwicklung von ME/CFS sein könnten. Sie räumten jedoch ein, dass ihre Untersuchung eine Gruppe betraf, die spezifisch für ihre eigene Klinik war und die eine Diagnose von schwerem ME/CFS erforderte und daher möglicherweise nicht repräsentativ für die gesamte ME/CFS-Population ist.

Eine Reihe von drei Fallstudien (Rowe et al., 2018) untersuchte das Potenzial der Kompression des Rückenmarks als Ursache für ME/CFS-Symptome. Die drei in der Fallserie vorgestellten Personen hatten neben den ME/CFS-Symptomen auch orthostatische Intoleranz und wiesen eine zervikale Stenose ohne Anzeichen von Hypermobilität auf. Sie wurden mit einer Operation zur Dekompression der Wirbelsäule behandelt, und alle drei zeigten eine deutliche Verbesserung ihrer Symptome, wobei die normale Funktion unmittelbar nach der Operation eintrat und sich langfristig fortsetzte. Es handelt sich jedoch um eine kleine Fallserie, so dass die Ergebnisse nicht auf die gesamte ME/CFS-Population verallgemeinert werden können. Jeder Eingriff an der Wirbelsäule ist mit erheblichen Risiken verbunden und muss auf der Grundlage der verfügbaren Daten sehr sorgfältig abgewogen werden.

Eine Halskrause ist eine nicht-invasive Methode, um den Nacken zu stützen, und einige Menschen mit ME/CFS haben Halskrausen getestet und über eine Verbesserung der Symptome berichtet (Johnson, 2019). In einer kleinen Studie (Nardone et al., 2020) mit zehn Personen mit posturalem orthostatischem Tachykardie-Syndrom (Kapitel 2.7) wurde eine Verringerung der orthostatischen Intoleranzsymptome bei Verwendung eines Q-Kragens festgestellt, obwohl in dieser Studie nicht erwähnt wurde, ob die Betroffenen auch eine Diagnose von ME/CFS hatten.

Für Health Professionals ist das Bewusstsein für mögliche Komorbiditäten des Hirnstamms und des Rückenmarks bei Menschen mit ME/CFS bei der Beurteilung neurologischer Symptome und bei der Erwägung manueller Techniken im Bereich der Halswirbelsäule unerlässlich.

Tabelle 2-1: Mögliche Komorbiditäten des Rückenmarks und des Hirnstamms bei ME/CFS

Zervikale Stenose	Eine Verengung des Durchmessers des zervikalen Wirbelkanals, die zu einer Kompression des Rückenmarks führt. Stenose kann durch traumatische, degenerative und entzündliche Erkrankungen verursacht werden und zu neurologischen Symptomen wie Taubheit, Schwäche und Gleichgewichtsstörungen führen. Die zervikale Spinalkanalstenose kann auch asymptomatisch sein (Lee et al., 2007).
Chiari-Malformationen	Strukturelle Veränderungen des Schädels, die dazu führen, dass der untere Teil des Gehirns (Kleinhirn) auf den Hirnstamm und das Rückenmark drückt. Zu den Symptomen gehören Kopfschmerzen, Müdigkeit, Schwindel, Muskelschwäche sowie Seh-, Hör- und Schluckbeschwerden. Kann auch asymptomatisch und zufällig sein (NHS, 2019b; Proctor et al., 2011).
Craniozervikale Instabilität (CCI)/ atlantoaxiale Instabilität (AAI)	Instabilität am Übergang zwischen Schädel und oberer Halswirbelsäule (CCI) oder zwischen Atlas und Axis (AAI), verursacht durch Laxität oder Verletzung der Bänder; die übermäßige Bewegung kann den Hirnstamm und das Rückenmark zusammendrücken. Laxität der Bänder kann mit dem Altern, entzündlichen Erkrankungen, Hypermobilitätssyndromen oder traumatischen Verletzungen zusammenhängen. Neurologische Beeinträchtigungen (Henderson, 2016; Johnson, 2019).
Interkranielle Hypertonie	Ein Druckaufbau um das Gehirn herum, der durch ein plötzliches Trauma des Gehirns (z. B. einen Schlaganfall) verursacht werden kann, oder eine chronische Erscheinung, die mit einem veränderten Blutfluss zum Gehirn zusammenhängt; auch Chiari-Fehlbildungen können eine Ursache sein. Zu den Symptomen gehören Kopfschmerzen, Müdigkeit und Sehstörungen (NHS, 2019c).
Tethered-Cord-Syndrom	Fixierung des Rückenmarks im unteren Rückenbereich, was zu Bewegungseinschränkungen und neurologischen Symptomen wie sensorischen und motorischen Defiziten in den unteren Gliedmaßen und möglicherweise Blasen- und Darmstörungen führt. Kann angeboren, entwicklungsbedingt oder erworben sein (National Organization for Rare Disorders (NORD), 2010).

2.9 Temporomandibuläre Dysfunktionen (TMD)

Temporomandibuläre Dysfunktionen (TMD) betreffen das Kiefergelenk und die damit verbundenen Strukturen. Das Hauptsymptom von TMD-Störungen sind Schmerzen im Kiefergelenk oder in der Kaumuskulatur, die in Bereiche wie Kiefer, Zähne, Ohren, Schläfen und Wangen ausstrahlen können. Es kann zu einem Knacken des Kiefers, Kopfschmerzen und Tinnitus kommen (NICE, 2021b). Die Diagnose der Schmerzquelle und die Feststellung, ob sie durch Muskel- oder Gelenkstrukturen verursacht wird, ist sehr schwierig (Herb et al., 2006) und sollte von erfahrenen Kliniker:innen überprüft werden.

Temporomandibuläre Dysfunktionen gelten als eine Komorbidität von ME/CFS (Carruthers et al., 2011). Eine Studie (Robinson et al., 2015) untersuchte 51 Personen, bei denen ME/CFS diagnostiziert worden war. Diese Studie ergab, dass fast ein Drittel TMD hatte, obwohl die Teilnehmenden nach den Fukuda-Kriterien diagnostiziert worden waren, die keine PEM für die Diagnose voraussetzen, und TMD mit einem Screening-Tool identifiziert wurde, das nicht für die Diagnose verwendet werden kann.

Eine niedrige Herzfrequenzvariabilität deutet auf eine Dysfunktion des autonomen Nervensystems hin und wurde sowohl bei Menschen mit TMD (Chinthakanan et al., 2018) als auch bei Menschen mit ME/CFS festgestellt. Es ist jedoch noch zu untersuchen, ob die Symptome der TMD eine Ursache oder eine Folge der autonomen Dysfunktion sind.

Physiotherapie ist eine primäre Behandlungsmethode für TMD, und ein systematischer Review und Metaanalyse (Paco et al., 2016) ergab, dass physiotherapeutische Maßnahmen wirksam sind, um Schmerzen zu lindern und den aktiven Bewegungsumfang des Kiefers zu vergrößern. In einer Umfrage unter 208 TMD-Patienten in Großbritannien gaben 72 Prozent der Befragten an, dass Physiotherapie bei ihren Symptomen wirksam sei, wobei die Behandlungen Kieferübungen, Ultraschall, manuelle Therapie, Akupunktur und Lasertherapie umfassten (Rashid et al., 2013). Allerdings gibt es nur wenige Studien zur Behandlung von TMD, wobei unterschiedliche Outcome-Messungen verwendet werden und es fraglich ist, ob die manuelle Therapie einen direkten Einfluss auf die betroffenen Strukturen oder auf das Nervensystem im Allgemeinen hat (Paco et al., 2016). Darüber hinaus wurden keine Studien speziell zur Behandlung von TMD bei Menschen mit ME/CFS durchgeführt, so dass es wichtig ist, sowohl während als auch nach jeder Intervention auf Anzeichen von PEM zu achten.

Zusammenfassung

Es gibt keine endgültige Liste von Komorbiditäten für ME/CFS, und es kann viele Erkrankungen geben, deren Symptome sich mit denen von ME/CFS überschneiden. Neben den in diesem Kapitel besprochenen Erkrankungen gibt es eine Reihe weiterer vorgeschlagener Komorbiditäten oder Differenzialdiagnosen (U.S. ME/CFS Clinician Coalition, 2020), darunter:

- Gastroparese
- Zöliakie
- Morbus Crohn
- Divertikulitis
- Schlafapnoe
- Endokrine Störungen
- Periphere/kleine Faserneuropathie
- Hypothyreose
- Metabolisches Syndrom
- Interstitielle Blasenentzündung
- Überaktive Blase
- Vitaminmangel (B12, D)
- Neurodivergenz

Anwendung in der Praxis

Typische Behandlungsansätze für einige Komorbiditäten sind aufgrund der PEM nicht immer mit ME/CFS vereinbar.

Komorbiditäten können sich auf den Schweregrad der ME/CFS- Symptome auswirken und umgekehrt.

3 Schweres und sehr schweres ME/CFS

Zweck dieses Kapitels

Dieses Kapitel beschreibt die Art von schwerem und sehr schwerem ME/CFS und die wichtigsten Anpassungen der therapeutischen Praxis, die Health Professionals berücksichtigen müssen, um die Verschlimmerung der Symptome zu minimieren.

Bei schwerem und sehr schwerem ME/CFS sind die Symptome so ausgeprägt, dass die betreffende Person größtenteils an das Haus oder das Bett gefesselt ist und daher eine größere Beeinträchtigung der allgemeinen Funktion und eine schlechtere Lebensqualität aufweist als Personen, die nicht an das Haus gefesselt sind (Pendergrast et al., 2016).

Es wird geschätzt, dass etwa 25 Prozent der Menschen mit ME/CFS als schwer oder sehr schwer eingestuft werden (Conroy et al., 2021). Die genauen Zahlen sind aufgrund des Mangels an Daten schwer zu bestimmen. Ein Scoping Review (Strassheim et al., 2017) hatte zum Ziel, Arbeiten zu identifizieren, die sich auf schweres oder sehr schweres ME/CFS beziehen, und stellte fest, dass von über zweitausend Arbeiten nur 21 die Kriterien erfüllten. Menschen mit schwerem ME/CFS und sehr schwerem ME/CFS sind in der Forschung deutlich unterrepräsentiert, weil sie nicht in der Lage sind, ihr Zuhause zu verlassen, um eine Forschungseinrichtung aufzusuchen, oder weil ihre Symptome zu schwerwiegend sind, als dass sie sich in irgendeiner Weise beteiligen könnten (Baxter, 2022).

Menschen mit schwerem ME/CFS und sehr schwerem ME/CFS werden auch seltener von Health Professionals aufgesucht, weil sie nicht in der Lage sind, ihr Zuhause zu verlassen, und oft nur in einer Krise, die eine Krankenhauseinweisung erfordert, mit Gesundheitsfachkräften wie Physiotherapeut:innen und anderen Health Professionals in Kontakt kommen (Montoya et al., 2021). Mangelndes Fachwissen in einem solchen Spezialgebiet kann dazu führen, dass einige Gesundheitsfachkräfte zögern, sich zu engagieren (Kingdon et al., 2020). Diese Hindernisse für den Zugang zur Gesundheitsversorgung sind ein ernsthaftes Problem, wenn man bedenkt, dass es sich um eine Bevölkerungsgruppe handelt, die am meisten von der kontinuierlichen Betreuung durch verschiedene und spezialisierte Health Professionals profitieren würde.

Wenn Menschen mit schwerem ME/CFS und sehr schwerem ME/CFS nur Dienstleistungen zu Hause in Anspruch nehmen können, dann können Fachexpert:innen aus der ambulanten Versorgung an vorderster Front bei ihrer Versorgung stehen. Health Professionals, die es gewohnt sind, mit chronischen Erkrankungen zu arbeiten, sollten die fachliche und soziale Expertise haben, Menschen mit schwerem ME/CFS und sehr schwerem ME/CFS zu unterstützen, aber um eine angemessene Versorgung zu bieten, müssen sie das Ausmaß des Leidens verstehen, das ertragen werden muss (Fennell et al., 2021). Die erhebliche Behinderung und die extremen Symptome können Health Professionals überraschen, die nie mit Menschen mit schwerem ME/CFS gearbeitet haben (Montoya et al., 2021).

3.1 Definition

Das Erscheinungsbild von ME/CFS wird grob in Schweregrade eingeteilt, die auf den Auswirkungen auf die Funktion und dem Grad der Behinderung basieren (Carruthers et al., 2011; Nacul et al., 2020; Shepherd & Chaudhuri, 2019). Der Schweregrad von ME/CFS kann als leicht bis sehr schwer definiert werden, was in Kapitel 1 näher erläutert wird. Menschen mit leichtem und mittelschwerem ME/CFS haben ein deutlich reduziertes Aktivitätsniveau, sind aber möglicherweise in der Lage, Aktivitäten des täglichen Lebens selbstständig auszuführen und sich in der Gemeinschaft zu bewegen. Menschen mit „schwerem" und „sehr schwerem" ME/CFS sind nur in der Lage, sehr grundlegende Aktivitäten des täglichen Lebens selbstständig durchzuführen und benötigen Hilfe bei allen Aufgaben (Conroy et al., 2021), einschließlich der Unterstützung bei der Ernährung, die sogar Sondenernährung erfordern kann (Baxter et al., 2021).

3.2 Symptome

Die vielfältigen Symptome, die mit ME/CFS in Verbindung gebracht werden, treten auch bei Menschen mit schwerem und sehr schwerem ME/CFS auf, sind dabei jedoch häufiger und viel extremer (Montoya et al., 2021), was zu einer stärkeren Beeinträchtigung der Lebensqualität und der Funktionsfähigkeit führt (**Tabelle 3-1**). In einer Arbeit wird festgestellt, dass das Vokabular zur Beschreibung der Erfahrungen von Menschen mit schwerem/sehr schwerem ME/CFS unzureichend ist (Kingdon et al., 2020).

Zusätzlich zu diesen ME/CFS-Symptomen gibt es auch die Komplikationen, die sich aus der Bettlägerigkeit ergeben und die die Krankheitslast erhöhen können und als Teil des Ma-

Tabelle 3-1: Symptome von schwerem und sehr schwerem ME/CFS

Motorische Beeinträchtigungen	Ausgeprägte Schwäche und extreme Müdigkeit, die die Mobilität beeinträchtigen. Ans Haus gebunden und/oder bettlägerig. Benötigt möglicherweise Hilfe bei der Mobilisierung oder beim Manövrieren im Bett. Kann Beeinträchtigungen beim Sprechen oder Schlucken haben.
Kognitive Dysfunktion	Schwere kognitive Beeinträchtigung; die Person kann Schwierigkeiten haben, zu kommunizieren oder schriftliches Material zu verstehen.
Schmerz	Weit verbreitete Schmerzen, starke Kopfschmerzen/Migräne.
Orthostatische Intoleranz	Betroffene können oft keine aufrechte Position einnehmen.
Überempfindlichkeit	Extreme Intoleranz gegenüber Licht, Geräuschen, Berührungen, Chemikalien und Gerüchen. Exposition kann Symptome verstärken.
Gastrointestinale Dysfunktion	Übelkeit und Unterleibsschmerzen. Nahrungsmittelunverträglichkeiten, Schluckbeschwerden oder die Unfähigkeit, zu essen und zu trinken, können eine angemessene Ernährung beeinträchtigen. Es besteht die Gefahr einer lebensbedrohlichen Unterernährung, die eine Sondenernährung erforderlich machen kann (Wolfe et al., 2016).
Schlafstörung	Veränderte Schlafzyklen und unterbrochener Schlaf.

nagementplans berücksichtigt werden sollten (Montoya et al., 2021), wie z.B. Osteoporose, Druckgeschwüre, eingeschränkte Atemfunktion, das Risiko von Kontrakturen und Mangelernährung. Diese Komplikationen könnten von Health Professionals vermindert werden; allerdings ist es entscheidend, bei jeder Intervention eine Verschlimmerung der Symptome zu vermeiden. Allein die Interaktion mit einer Person mit schwerem oder sehr schwerem ME/CFS kann ausreichen, eine Verschlimmerung der Symptome zu bewirken, so dass Health Professionals möglicherweise erhebliche Anpassungen ihres Verhaltens vornehmen müssen, worauf später in diesem Kapitel eingegangen wird.

Menschen mit schwerem und sehr schwerem ME/CFS können diese extremen Symptome über Jahre oder sogar Jahrzehnte hinweg erleben (Montoya et al., 2021). Sie werden auch häufig ins Krankenhaus eingewiesen. Eine Umfrage über die Erfahrungen von 282 Menschen mit ME/CFS ergab, dass der häufigste Grund für einen Krankenhausaufenthalt mit Beeinträchtigungen der Orthostase wie Schwindel und Ohnmacht zusammenhing (Timbol & Baraniuk, 2019). Sie berichteten jedoch auch von allgemeiner Unzufriedenheit über ihre Erfahrung des Krankenhausaufenthalts. So wurden beispielsweise 42 Prozent der Befragten als psychosomatische Problemfälle abgetan, und 41 Prozent gaben an, sie hätten es vermieden, ärztliche Hilfe in Anspruch zu nehmen, weil sie glaubten, nicht ernst genommen zu werden. In Anbetracht der erheblichen Auswirkungen auf die Lebensqualität ist es nicht überraschend, dass sekundäre Depressionen und Angstzustände bei Menschen mit schwerem und sehr schwerem ME/CFS präsent sind, wie bei jeder chronischen Erkrankung (Montoya et al., 2021).

Die extremen Symptome von schwerem und sehr schwerem ME/CFS bedeuten, dass die Betroffenen ihre Ausbildung oder berufliche Beschäftigung (Strassheim et al., 2021), ihre Unabhängigkeit und ihre Zukunftspläne, wie z.B. Familiengründung (Williams & Isaacson-Barash, 2021), aufgeben mussten und infolgedessen wahrscheinlich Trauer empfinden (Montoya et al., 2021). Leider besteht bei Menschen mit schwerem und sehr schwerem ME/CFS ein erhöhtes Suizidrisiko (Montoya et al., 2021; Williams & Isaacson-Barash, 2021), und Health Professionals sollten sich dieses Risikos bewusst sein und die am besten geeignete Unterstützung anbieten, wobei sie bedenken sollten, dass Menschen mit ME/CFS möglicherweise zögern, sich auf die Dienstleistungen der Gesundheitsversorgung einzulassen, weil die professionellen Berufsgruppen ME/CFS lange Zeit fälschlicherweise mit körperlicher Dekonditionierung oder psychiatrischen Störungen in Verbindung gebracht haben (Chu et al., 2021).

Aufgrund des extremen Charakters dieser Symptome sind Menschen mit schwerem ME/CFS bei den meisten oder allen Aktivitäten des täglichen Lebens auf die Unterstützung von Pflegekräften angewiesen, und daher ist auch das Potenzial für Stress bei den Pflegekräften ein wichtiger Aspekt (Montoya et al., 2021). Pflegende Angehörige erleben ein ähnliches Maß an emotionaler Belastung (Nacul, Lacerda, Pheby et al., 2011) und ihre Lebensqualität kann erheblich beeinträchtigt werden (Brittain et al., 2021).

3.3 Physiologische Veränderungen

Bei der Erforschung der physiologischen Veränderungen, die mit ME/CFS einhergehen, werden immer wieder Anomalien in einem breiten Spektrum von Körpersystemen festgestellt, und einige Forschungsarbeiten haben begonnen, die Unterschiede zwischen leichtem/mittelschwerem und schwerem/sehr schwerem ME/CFS zu untersuchen (Hardcastle et al., 2015; Melvin et al., 2019; Nacul et al., 2019; van Campen et al., 2020a, 2020b, 2020c).

Es besteht grundsätzlich eine **Intoleranz gegenüber körperlicher Anstrengung**. Die Ergebnisse zweitägiger kardiopulmonaler Belastungstests zeigen eine konsistente Abnahme der Leistungsfähigkeit von leichtem zu schwerem ME/CFS in Bezug auf den maximalen Sauerstoffverbrauch, den Sauerstoffverbrauch an der ventilatorischen Schwelle, die maximale Arbeitsbelastung und die Arbeitsbelastung an der ventilatorischen Schwelle (van Campen et al., 2020a). Bei Menschen mit schwerem ME/CFS wurden auch höhere Raten der respiratorischen Azidose festgestellt (Tomas et al., 2020). Dies zeigt, warum Menschen mit schwerem/sehr schwerem ME/CFS körperliche Anstrengung noch weniger vertragen als Menschen mit leichtem/mittelschwerem ME/CFS. In Kapitel 6 werden die Ergebnisse von Belastungstests ausführlicher behandelt.

Es besteht eine **Beeinträchtigung der zerebralen Durchblutung** und eine **orthostatische Intoleranz.** Bei gesunden Menschen verringert sich der zerebrale Blutfluss um bis zu 6 Prozent, wenn sie ganz aufrecht stehen (van Campen et al., 2018). Bei Menschen mit leichtem bis mittelschwerem ME/CFS wurde der zerebrale Blutfluss bei einer 70-Grad-Neigung des Kopfes um 26 Prozent reduziert (van Campen et al., 2020c). Menschen mit schwerem ME/CFS erreichten eine 27-prozentige Verringerung des zerebralen Blutflusses nach nur 20-Grad-Neigung (van Campen et al., 2020c) und zeigten sogar eine 24,5-prozentige Verringerung allein durch aufrechtes Sitzen (van Campen et al., 2020b). Ein verminderter zerebraler Blutfluss beim Einnehmen einer aufrechten Position kann Symptome im Zusammenhang mit orthostatischer Intoleranz verursachen und wird in Kapitel 12 ausführlich behandelt.

Im Bereich der **zellulären Bioenergetik** wurde bei allen Schweregraden von ME/CFS eine reduzierte Mitochondrienfunktion festgestellt, wobei bei Menschen mit schwerem ME/CFS höhere Raten einer respiratorischen Azidose und eine reduzierte Glykolyse festgestellt wurden (Tomas et al., 2020). Die Funktion der Mitochondrien bei ME/CFS wird in Kapitel 6 näher erläutert.

Bei Menschen mit ME/CFS wurden im Vergleich zu gesunden Kontrollpersonen niedrigere Werte eines Enzyms festgestellt, das an der Energieproduktion in Geweben wie der Skelettmuskulatur, dem Herz und dem Gehirn beteiligt ist (Nacul et al., 2019). Während diese Werte bei Menschen mit leichtem ME/CFS noch im Standard-Bereich lagen, wurden bei Menschen mit schwerem ME/CFS deutlich niedrigere Werte festgestellt, was auf eine spezifische Anomalie in der Energieproduktion bei Menschen mit schwerem ME/CFS hindeutet. Die Forscher:innen stellen fest, dass diese Ergebnisse nicht vollständig durch eine verminderte körperliche Aktivität erklärt werden können.

Die **Funktion des Immunsystems** ist bei Menschen mit schwerem ME/CFS beeinträchtigt. Eine kleine immunologische Studie fand signifikante Veränderungen der angeborenen und adaptiven Immunzellen bei schwerem ME/CFS über einen Zeitraum von sechs Monaten im Vergleich zu gesunden Kontrollpersonen und Personen mit moderatem ME/CFS (Hardcastle et al., 2015). Dies könnte auf eine verstärkte und anhaltende Immunreaktion bei Menschen mit schwerem ME/CFS und ein größeres Potenzial für zytotoxische Aktivität hindeuten.

Bei Menschen mit schwerem ME/CFS zeigen sich bestimmte **zelluläre Stressmarker**. In einer Studie (Melvin et al., 2019) wurde die Konzentration eines Proteins gemessen, das als Reaktion auf physiologische Stressfaktoren, insbesondere mitochondriale Störungen, ausgeschieden wird. Sie fanden keine signifikanten Unterschiede zwischen gesunden Kontrollpersonen und Menschen mit leichtem/mittlerem ME/CFS oder Multipler Sklerose. Eine multivariate Analyse ergab jedoch, dass Fälle von schwerem ME/CFS signifikant erhöhte Werte aufwiesen, und die Forscher:innen vermuten, dass die Werte dieses Proteins in den nächsten Jahren steigen könnten und als ein Biomarker für den Schweregrad der Symptome bei ME/CFS dienen kann, da er möglicherweise das Ausmaß des zellulären Stresses signalisiert.

Insgesamt deuten diese Untersuchungen darauf hin, dass es physiologische Unterschiede zwischen leichtem/mittelschwerem und schwerem/sehr schwerem ME/CFS gibt; allerdings sind die meisten Studien von geringer Stichprobengröße, und es sind weitere Untersuchungen erforderlich, um vollständig festzustellen, ob diese unterschiedlichen physiologischen Veränderungen die Ursache für solch extreme Symptome bei Menschen mit schwerem ME/CFS sind oder ob sie eine Folge der erheblichen Inaktivität sind, die diese Symptome erzwungen haben.

3.4 Anpassung an die Praxis

Für Menschen, die an das Haus gebunden sind, ist die **Planung eines Behandlungstermins** elementar. Die offensichtlichste Voraussetzung ist, dass die Behandlung in der Wohnung der Person stattfindet (Kingdon et al., 2020; Montoya et al., 2021). Telefon- oder Videogespräche könnten eine Alternative sein, aber diese Art der Interaktion erfordert ein gewisses Maß an kognitiver Anstrengung. Auch der Zeitpunkt eines Behandlungstermins sollte bedacht werden, z. B. wegen unregelmäßiger Schlafgewohnheiten (Kingdon et al., 2020). Da jeder Mensch einzigartig ist, ist es am besten, zunächst herauszufinden, welcher Ort und welche Tageszeit für jeden Einzelnen am besten geeignet sind.

Die unvorhersehbare Art und Schwere der Symptome bedeutet, dass sich die Verfügbarkeit der Person oder ihre Fähigkeit, eine Interaktion zu tolerieren, in letzter Minute ändern kann. Es ist daher von Vorteil, sich kurz vor dem vereinbarten Zeitpunkt zu vergewissern, dass die Behandlung noch stattfinden kann, und auf mögliche Änderungen oder Absagen vorbereitet zu sein.

Das Sammeln von subjektiven Informationen kann für jeden Menschen mit ME/CFS ein anstrengender Prozess sein (siehe Kapitel 8), insbesondere für Menschen mit schwerem oder sehr schwerem ME/CFS. Menschen mit schwerem ME/CFS können auch Sprach- und Kommunikationsschwierigkeiten haben (Montoya et al., 2021). Überlegen Sie daher, wie Sie so viele Informationen wie möglich außerhalb des Besuchstermins erhalten für ein **initiales Assessment**, entweder durch frühere medizinische Dokumentationen oder durch schriftliche Kommunikation mit der erkrankten Person und ihren Bezugspersonen.

Informieren Sie sich vor dem Besuch, welche Maßnahmen ergriffen werden müssen, um Überempfindlichkeiten oder Unverträglichkeiten zu berücksichtigen (Montoya et al., 2021). Menschen mit schwerem ME/CFS vertragen möglicherweise kein Licht und liegen in einem abgedunkelten Raum (Kingdon et al., 2020), daher sollten die Health Professionals auf schlechte Lichtverhältnisse vorbereitet sein und nicht erwarten, dass sie problemlos Notizen machen können. Wenn Licht erforderlich ist, könnte eine Person mit ME/CFS eine Augenmaske oder eine Haube tragen, um die Beeinträchtigung zu minimieren. Prüfen Sie im Vorfeld, ob Geruchsunverträglichkeiten ein Thema sind und vermeiden Sie das Rauchen, den Gebrauch von Parfüm oder sogar das Tragen von Kleidung, die mit parfümierten Produkten gewaschen wurde (Kingdon et al., 2020).

Menschen mit schwerem oder sehr schwerem ME/CFS können anfälliger für Infektionen sein. Wenn die Health Professionals am Tag des Besuchs Anzeichen einer Virusinfektion feststellen, sollten sie den Besuch verschieben (Kingdon et al., 2020). Auch wenn es keine Anzeichen für eine Infektion gibt, sollte vor dem Besuch geprüft werden, ob die erkrankte Person und ihre Bezugspersonen über ein Infektionsschutzprotokoll verfügen, z. B., ob eine persönliche Schutzausrüstung erforderlich ist.

Menschen mit schwerem oder sehr schwerem ME/CFS vertragen wahrscheinlich keine längere Interaktion (Kingdon et al., 2020), daher sollten Sie die Dauer der Behandlung abwägen und sicherstellen, dass sie auf die wichtigsten Prioritäten ausgerichtet ist. Das Einholen von **subjektiven Informationen im Vorfeld**, entweder durch direkte schriftliche Kommunikation mit der Person oder durch deren Bezugspersonen, spart Zeit und vermeidet unnötige kognitive Anstrengungen. Eine Person mit schwerem oder sehr schwerem ME/CFS ist möglicherweise nur in der Lage, eine kurze Interaktion zu tolerieren, bevor sie eine Pause benötigt, so dass dies im Evaluationsplan berücksichtigt werden sollte. Es ist unwahrscheinlich, dass eine vollständige Evaluation in einer Sitzung möglich ist.

Der **Aufbau einer therapeutischen Beziehung** ist von entscheidender Bedeutung, da Health Professionals über einen langen Zeitraum hinweg in den Lebensweg einer Person eingebunden sein können (Kingdon et al., 2020). Frühere Erfahrungen mit Health Professionals können schlecht oder begrenzt gewesen sein (Strassheim et al., 2021). Bei Menschen mit schwerem oder sehr schwerem ME/CFS wird manchmal eine psychische Erkrankung fehldiagnostiziert, oder ihre Betreuenden werden der Vernachlässigung oder des Missbrauchs beschuldigt (Montoya et al., 2021). Der erste Schritt zum Aufbau von Vertrauen besteht also darin, der erkrankten Person zuzuhören und ihr zu glauben, und dann einen Weg zu finden, dieses Verständnis zu zeigen (Fennell et al., 2021; Kingdon et al., 2020).

Einen allgemeinen Überblick über die **Assessments** finden Sie in Kapitel 14. Viele Anpassungen gelten unabhängig vom Schweregrad des ME/CFS. Beachten Sie jedoch die jedoch folgenden Punkte, insbesondere in Bezug auf schweres und sehr schweres ME/CFS:

- Strukturieren Sie das Assessment so, dass Ruhephasen eingeplant werden, um eine Verschlimmerung der Symptome zu minimieren (Kingdon et al., 2020).
- Passen Sie die Fragen an, um kognitive Funktionsstörungen zu berücksichtigen (siehe Kapitel 8).
- Berücksichtigen Sie die Lautstärke und den Tonfall Ihrer Stimme im Hinblick auf etwaige Geräuschempfindlichkeiten (Kingdon et al., 2020).
- Gehen Sie die Primärsymptome durch und versuchen Sie festzustellen, ob diese auf medizinische Bedingungen zurückzuführen sind, die einer Überprüfung bedürfen, z. B. nicht diagnostizierte orthostatische Unverträglichkeiten, unerkannte sensorische Überempfindlichkeiten, Magen-Darm-Probleme usw. (Montoya et al., 2021). Eine Verschlechterung bestimmter Symptome kann auf eine Komorbidität zurückzuführen sein, die medizinisch behandelt werden könnte. Prüfen Sie daher, ob vor kurzem eine gründliche medizinische Diagnostik stattgefunden hat (Kingdon et al., 2020).
- Stellen Sie fest, welche Aktivitäten die Person selbst bewältigen kann, bei welchen sie Unterstützung benötigt und ob irgendwelche Aktivitäten zu einer Verschlimmerung der Symptome führen oder ihre verfügbare Energie übersteigen (Montoya et al., 2021).
- Zu den Komplikationen der Bettlägerigkeit gehören die Entwicklung von Kontrakturen und Probleme mit der Hautintegrität (Montoya et al., 2021). Eine kurze Überprüfung des Bewegungsumfangs der Gelenke und der Haut kann sorgfältig durchgeführt werden. Achten Sie jedoch auf eine Überempfindlichkeit gegenüber Berührungen und prüfen Sie, ob die erkrankte Person passive Berührungen tolerieren kann, oder beobachten Sie ihre/seine Reaktion genau.
- Wegen der verschiedenen beeinträchtigenden Umstände können Gefühle der Trauer und/oder Depression auftreten. Daher sollten Sie sich erkundigen, ob der Person in der Vergangenheit emotionale Unterstützung angeboten wurde oder ob sie diese als nützlich empfinden würde (Fennell et al., 2021), und gleichzeitig deutlich machen, dass Sie verstehen, dass ihr Zustand real ist und eine physiologische Grundlage hat.
- Wenn die Person mit schwerem oder sehr schwerem ME/CFS von der Familie oder einem Partner/einer Partnerin gepflegt wird, achten Sie auf Anzeichen von Stress oder Zusammenbruch der pflegenden Person und stellen Sie bei Bedarf Informationen über Unterstützungs- und Entlastungsdienste in der Gemeinde bereit (Montoya et al., 2021).

- Wenn die Person keine Betreuungs- und Bezugspersonen hat, prüfen Sie, ob sie mit den grundlegenden Betreuungsbedürfnissen, wie z. B. der Nahrungsbeschaffung und -zubereitung, zurechtkommt, und leiten Sie bei Bedarf und mit Zustimmung der Person eine Unterstützung ein (Montoya et al., 2021).
- Informieren Sie sich über die derzeitige finanzielle Situation und darüber, welche Stellen bereits beteiligt sind (Montoya et al., 2021).

Ana: Ein ganzes Leben lang musste ich in einer ruhigen Umgebung leben, um zu überleben. Ich bin kaum in der Lage, meine Gliedmaßen, die ich bei jedem Schritt brauche, gegen die Schwerkraft zu bewegen. Das bedeutet, dass ich bei jedem Aspekt, der mich am Leben erhält, Unterstützung brauche.

3.5 Therapie der Health Professionals

Es ist unwahrscheinlich, dass Menschen mit schwerem ME/CFS eine intensive Betreuung benötigen; stattdessen können sie von einer regelmäßigen Überprüfung über einen längeren Zeitraum hinweg profitieren (Kingdon et al., 2020). Wenn Sie im Rahmen eines Gesundheitsdienstes tätig sind, der keine Langzeitpflege und -betreuung ermöglicht, müssen Sie der Person und ihren Bezugspersonen die Informationen geben, die sie benötigen, um Ihre Dienstleistung bei Bedarf wieder in Anspruch nehmen zu können.

Ein regelmäßigerer Einsatz kann bei einer Person angebracht sein, bei der sich der Schweregrad der Symptome ändert, z. B. bei Verbesserungen nach einem Rückfall, wo Health Professionals bei der Wiederaufnahme von Aktivitäten helfen können. Ein Beispiel dafür finden Sie am Ende dieses Buches in Anas Geschichte (Fallgeschichte, Teil 4).

Aktivitäts- und Umweltmanagement

Vergewissern Sie sich, dass die Person und ihre Bezugspersonen verstehen, was Post-exertional Malaise (PEM) ist und warum es wichtig ist, diese so weit wie möglich zu vermeiden (Montoya et al., 2021). Gehen Sie den Tagesablauf durch, um festzustellen, ob angemessene Ruhezeiten eingeplant wurden, und achten Sie auf den Grad der Stimulation in der Umgebung und bei den Aktivitäten. In Kapitel 15 wird das Energiemanagement ausführlicher behandelt. Ziehen Sie Hilfsmittel und Anpassungen in Betracht, um den Energieaufwand für die Aktivitäten des täglichen Lebens zu verringern, z. B. Rollstühle, Gehhilfen, spezielle Betten, Bettpfannen oder Sitzhocker (Montoya et al., 2021), oder wenden Sie sich speziell an ergotherapeutische Dienste.

Schauen Sie sich die Umgebung an und schlagen Sie gegebenenfalls Änderungen vor, um sensorische Auslöser zu minimieren, z. B. Licht- und Geräuschpegel oder visuelle Reize wie helle Farben und Muster (Montoya et al., 2021). Die erkrankte Person hat vielleicht schon viele Techniken oder Veränderungen ausprobiert. Finden Sie also zunächst heraus, was in der Vergangenheit bei ihr funktioniert hat und was nicht.

Bewegung und Prävention

Erwägen Sie sanfte Bewegungsübungen (Montoya et al., 2021), ob passiv, aktiv-unterstützende oder aktive, abhängig von den Fähigkeiten der erkrankten Person, solche Bewegungen zu tolerieren, um Kontrakturen vorzubeugen, die Durchblutung zu verbessern und bei der Schmerzbehandlung zu helfen. Berücksichtigen Sie, ob die erkrankte Person auch hypermobil ist (siehe Kapitel 2.3), und achten Sie darauf, die Person und/oder ihre pflegenden Personen über geeignete Techniken zu unterrichten. Achten Sie darauf, dass eine anhaltende Spannung auf das Nervengewebe eine Immunreaktion auslösen kann (Ellis et al., 2022), die die Symptome verschlimmern könnte. In einer Studie wurde beispielsweise festgestellt, dass ein 15 Minuten dauerndes passives Beinheben ausreicht, um bei Menschen mit ME/CFS sowohl während des Vorgangs als auch bis zu 24 Stunden danach Schmerzen, kognitive Funktionsstörungen und andere allgemeine Symptome auszulösen (Rowe et al., 2016).

Achten Sie darauf, wie die Person jede Intervention verträgt; berücksichtigen Sie, dass PEM im Allgemeinen als eine verzögerte Reaktion auftaucht (siehe Kapitel 6). Überprüfen Sie, ob Ihre Intervention in den folgenden 72 Stunden eine Wirkung gezeigt hat, bevor Sie entscheiden, ob sie in den Therapieplan aufgenommen werden soll. In Anbetracht des schwankenden Charakters der Erkrankung können Anpassungen des Plans erforderlich sein. Die Überwachung ist aufgrund der Schwere der Symptome unerlässlich, aber für eine Person mit schwerem oder sehr schwerem ME/CFS kann es schwierig sein, ein genaues Aktivitäts- und Symptomtagebuch zu führen. Es kann hilfreich sein, Bezugspersonen oder Pflegepersonen um Informationen zu bitten. Auch ein vereinfachtes System zur Erfassung der Symptomschwere, wie z.B. eine einfache Numerical Rating Scale (NRS), könnte einfacher zu handhaben sein.

Beraten Sie bettlägerige Personen über Strategien zum Bewegungsmanagement und zur Positionierung, um Gelenkkontrakturen und Druckstellen zu vermeiden (Montoya et al., 2021). Dies kann die Bereitstellung von Lagerungshilfen oder die Schulung von Pflegekräften in passiver Bewegung, angemessener Lagerung und regelmäßigem Lagerungswechsel beinhalten. Überprüfen Sie, ob geeignete Hilfsmittel für die Erhaltung der Hautintegrität vorhanden sind, und erwägen Sie bei Bedarf die Überweisung an eine geeignete ambulante Pflegestation.

Schmerztherapie

Wenn die Schmerzen ein großes Problem darstellen, sollten Sie Techniken zur Schmerztherapie in Betracht ziehen, wie z.B. eine sanfte Massage und/oder eine Überprüfung der Medikamente. In Kapitel 10 wird die Schmerzbehandlung ausführlicher erörtert.

Verweise an andere Dienstleister:innen

Informieren und verweisen Sie auf geeignete Sozialdienste für finanzielle Unterstützung, falls erforderlich, und stellen Sie Informationen über einschlägige Selbsthilfegruppen und Wohltätigkeitsorganisationen für die Person mit ME/CFS und ihre Bezugspersonen bereit[8]. Verweisen Sie auf soziale und psychologische Dienste, die bei Bedarf Unterstützung für die psychische und emotionale Gesundheit anbieten (Montoya et al., 2021).

Krankenhauseinweisungen

Wie bereits in diesem Kapitel erwähnt, ist es manchmal unabdingbar, Menschen mit schwerem und sehr schwerem ME/CFS in eine Klinik einzuweisen. Auf diese Erkrankung spezialisierte klinische Gesundheitseinrichtungen für Menschen mit schwerem und sehr schwerem ME/CFS sind eine Seltenheit, und Kliniken bieten daher eine sehr problematische Umgebung, wenn man die Art der Symptome eines schweren und sehr schweren ME/CFS bedenkt. Health Professionals in der ambulanten oder der stationären Versorgung können eine Schlüsselrolle als Advokat:innen für die Person mit schwerem oder sehr schwerem ME/CFS einnehmen, mit dem Ziel, die Verschlimmerung der Symptome so weit wie möglich zu minimieren. Diese Schlüsselrolle könnte folgende Aufgaben umfassen (Montoya et al., 2021):

- Aufklärung des Krankenhauspersonals über die Symptome von schwerem und sehr schwerem ME/CFS und die erforderlichen Adaptionen in der Praxis
- Adaptionen der Umgebung, um die sensorischen Beeinträchtigungen durch Licht und Geräusche in der Umgebung so weit wie möglich zu minimieren

8 Eine Übersicht finden Sie auf https://cfc.charite.de/fuer_patienten/selbsthilfegruppen_fuer_betroffene_und_ihre_angehoerigen oder me-cfs.net, das Portal für betroffene Patienten, Angehörige und Ärzte.

- Begrenzung unnötiger Interaktionen mit dem Personal, um die sensorische Stimulation zu minimieren
- Gemeinsam mit der erkrankten Person Informationen über ihre individuellen Bedürfnisse zu erstellen, die zu allen Terminen mit den Ärzt:innen mitgenommen werden können, damit die Informationen nicht wiederholt werden müssen
- Hervorhebung von Vorsichtsmaßnahmen für die Operation, z. B. Sicherstellung einer ausreichenden Flüssigkeitszufuhr und Vermeidung von Medikamenten, die orthostatische Beeinträchtigungen verschlimmern oder mit anderen Komorbiditäten interagieren könnten (Lapp, 2020)
- Berücksichtigung des Transports zum und vom Krankenhaus, z. B. Planung der Route im Voraus und Vorkehrungen, damit die Person ohne Verzögerung in die Klinik aufgenommen werden kann.

Zusammenfassung

Die Diagnose schweres und sehr schweres ME/CFS betrifft Menschen, die größtenteils an das Haus oder Bett gefesselt sind und unter erheblichen Beeinträchtigungen leiden, die dazu führen, dass sie für die meisten oder bei allen Aktivitäten des täglichen Lebens Hilfe benötigen.

Die Symptome von schwerem und sehr schwerem ME/CFS ähneln den allgemeinen Symptomen von ME/CFS, sind aber tendenziell extremer und häufiger, zusammen mit sekundären Komplikationen bei längerer Inaktivität.

Anwendung in der Praxis

Passen Sie alle Interaktionen und Umgebungen an, um sensorische Empfindlichkeiten zu berücksichtigen.

- Nutzen Sie Hilfsmittel und Anpassungen, um den Energieverbrauch zu minimieren.
- Beugen Sie sekundären Komplikationen durch geeignete Positionierung vor.
- Klären Sie über Optionen einer passiven Bewegung auf, sofern diese toleriert wird.
- Handeln Sie als Advokat:in für die erkrankten Personen, um ihre Bezugspersonen, Familien und andere Gesundheitsdienste zu informieren.

4 Pädiatrisches ME/CFS

Zweck dieses Kapitels

In diesem Kapitel werden die Diagnosekriterien, die Auswirkungen auf die Ausbildung und die Behandlungsmöglichkeiten sowie die Art und Weise erörtert, wie sich ME/CFS bei Kindern und Jugendlichen darstellt.

Kinder und Jugendliche können von ME/CFS betroffen sein, was tiefgreifende Auswirkungen auf ihren Zugang zur Bildung und ihre Lebensqualität haben kann. Health Professionals können einem jungen Menschen in Bereichen wie Energiemanagement, Management der Orthostase und Beratung zu Anpassungen, die den Zugang zur Bildung ermöglichen, helfen. Health Professionals können jedoch auch eine unbeabsichtigte Verschlechterung der Symptome verursachen, indem sie Behandlungsmethoden anwenden, die eine Symptomverschlimmerung nach der Anstrengung (PEM) auslösen können.

Daher ist es für Health Professionals, die mit Kindern und Jugendlichen arbeiten, wichtig, ein Bewusstsein für ME/CFS zu haben, unabhängig davon, ob sie mit dem Kind direkt wegen der Erkrankung oder in einer anderen Angelegenheit arbeiten, damit die am besten geeigneten Optionen für Therapie- und Krankheitsmanagement umgesetzt und Anpassungen in der Praxis vorgenommen werden, um schädliche Auslöser von PEM zu minimieren.

Die Veranlagung, die Beteiligung eines Auslösers und die nachfolgenden anhaltenden physiologischen Prozesse, die derzeit über ME/CFS bekannt sind, werden in Kapitel 1 erörtert. Es wird zwar vermutet, dass bei Kindern ähnliche Ursachen auftreten, insbesondere nach einem Auslöser durch eine Infektion, aber die meisten Forschungen zur Pathophysiologie des ME/CFS wurden an Erwachsenen durchgeführt, so dass es schwierig ist, daraus zu schließen, dass bei Kindern und Jugendlichen genau die gleichen Prozesse ablaufen (Rowe et al., 2017).

Wie in Kapitel 1 erörtert, scheint der Höhepunkt des Auftretens von ME/CFS bei Kindern im Alter von 11 bis 19 Jahren und bei Erwachsenen im Alter von 33 bis 39 Jahren zu liegen (Bakken et al., 2014; Bateman et al., 2021; Rowe et al., 2017). ME/CFS tritt häufiger bei erwachsenen Frauen auf, und dies gilt auch für weibliche Jugendliche im Alter zwischen 12 und 18 Jahren mit gemeldeten Raten zwischen 74 Prozent und 82 Prozent (Collin et al., 2015). Allerdings wurde bei Kindern unter 12 Jahren ein gleichmäßigeres Auftreten von ME/CFS zwischen den Geschlechtern festgestellt (Collin et al., 2015). Diese Ergebnisse deuten darauf hin, dass die hormonellen Veränderungen während der Pubertät der Auslöser für die weibliche Prävalenz sein könnten (Jason et al., 2006).

4.1 Symptome

Die Symptome von ME/CFS sind in Kapitel 1 zusammengefasst und werden in diesem Buch ausführlich behandelt. Neben dem charakteristischen Merkmal von ME/CFS, der PEM (siehe Kapitel 6), werden bei Kindern vor allem Kopfschmerzen, orthostatische Intoleranz, kognitive Beeinträchtigungen und Schlafstörungen (Carruthers et al., 2011) als Symptome genannt (Rowe et al., 2017).

Orthostatische Intoleranz, d.h. die Unfähigkeit, eine aufrechte Position zu tolerieren, gilt als häufiges Symptom bei Kindern mit ME/CFS (Rowe et al., 2017). In kleinen Studien wurde bei Jugendlichen mit ME/CFS im Vergleich zu gesunden Kontrollpersonen (Galland et al., 2008) und Jugendlichen, die eine „einfache Ohnmacht" (Synkope) erlebt hatten (Stewart et al., 1999), ein häufigeres Auftreten des posturalen orthostatischen Tachykardie-Syndroms mit oder ohne Hypotonie festgestellt, obwohl nicht immer statistisch signifikante Unterschiede gefunden wurden (Katz et al., 2012). Eine Verringerung des Blutflusses zum Gehirn in aufrechter Position wurde auch bei jungen Menschen mit ME/CFS festgestellt, unabhängig davon, ob sie Anzeichen einer orthostatischen Intoleranz aufwiesen (Tanaka et al., 2002), was auch bei Erwachsenen übereinstimmend nachgewiesen wurde (van Campen, Verheugt et al., 2020). Weitere Informationen zur orthostatischen Intoleranz finden Sie in Kapitel 12.

Eine **Hypermobilität der Gelenke** kann bei Kindern mit ME/CFS im Vergleich zu gesunden Kontrollpersonen ebenfalls häufiger auftreten (Barron et al., 2002) und sollte bei jeder körperlichen Untersuchung berücksichtigt werden. Weitere Informationen zur Gelenkhypermobilität finden Sie in Kapitel 2.

Eine Studie aus Großbritannien und den Niederlanden analysierte die Daten von über 1500 Jugendlichen und über 200 Kindern unter 12 Jahren mit ME/CFS und fand einige Unterschiede im Erscheinungsbild im Vergleich zu einer Erwachsenenkohorte (Collin et al., 2015). Jugendliche mit ME/CFS hatten häufiger Kopfschmerzen und seltener andere Arten von Schmerzen als Erwachsene mit ME/CFS, und die Kinder hatten häufiger Halsschmerzen und seltener kognitive Funktionsstörungen. Allerdings wurden für diese Studie die Fukuda-Diagnosekriterien verwendet, die PEM nicht als wesentlich voraussetzen, so dass diese Ergebnisse den Problemen mit der diagnostischen Genauigkeit unterliegen, die in Kapitel 1 ausführlicher diskutiert wurden.

4.2 Diagnose

Ein Überblick über die verschiedenen Diagnosekriterien für ME/CFS findet sich in Kapitel 1; die meisten Falldefinitionen und Diagnosekriterien basieren jedoch auf den Symptomen in der erwachsenen Bevölkerung (Gill et al., 2004; Rowe et al., 2017). Im Jahr 2006 wurden Diagnosekriterien für ME/CFS speziell für Kinder vorgeschlagen (Jason et al., 2006), die in **Tabelle 4-1** zusammengefasst sind.

Zu den Änderungen an den Kriterien für Erwachsene gehört eine Änderung der Beschreibung einiger Symptome in Bezug auf einen körperlichen Ausgangswert, da Kinder eine ständige körperliche Entwicklung durchlaufen und möglicherweise keinen Ausgangswert haben, mit dem sie ihre körperlichen oder kognitiven Funktionen vergleichen können (Jason et al., 2006). Auch der Zeitrahmen für die Diagnose wurde von den in vielen Kriterien vorgeschriebenen sechs Monaten auf drei Monate reduziert. Allerdings gibt es derzeit keinen Konsens über den Zeitrahmen für die Diagnose von ME/CFS bei Kindern und Jugendlichen. Während die kanadischen Kriterien (Carruthers et al., 2003) ebenfalls vorschlagen, dass die Symptome bei Kindern drei Monate lang vorhanden sein sollten, um die Diagnose zu stellen, im Vergleich zu sechs Monaten bei Erwachsenen, legen andere Diagnosekriterien keinen spezifischen Zeitrahmen für die Diagnose bei Kindern fest. In Großbritannien schlägt das National Institute of Health and Care Excellence (NICE, 2021a) vor, dass ME/CFS eine Verdachtsdiagnose sein könnte, wenn die Symptome bei Kindern länger als vier Wochen andauern, im Vergleich zu sechs Wochen bei Erwachsenen.

Es gibt zwar Empfehlungen für den Zeitrahmen der Diagnose, aber sie werden in der klinischen Praxis nicht unbedingt befolgt. Eine Studie in Großbritannien fand heraus, dass die durchschnittliche Zeit bis zum Assessment durch einen spezialisierten medizinischen Fachdienst für Kinder 18 Monate betrug (Webb

Tabelle 4-1: Pädiatrische Kriterien

Zeitrahmen der Symptome	Anhaltende oder wiederkehrende Symptome seit mindestens drei Monaten.
Symptomverschlimmerung nach Anstrengung (PEM)	Essenziell
Fatigue/Müdigkeit/ Ermüdung	Ungeklärte chronische Müdigkeit, die nicht auf anhaltende Anstrengung zurückzuführen ist, sich nicht durch Ruhepausen bessert und zu einer erheblichen Einschränkung des bisherigen Bildungsniveaus sowie der sozialen und persönlichen Aktivitäten führt.
Schlafstörung	Essenziell
Schmerz	Essenziell. Mindestens einen der folgenden Symptome: myofasziale und/oder Gelenkschmerzen, Unterleibs- und/oder Kopfschmerzen.
Kognitive Beeinträchtigungen	Essenziell. Zwei oder mehr Symptome z. B.: Gedächtnisstörung, Beeinträchtigung der Aufmerksamkeit/Konzentration, Wortfindungsstörungen.
Neurologische Beeinträchtigungen	Nicht enthalten
Autonome Dysfunktion	Nicht essenziell. Eingeschlossen ist mindestens ein Symptom aus zwei von drei Kategorien: orthostatische Intoleranz, Herzklopfen mit oder ohne Herzrhythmusstörungen, Schwindelgefühl, gestörtes Gleichgewicht, Kurzatmigkeit.
Neuroendokrine Manifestationen	Nicht essenziell. Eingeschlossen ist mindestens ein Symptom aus zwei von drei Kategorien: wiederkehrende Gefühle von Fieber und kalten Extremitäten, subnormale Körpertemperatur und starke tageszeitliche Schwankungen, Schweißausbrüche, Unverträglichkeit von extremer Hitze und Kälte, deutliche Gewichtsveränderung, Appetitlosigkeit oder abnormaler Appetit.
Immunologische Manifestationen	Nicht essenziell. Eingeschlossen ist mindestens ein Symptom aus zwei von drei Kategorien: wiederkehrende grippeähnliche Symptome, Halsschmerzen oder Kratzen im Hals, wiederholtes Fieber und Schweißausbrüche, empfindliche Lymphknoten, neue Empfindlichkeiten gegenüber Lebensmitteln, Gerüchen oder Chemikalien.

et al., 2011). Eine exakte Diagnose ist aus mehreren Gründen wichtig. Wenn es in der Forschung keinen Konsens über die verwendeten Kriterien gibt oder die Kriterien nicht spezifisch genug sind, um Kinder mit anderen Erkrankungen auszuschließen, dann wird es sehr schwierig, die Ergebnisse von Studien solide zu vergleichen, zum Beispiel in einer Metaanalyse (Jason et al., 2006).

In der klinischen Praxis hat der Mangel an diagnostischer Sicherheit in Verbindung mit einer unzureichenden Sensibilisierung und Ausbildung des medizinischen Personals für pädiatrisches ME/CFS zu Berichten über Kinder geführt, bei denen psychiatrische Erkrankungen wie Schulverweigerung, pervasives Verweigerungssyndrom und somatoforme Störungen fehldiagnostiziert wurden (Colby, 2007; Jason et al., 2006; Rowe et al., 2017). Eltern wurden auch des Münchhausen-Syndroms beschuldigt (das heute als „fremdverschuldete Störung“ bezeichnet wird), und es kann vorkommen, dass das Sozialamt Ermittlungen gegen sie aufnimmt, weil ihr Kind die Schule verpasst, wobei einige Kinder ihren Eltern sogar gewaltsam entzogen werden (Colby, 2007; Shepherd & Chaudhuri, 2019; Wynarczyk, 2019). Eine frühzeitige und genaue Diagnose kann daher die Auswirkungen von ME/CFS auf das Kind und seine Familie mindern (Rowe et al., 2017).

Die Symptome von ME/CFS bei Kindern und Jugendlichen sind sehr unterschiedlich und reichen von leicht bis sehr schwer (allgemeine **Definitionen dieser Schweregrade** finden sich in Kapitel 1). Kinder mit leichteren Symptomen können unter Umständen mit Modifikationen die Schule besuchen (Rowe et al., 2017). Kinder mit schwerem und sehr schwerem ME/CFS leiden unter so stark beeinträchtigenden Symptomen, dass sie meist an das Haus oder das Bett gefesselt sind (Newton, 2021; Pendergrast et al., 2016). Schätzungsweise 25 Prozent der Menschen mit ME/CFS werden als schwer oder sehr schwer eingestuft (Conroy et al., 2021); diese Zahl bezieht sich jedoch auf Erwachsene, für Kinder gibt es derzeit keine offiziellen Daten. Weitere Informationen über schweres und sehr schweres ME/CFS im Allgemeinen sind in Kapitel 3 zu finden. Unabhängig vom Schweregrad kann ME/CFS einen tiefgreifenden Einfluss auf die Lebensqualität von Kindern und Jugendlichen haben (Rowe at al., 2017), worauf später in diesem Kapitel eingegangen wird.

Die Symptome von ME/CFS bei Kindern und Jugendlichen können beträchtlich schwanken, sowohl von Tag zu Tag als auch innerhalb eines Tages. Spontanremissionen und Genesung wurden berichtet, aber auch Rückfälle können auftreten, unter anderem aufgrund von Faktoren wie (Rowe et al., 2017):

- Überanstrengung
- Krankheit/Infektion
- Menstruation
- Einsetzen der Pubertät.

Eine solche Unvorhersehbarkeit der Symptomschwere kann die Fähigkeit beeinträchtigen, schulische oder soziale und familiäre Aktivitäten zu planen, und hat weitere negative Auswirkungen auf die Lebensqualität (Rowe et al., 2017). Ein zeitweiliges Nachlassen der Symptomschwere kann auch dazu führen, dass Erzieher:innen oder medizinisches Fachpersonal einen falschen Eindruck gewinnen, weil sie das Kind nur an „guten Tagen" sehen, was zu Verwirrung oder sogar Skepsis bezüglich der Diagnose führen kann (Jason et al., 2006).

Einige Studien sind zu dem Schluss gekommen, dass die **Prognose** für Kinder und Jugendliche mit ME/CFS günstiger ist als für Erwachsene (Rowe et al., 2017); die Evidenzen dafür beruhen jedoch auf kleinen Stichproben und fragwürdigen Diagnosekriterien. Eine prospektive Kohortenstudie mit über 800 Jugendlichen in Großbritannien ergab beispielsweise eine Inzidenzrate von 30,3 Prozent junger Menschen mit „Fatigue", 1,1 Prozent mit „chronischer Fatigue" und 0,5 Prozent mit „Chronischem Fatigue Syndrom" gemäß der Definition der Fukuda-Kriterien (Rimes et al., 2007). Bei der Nachuntersuchung vier bis sechs Monate später hatten sich alle Fälle von „chronischer Fatigue" und „Chronischem Fatigue Syndrom" erholt, so dass die Studie zu dem Schluss kam, die Prognose sei „gut". Da die für diese Studie verwendeten diagnostischen Kriterien jedoch PEM nicht als wesentlich einschlossen, ist es nicht möglich, festzustellen, ob eines der Kinder, die sich erholten, an dem charakteristischen Symptom von ME/CFS gelitten hatte.

Im Gegensatz dazu ergab eine australische Studie (Gill et al., 2004) an einer Kohorte von 16 jungen Menschen, bei denen ME/CFS diagnostiziert wurde, dass nach durchschnittlich vier Jahren 44 Prozent keine Besserung oder eine Verschlechterung eintrat, 31 Prozent eine Besserung, aber keine vollständige Genesung erreicht hatten und bei 25 Prozent die Symptome fast oder vollständig abgeklungen waren.

In all diesen Studien wurden die Fukuda-Kriterien für die Diagnose von ME/CFS verwendet, die PEM nicht als wesentlich einschließen, daher ist es schwierig, ihre Ergebnisse vollständig auf die ME/CFS-Population zu übertragen. Die Problematik der Diagnosekriterien wird in Kapitel 1 weiter erörtert. Es ist wichtig, darauf hinzuweisen, dass es keine veröffentlichten Daten über die Prognose von Kindern mit sehr schwerem ME/CFS gibt (Rowe et al., 2017).

Die erheblichen Aktivitätseinschränkungen, die durch ME/CFS verursacht werden, führen zu tiefgreifender sozialer und intellektueller Isolation (Newton, 2021). Es überrascht nicht, dass Kinder und Jugendliche mit ME/CFS eine geringere Lebensqualität haben als Kinder mit anderen pädiatrischen Erkrankungen wie Asthma, Diabetes, Epilepsie, chronischen Verdauungskrankheiten und Mukoviszidose (Roma et al., 2019).

Es ist bekannt, dass Kinder und Jugendliche mit ME/CFS häufig der Schule fernbleiben (Rowe et al., 2017). Eine retrospektive Studie an Schulen in England über einen Zeitraum von fünf Jahren ergab beispielsweise, dass ME/CFS die Ursache für 42 Prozent der **langfristigen krankheitsbedingten Fehlzeiten** war, was über allen anderen medizinischen Ursachen lag (Dowsett & Colby, 1997). Nicht nur, dass die Kinder aufgrund von Phasen erhöhter Symptomschwere der Schule fernbleiben müssen, auch der Schulbesuch selbst kann zu einer Verschlimmerung der Symptome führen. Zu einem Schultag gehört es, aufzustehen, sich anzuziehen, zur Schule zu gehen, Informationen in auditiver und visueller Form zu hören und zu verarbeiten, zwischen den Klassenzimmern und auf dem Schulgelände umherzugehen, mit anderen Schülern zu sprechen und nach Hause zu gehen. Wenn man bedenkt, dass zu den Auslösern von PEM körperliche, kognitive, sensorische und emotionale Belastungen gehören (siehe Kapitel 6), wird deutlich, dass der Schulbesuch für Kinder und Jugendliche mit ME/CFS eine Reihe von Problemen verursachen kann.

Das Recht auf Bildung ist in Artikel 26 der Allgemeinen Erklärung der Menschenrechte verankert (United Nations (UN), 1948). Kinder und Jugendliche mit ME/CFS benötigen daher einen angepassten Plan, um weiterhin Zugang zur Bildung zu haben, da andernfalls eine Verletzung ihrer Menschenrechte vorliegt und sie die pädagogischen und sozialen Vorteile des Schulbesuchs verlieren, was sich negativ auf ihre Lebensqualität auswirken kann (Similä, 2022). Health Professionals können bei der Beratung und Anleitung behilflich sein, die erforderlich sind, um einem Kind mit ME/CFS den Zugang zur Bildung zu ermöglichen; dies wird weiter unten in diesem Kapitel behandelt.

4.3 Behandlung von Kindern und Jugendlichen mit ME/CFS

Wie in Kapitel 1 erläutert, gibt es keine einheitliche Behandlung für ME/CFS. Die Behandlung umfasst in erster Linie die Behandlung der einzelnen Symptome und unterscheidet sich nicht von den Möglichkeiten der Symptomkontrolle bei Erwachsenen. Weitere Informationen zu spezifischen Symptomen und deren Behandlung finden sich in diesem Buch und können auch auf Kinder und Jugendliche angewendet werden, mit den notwendigen Anpassungen für die Arbeit mit Kindern und Jugendlichen, wie z. B. eine angemessene Bereitstellung von Informationen und die Berücksichtigung ihres ständigen Wachstums und ihrer Entwicklung.

Es ist ratsam, regelmäßige Untersuchungen durchzuführen, um die Entwicklung von Folgeerkrankungen zu überwachen und das Kind und seine Familie bei Veränderungen der Symptomschwere im Laufe der Zeit zu unterstützen (Rowe et al., 2017).

4.4 Therapie der Health Professionals

In diesem Abschnitt werden nun die Therapien der Health Professionals im Einzelnen dargelegt.

Das **Energiemanagement** umfasst die Steuerung von Aktivitäten innerhalb des Energiebereichs, um eine Verschlimmerung der Symptome zu vermeiden, und wird in Kapitel 15 ausführlich behandelt.

Vermeiden Sie die Durchführung starrer Programme, die einen „abgestuften Bildungsansatz" beinhalten, bei dem ein Kind dazu ermutigt wird, unabhängig von seinen Symptomen mehr zur Schule zu gehen. Eine schrittweise Steigerung jeglicher Aktivität entspricht nicht der Natur der ME/CFS-Symptome, insbesondere der PEM.

Auch wenn die Planung schulischer Aktivitäten bei der Betreuung von Kindern und Jugendlichen mit ME/CFS oft Vorrang hat, ist es wichtig, die Vorteile sozialer Interaktion und anderer Aktivitäten, die dem Kind Freude bereiten, nicht zu vergessen. Die Zeiteinteilung so zu gestalten, dass alle verfügbare Energie für die Schule aufgewendet wird, kann sich negativ auf die gesamte Lebensqualität des Kindes auswirken, daher sollte der Schulbesuch nur als eine Komponente des Energieaufwands des Kindes betrachtet werden. Health Professionals sollten das Kind und seine Familie in die Entwicklung eines Energiemanagementplans einbeziehen und dabei die persönlichen Prioritäten berücksichtigen.

Förderung des Zugangs zur Bildung: Health Professionals könnten zum Beispiel Ratschläge zu möglichen Anpassungen in der Schule geben.

- Stellen Sie Aufklärungsmaterial für das Schulpersonal bereit, das die wichtigsten Merkmale von ME/CFS hervorhebt und aufzeigt, wie körperliche, kognitive, sensorische und emotionale Belastungen eine Verschlimmerung der Symptome verursachen können.
- Schlagen Sie einen ruhigen Ort vor, der über den Tag verteilt Ruhephasen in einer Umgebung mit geringen sensorischen Reizen ermöglicht.
- Erlauben Sie dem Kind, im Unterricht mit hochgelegten Beinen zu sitzen, wenn dies hilfreich ist.
- Stellen Sie fest, ob langes Sitzen ohne Stütze auf dem Boden (z. B. bei Schulversammlungen) erträglich ist, und schlagen Sie dem Kind andernfalls vor, sich auf einen Stuhl zu setzen.
- Minimieren Sie die Bewegungen zwischen den Klassenräumen, die möglicherweise längere Strecken erfordern.
- Informieren Sie darüber, warum der allgemeine Sportunterricht für ein Kind mit ME/CFS nicht geeignet ist.
- Gedruckte Unterrichtsunterlagen, Aufzeichnungen oder eine persönliche Schulbegleitung können die Aufmerksamkeit und das Erinnerungsvermögen während einer Unterrichtsstunde verringern.
- Kleine Klassengrößen oder Gruppenarbeit können die sensorische Stimulation im Vergleich zu großen Klassen minimieren.
- Nachteilsausgleiche bei einer Berufs- und Fachprüfung können den Zugang zu Qualifikationen erleichtern und die Anforderungen senken.
- Bei Online-Unterricht entfällt der physische Aufwand für die Anreise zur Schule.

Kinder und Jugendliche mit schwerem oder sehr schwerem ME/CFS, die an das Haus oder das Bett gefesselt sind und körperlich nicht in der Lage sind, überhaupt eine Bildungseinrichtung zu besuchen, stehen vor noch größeren Herausforderungen (Newton, 2021). Darüber hinaus kann ein Kind mit schwerem oder sehr schwerem ME/CFS erhebliche kognitive Störungen haben, die es unmöglich machen würden, an einem vollständigen Unterricht teilzunehmen, wie zum Beispiel eine geringere Aufmerksamkeit und Verarbeitungsgeschwindigkeit (Newton, 2021). Ihre Fähigkeit, sich zu engagieren, kann in kürzeren Intervallen und zu unregelmäßigen Zeiten erfolgen, so dass die starre Struktur eines Schulstundenplans für sie möglicherweise nicht geeignet ist (Newton, 2021). Während die Robotik den Kindern die Möglichkeit bietet, am Unterricht teilzunehmen, ohne das Haus zu verlassen, können Online-Lernen und Online-Schulen einen flexibleren Zugang zur Bildung innerhalb einer für das Kind geeigneten Routine ermöglichen.

Oliver: ME/CFS hat mich mein ganzes Leben lang beeinträchtigt. Ich kann nicht mehr schlafen. Ich kann nicht alles tun, was ich will. Ich kann meine Kontakte nicht pflegen. Ich verbringe meine Zeit in meinem Bett.

Health Professionals können die Lernumgebung zu Hause beurteilen und Kinder beraten, indem sie unterstützende Sitzgelegenheiten, die richtige Positionierung von Bildschirmen, Beleuchtung und Temperatur berücksichtigen. Bei Kindern, die ans Bett gefesselt sind, kann die Physiotherapie einen Beitrag zum orthostatischen Management leisten, um die sekundären Komplikationen der Immobilität wie Kontrakturen und Druckgeschwüre zu verhindern (Speight, 2020). Weitere Informationen über die Behandlung von Personen mit schwerem oder sehr schwerem ME/CFS finden Sie in Kapitel 3.

Health Professionals können bei der Behandlung anderer Symptome von ME/CFS bei Kindern und Jugendlichen helfen, z.B. bei Schmerzen, orthostatischer Intoleranz und Fatigue. Weitere Informationen zu den einzelnen Symptomen und Behandlungsmöglichkeiten finden Sie in diesem Buch, ebenso wie Überlegungen zur körperlichen Betätigung, die in Kapitel 17 ausführlich erörtert werden.

Zusammenfassung

Auch bei Kindern und Jugendlichen kann ME/CFS diagnostiziert werden, und die Krankheit hat einen sehr negativen Einfluss auf ihre Lebensqualität.
Die derzeitigen Forschungsergebnisse, Definitionen und Diagnosekriterien basieren weitgehend auf der erwachsenen Bevölkerung und sind daher möglicherweise nicht auf Kinder und Jugendliche übertragbar.
Die Symptome und der Verlauf können bei Kindern und Jugendlichen anders sein als bei Erwachsenen, obwohl noch nicht genügend Untersuchungen durchgeführt wurden, um eindeutige Schlussfolgerungen zu ziehen.
Das Recht eines Kindes auf Zugang zur Bildung wird durch ME/CFS erheblich beeinträchtigt.

Anwendung in der Praxis

Ähnliche Strategien wie bei Erwachsenen können auch bei Kindern angewandt werden.
Der Zugang zur Bildung ist eine der Prioritäten, und es gibt viele Bereiche, in denen Orientierung und Beratung angeboten werden.
Bei der Planung von Aktivitäten im Rahmen eines Energiemanagementplans, ist die Lebensqualität des Kindes und die Bedeutung von Freude bringenden Aktivitäten neben der Bildung zu berücksichtigen.

5 Management bei akuten postviralen Zuständen

Zweck dieses Kapitels

In diesem Kapitel wird das historische Auftreten von ME/CFS nach Virusinfektionen und Pandemien, einschließlich COVID-19, erörtert, die Art der postviralen Komplikationen wie postvirale Fatigue, postvirales Fatigue-Syndrom und Long COVID, und wie man Assessment und Behandlung eines Menschen mit diesen Erkrankungen plant und durchführt.

Berichten zufolge ist eine Virusinfektion einer der wichtigsten Auslöser für ME/CFS und verursacht anhaltende Symptome in Form von postviraler Fatigue und postviralem Fatigue-Syndrom. Health Professionals kann in jeder Therapieeinheit und Einrichtung eine Person vorgestellt werden, die postvirale Komplikationen, einschließlich Post-exertional Malaise (PEM), aufweist. Beispielsweise führte die COVID-19-Pandemie zu einer hohen Anzahl von Menschen, die sich mit akuten und chronischen Komplikationen bei Health Professionals vorstellen, und zwar in stationären, ambulanten, kommunalen und pädiatrischen Gesundheitseinrichtungen.

Es ist wichtig, dass alle Health Professionals ein Bewusstsein für die mögliche Entwicklung postviraler Komplikationen, einschließlich PEM, haben, da viele gesundheitstherapeutische Interventionen ein Auslöser sein und eine Verschlimmerung der Symptome verursachen können. Health Professionals können sogar die ersten Fachexpert:innen sein, an die sich Menschen mit postviralen Komplikationen wenden, und müssen daher in der Lage sein, Schlüsselsymptome zu erkennen und angemessene und wirksame Behandlungsstrategien zu verstehen.

5.1 ME/CFS nach viralen Infektionen

Symptome, die mit ME/CFS in Verbindung gebracht werden, wurden nach einer Infektion mit vielen Virustypen berichtet, darunter Epstein-Barr, Ross-River und Ebola, West-Nil- und Dengue-Fieber sowie Infektionen durch verschiedene Bakterien und Parasiten (Komaroff & Bateman, 2021). So wurde in einer prospektiven Kohortenstudie mit 250 Personen, die mit Epstein-Barr (Drüsenfieber) in der Primärversorgung in Großbritannien behandelt wurden, berichtet, dass bei 9 Prozent anschließend ein „Chronisches Fatigue-Syndrom" (nach Fukuda-Kriterien) diagnostiziert wurde (White et al., 1998). Ebenso zeigten 11 Prozent von 253 Personen in Australien mit Epstein-Barr-, Q-Fieber- und Ross-River-Infektionen nach sechs Monaten eine „postinfektiöse Fatigue", die sich unabhängig vom Infektionserreger ähnlich darstellte (Hickie et al., 2006).

Bei Epidemien konnten Daten über gleichzeitige Infektionen gesammelt werden, und es wurde berichtet, dass immer mehr Menschen mit schwerer, langanhaltender Müdigkeit zu kämpfen haben. Nach dem Ausbruch der Spanischen Grippe im Jahr 1918 wurde berichtet, dass sich von 1000 Fällen etwa 200 (20 Prozent) nicht vollständig erholten (Islam et al., 2020). Eine Langzeitbeobachtung von Menschen, die sich vom schweren akuten respiratorischen Syndrom (SARS) in Hongkong erholten, ergab nach vier Jahren, dass 40 Prozent der 233 Überlebenden über chronische Müdigkeit berichteten und 27 Prozent die Fukuda-Kriterien für ME/CFS erfüllen würden (Lam et al., 2009).

Die Grenzen älterer Studien, die das Auftreten von ME/CFS nach Virusinfektionen untersuchten, liegen darin, dass die verwendeten Diagnosekriterien nicht die neueren Versionen sind, die PEM als charakteristisches Merkmal von ME/CFS und als wesentlich für die Diagnose beinhalten. Daher ist es derzeit schwierig, endgültige Schlussfolgerungen über die Prävalenz von ME/CFS nach Virusinfektionen zu ziehen.

5.2 COVID-19 und Long COVID

Das neuartige Coronavirus SARS-CoV-2 (COVID-19) wurde erstmals Ende 2019 identifiziert, und im März 2020 wurde von der Weltgesundheitsorganisation eine Pandemie ausgerufen (Pollard et al., 2020). Es wurde über Langzeitsymptome nach einer COVID-19-Infektion berichtet, obwohl sich die Datenerfassung zunächst nur auf Personen konzentrierte, die ins Krankenhaus eingeliefert worden waren (Subramanian et al., 2022), was zu der Annahme führte, dass die Langzeitsymptome mit der Schwere der Erkrankung zusammenhingen (Callard & Perego, 2021). Es gab jedoch zunehmend Berichte über Menschen, die mildere Fälle der Krankheit hatten und dennoch unter Langzeitsymptomen litten. So waren beispielsweise in einer weltweiten Online-Umfrage unter 3762 Erwachsenen mit Langzeitsymptomen nur 8,43 Prozent der Befragten ins Krankenhaus eingeliefert worden (Davis et al., 2021).

Zur Beschreibung der Langzeitsymptome nach einer COVID-19-Infektion sind eine Vielzahl von Begriffen aufgetaucht, wie z. B. Long COVID, Post-COVID-Syndrom, chronisches COVID-Syndrom und post-akute Phasen einer SARS-CoV-2-Infektion (PASC) (Wong & Weitzer, 2021). Long COVID war als Begriff erstmals in den sozialen Medien von Betroffenen verwendet worden, um ihre Erfahrungen zu beschreiben, bevor der Begriff nach und nach von den Medien und einigen Forscher:innen übernommen wurde (Callard & Perego, 2021). Im weiteren Verlauf dieses Kapitels wird der Begriff „Long COVID" verwendet, um die langfristigen Symptome nach einer COVID-19-Infektion zu beschreiben.

In Anbetracht der Tatsache, dass ME/CFS häufig nach viralen Auslösern auftritt, ist es plausibel, dass die COVID-19-Pandemie ebenfalls eine neue Kohorte von Menschen mit ME/CFS hervorrufen könnte. Als immer mehr Informationen über Long COVID auftauchten, wurde deutlich, dass es Überschneidungen zwischen vielen Long-COVID-Symptomen und ME/CFS gibt (Siberry & Rowe, 2022). In einer weltweiten Online-Umfrage unter 3762 Erwachsenen, die zwischen September und November 2020 nach einer bestätigten oder vermuteten COVID-19-Infektion an Langzeitsymptomen litten, konnten mehrere Vergleiche mit ME/CFS gezogen werden (Davis et al., 2021). So waren beispielsweise fast 79 Prozent der Befragten Frauen; die häufigsten Symptome nach sechs Monaten waren Müdigkeit, PEM und kognitive Störungen; und ein Muster von Rückfällen und Remissionen wurde von über 85 Prozent der Befragten beschrieben. Die häufigsten Auslöser für eine Verschlimmerung der Symptome waren körperliche Aktivität, Stress, Bewegung und kognitive Belastung. Zum Zeitpunkt der Umfrage hatten 118 der Befragten bereits eine Diagnose von ME/CFS erhalten.

In der Erhebung wurden jedoch insgesamt 203 verschiedene Symptome über zehn Organsysteme erfasst, einschließlich vieler Symptome, die nicht unbedingt mit ME/CFS in Verbindung gebracht werden, wie z. B. Krampfanfälle, Veränderungen des Seh- und Hörvermögens und Gesichtsparesen. Der Begriff Long COVID kann daher Fälle von ME/CFS einschließen, aber auch eine viel breitere Bevölkerungsgruppe abdecken. In einem Review (The National Institute for Health Research, 2021) wurde beispielsweise vorgeschlagen, dass Menschen mit Long COVID eine Reihe von Symptomen oder Syndromen wie dauerhafte Organschäden, Post-Intensivpflege-Syndrom und postvirales Fatigue-Syndrom aufweisen können. Eine systematische Überprüfung im Jahr 2020 schlug vier Kategorien innerhalb von Long COVID vor (Ceravolo et al., 2020):

1) Symptome, die in der akuten Phase der COVID-19-Infektion auftreten
2) Symptome, die einen neuen Gesundheitszustand verursachen
3) Spät auftretende Symptome als Folge von COVID-19, die von der akuten Phase getrennt sind
4) Auswirkungen auf den bereits bestehenden Status des Gesundheitszustands oder eine Behinderung.

Um den Zusammenhang zwischen Long COVID und ME/CFS zu untersuchen, wurden in einem systematischen Review im Jahr 2021 die in 21 Forschungsartikeln berichteten Long-COVID-Symptome mit ME/CFS-Symptomen verglichen, die in mehreren Falldefinitionen definiert wurden (siehe Kapitel 1 für eine Übersicht über die ME/CFS-Diagnosekriterien), und es wurde festgestellt, dass fast jedes ME/CFS-Symptom in mindestens einem Artikel zu Long COVID erwähnt wurde. Allerdings wurden auch Symptome, die nicht in den ME/CFS-Kriterien aufgeführt sind, wie Hautausschläge und Geruchs- und/oder Geschmacksverlust, von Personen mit Long COVID berichtet (Wong & Weitzer, 2021).

In einer anderen Studie (Jason et al., 2021) wurde untersucht, wie sich die Symptome bei Long COVID im Laufe der Zeit verändern. Im August 2020 verwendeten sie den DePaul Symptom Questionnaire (siehe Kapitel 18), um die Symptome von 278 Personen mit Long COVID zu erfassen, sowohl zum Zeitpunkt der Berichterstattung als auch etwa 21 Wochen zuvor. Die Gruppe hatte sich bei fast allen Symptomen deutlich verbessert, mit Ausnahme von Alkoholempfindlichkeit, Haarausfall, kognitiven Störungen in Form von Wortfindungsstörungen, Konzentrationsschwierigkeiten und Abwesenheit. Die Studie verglich auch die Symptome der Long-COVID-Gruppe mit denen einer Kohorte von 502 Personen mit ME/CFS. In Bezug auf die Schwere der Symptome war die ME/CFS-Gruppe bei 39 Symptomen signifikant stärker beeinträchtigt, aber die Long-COVID-Gruppe war bei den Symptomen Brustschmerzen, Kurzatmigkeit und unregelmäßiger Herzschlag stärker beeinträchtigt. Die Autoren weisen darauf hin, dass sie nicht zwischen Personen mit Long COVID unterschieden, die nach einer Infektion einen Organschaden hatten oder nicht, was die Schwere der Brustbeschwerden in der Long COVID-Gruppe erklären könnte. Es wurde festgestellt, dass COVID-19 Organschäden verursacht, die zu langfristigen Symptomen führen können, wie z. B. dauerhafte pulmonale Beeinträchtigungen (Wang et al., 2020) und kardiovaskuläre Komplikationen (Becker, 2020), einschließlich des Auffindens persistierender „Mikro-Gerinnsel", von denen angenommen wird, dass sie Kapillaren blockieren und den Sauerstoffaustausch beeinträchtigen (Kell et al., 2022).

Auch bei Kindern und Jugendlichen wurde über Long COVID berichtet, obwohl die Prävalenz in den verschiedenen Studien sehr unterschiedlich ist (Zimmermann et al., 2021). Die aufgeführten Symptome spiegeln diejenigen wider, die auch bei Kindern und Jugendlichen mit ME/CFS auftreten (siehe Kapitel 4), wie Kopfschmerzen, Müdigkeit, Schlafstörungen und kognitive Funktionsstörungen. Wie in den Studien zu Long COVID bei Erwachsenen werden jedoch auch andere Symptome berichtet, die nicht mit ME/CFS in Verbindung stehen, wie Geruchs- und Geschmacksstörungen und Hautprobleme.

Long COVID ist daher ein weit gefasster Begriff, der alle Erfahrungen mit den langfristigen Komplikationen nach einer COVID-19-Infektion umfasst. Von Bedeutung für dieses Kapitel sind die Symptome, die sich mit ME/CFS überschneiden, insbesondere PEM, da die Behandlungsstrategien für beide Gruppen die gleichen sind, mit der Priorität, die Verschlimmerung der Symptome zu minimieren.

5.3 Postvirale Fatigue

Ein gewisses Maß an Fatigue nach einer Virusinfektion ist üblich und wird als „postvirale Fatigue" bezeichnet (Shepherd, 2021), wobei nach Abklingen der Infektion eine allmähliche Erholung über einige Wochen zu erwarten ist (Nacul et al., 2020). Das postvirale Fatigue-Syndrom (PVFS) kann diagnostiziert werden, wenn die Fatigue anhält und andere Symptome auftreten, einschließlich (Shepherd, 2021):

- Symptomverschlimmerung nach Anstrengung (Symptome, die sich durch körperliche, kognitive, sensorische oder emotionale Anstrengung verschlimmern)
- Intermittierendes und wiederkehrendes Aufflackern der viralen Symptome
- Unmöglichkeit des Aufrechterhaltens des früheren Aktivitätsniveaus
- Nicht erholsamer Schlaf und/oder übermäßige Tagesmüdigkeit
- Kognitive Dysfunktion
- Orthostatische Intoleranz.

Es wird angenommen, dass sich PVFS bei angemessener Behandlung über mehrere Monate hinweg zurückbilden wird (Shepherd, 2021). In einer Studie zur Untersuchung der Symptome bei Menschen mit Long COVID (Jason et al., 2021) wurde beispielsweise festgestellt, dass sich viele Symptome, die dem PVFS ähneln, innerhalb von durchschnittlich 21 Wochen verbessert haben. Obwohl die Studie keinen direkten Zusammenhang zwischen den Symptomen und der Diagnose PVFS herstellt, scheinen die Ergebnisse diesen zeitlichen Verlauf zu belegen.

Wenn die Symptome von PVFS weiterhin bestehen und eine erhebliche funktionelle Beeinträchtigung verursachen, ohne dass nach mehreren Monaten eine Besserung eintritt, könnte ME/CFS als Diagnose in Betracht gezogen werden (Shepherd, 2021) (siehe Kapitel 1). Es gibt eine offensichtliche Überschneidung zwischen den Symptomen von PVFS und ME/CFS. Während ME/CFS häufig mit einer Virusinfektion in Verbindung gebracht werden kann, ist dies nicht der einzige bekannte Auslöser, daher bezieht sich PVFS nur auf Symptome, die durch eine bekannte Virusinfektion entstehen.

Nacul und Kolleg:innen (2020) stellten die Hypothese auf, dass die Zeitspanne von der akuten Infektion bis zum ME/CFS wie folgt verläuft:

1) *Beginn*: das Stadium der akuten Infektion.
2) *Prodromalperiode (0 bis 4 Monate):* Müdigkeit, Erholung ist wahrscheinlich.
3) *Frühe Erkrankung (4 bis 24 Monate):* unterschiedlicher Schweregrad der Symptome, Heilung ist möglich.
4) *Manifestierte Erkrankung (24 und mehr Monate):* komplizierte Erkrankung mit unterschiedlichem Schweregrad, Heilung weniger wahrscheinlich.

Dieser zeitliche Verlauf ist bisher hypothetisch. Es gibt derzeit kein klares Konzept dafür, welche Faktoren dafür ausschlaggebend sind, ob sich eine Person nach einer Virusinfektion vollständig erholt, ein PVFS oder im weiteren Verlauf ein ME/CFS entwickelt. Eine Diskussion des derzeitigen Verständnisses der prädisponierenden Faktoren findet sich in Kapitel 1.

Ein diskutierter pathophysiologischer Prozess, der das postvirale Fatigue-Syndrom verursachen oder begünstigen kann, ist die virale Persistenz, bei der anhaltende Immun- und Entzündungsreaktionen durch eine fortlaufende Virusinfektion mit lokalen Auswirkungen des Virus in den Muskeln oder im zentralen Nervensystem verursacht werden (de la Torre et al., 1991; Mowbray & Yousef, 1991; Proal & Marshall, 2018). Es kann auch eine Dysfunktion der Entzündungsreaktionswege vorliegen, bei der die Symptome durch erhöhte und anhaltende entzündungsfördernde Prozesse verursacht werden, die durch die Virusinfektion ausgelöst wurden (Islam et al., 2020).

Viren haben das Potenzial, das menschliche Mikrobiom zu beeinträchtigen, d. h. die Vielzahl an Bakterien, Pilzen und Viren, die im menschlichen Körper vorhanden sind (Proal & Marshall, 2018). Durch Viren hervorgerufene Veränderungen des Mikrobioms können beim menschlichen Wirt Krankheiten verursachen (Newberry et al., 2018), und das Potenzial einer Virusinfektion, ME/CFS direkt zu verursachen, wird weiter erforscht. Derzeit leidet die Evidenzbasis unter zu vielen Unstimmigkeiten bei den diagnostischen Kriterien, der Probenverarbeitung und -analyse, so dass robuste Vergleiche und Schlussfolgerungen bisher nicht möglich waren (Newberry et al., 2018).

Die anhaltende Prävalenz von COVID-19-Infektionen und Fällen von Long COVID bietet den Forscher:innen die Möglichkeit zu analysieren, wie Virusinfektionen persistieren und das postvirale Fatigue-Syndrom sowie ME/CFS verursachen. Vielleicht werden in naher Zukunft neue Erkenntnisse gewonnen.

5.4 Therapie der Health Professionals

Zunächst ist es bedeutend, die **Grenzen der Evidenz** der Erkenntnisse und ihren Transfer in die therapeutische Praxis zu akzeptieren. Das Auftreten von Long COVID hat deutlich gemacht, wie wichtig es ist, die Erkenntnisse zu bewerten, bevor sie in die klinische Praxis umgesetzt werden. Gegenwärtig weisen die meisten Studien zu Long COVID erhebliche Einschränkungen auf, da es keine einheitliche Definition oder Diagnose von Long COVID gibt, die Zeiträume nach der Infektion variieren, man sich auf von den Patient:innen angegebenen Maßstäben verlässt, die Auswahl verzerrt ist und Kontrollgruppen fehlen (Jason et al., 2021; Wong & Weitzer, 2021; Zimmermann et al., 2021). Wie bereits in diesem Kapitel erwähnt, beschreibt der Begriff Long COVID eine Vielzahl von Symptomen und Zuständen, so dass in der Literatur eine breite Palette potenzieller Behandlungs- und Managementoptionen vorgestellt wird.

In einer Studie (Nopp et al., 2022) wird beispielsweise berichtet, dass ein sechswöchiges pulmonales Rehabilitationsprogramm die körperliche Leistungsfähigkeit, den Funktionsstatus, die Atemnot, die Fatigue und die Lebensqualität von Patient:innen mit Long COVID verbessert. In der Studie wird zwar darauf hingewiesen, dass die Ergebnisse nicht auf die Gesamtbevölkerung verallgemeinert werden können, doch suggerieren die Zusammenfassung und der Titel der Studie, dass die pulmonale Rehabilitation, bei der es sich um einen bewegungsbasierten Ansatz handelt, eine sichere und wirksame Behandlung für Menschen mit Long COVID darstellt. Von den 58 Studienteilnehmenden berichteten jedoch 41 über Atemnot, 37 über Müdigkeit und 22 über kognitive Einschränkungen, ohne dass PEM erwähnt wurde. Da körperliche Anstrengung einer der bekannten Auslöser von PEM ist (siehe Kapitel 6), ist es wahrscheinlich, dass ein progressives Trainingsprogramm für eine Person mit Long COVID, die unter PEM leidet, nicht nur ineffektiv ist, sondern auch zu einer Verschlimmerung der Symptome führen kann. Daher sollten die Ergebnisse dieser Studie nicht auf alle Personen mit Long COVID verallgemeinert werden.

Bei der Arbeit mit Menschen mit PEM, sei es als Teil des postviralen Fatigue-Syndroms, Long COVID oder ME/CFS, sollten Health Professionals stets darauf achten, dass ihre klinische Praxis nur von Forschungsergebnissen beeinflusst wird, die speziell diese Kohorte einschließen, insbesondere wenn eine breitere Terminologie wie Long COVID oder „chronische Fatigue“ verwendet wird.

Mo: Meine Genesung von COVID-19 hat nicht viel gebracht, und ich habe nie wieder die Zeit zurückbekommen, die ich vor meiner Krankheit verbringen konnte.

Letztendlich werden der Forschung immer Grenzen gesetzt sein, und jede Behandlung sollte individuell angepasst, ständig überwacht und bewertet werden.

Assessment eines postviralen Erscheinungsbildes

Wenn eine Person einen Termin bei der Physiotherapie oder Ergotherapie wahrnimmt und über eine eingeschränkte körperliche und/oder kognitive Funktion bei einer kürzlich erfolgten Infektion berichtet, sollte ein postvirales Fatigue-Syndrom ernsthaft in Betracht gezogen werden. Wenn die Person nicht kürzlich medizinisch untersucht wurde, sollte sie zur Abklärung der Diagnose an andere Gesundheitsdienstleistenden überwiesen werden, um Differenzialdiagnosen auszuschließen.

Verlauf der Infektion und Genesung

Health Professionals sollten mehr über die Vorgeschichte der Infektion und den Genesungsprozess der Patient:innen in Erfahrung bringen. Fühlten sie sich vollständig erholt, bevor sie zu ihren normalen Aktivitäten zurückkehrten, oder hatten sie aufgrund von Verpflichtungen keine Gelegenheit, sich zu erholen? Es sollte auch untersucht werden, ob der Infektionserreger bekannte Komplikationen nach sich zog, z. B. wurde COVID-19 mit kardiopulmonalen Schäden (Becker, 2020; Wang et al., 2020), der Bildung von Mikro-Gerinnseln (Kell et al., 2022) und dem posturalen orthostatischen Tachykardie-Syndrom (POTS) (Raj et al., 2021) in Verbindung gebracht. Wenn keine relevanten medizinischen Untersuchungen durchgeführt wurden und die Symptome auf sekundäre Komplikationen hindeuten könnten, ist eine entsprechende ärztliche Untersuchung einzuleiten.

Anzeichen für ein postvirales Fatigue-Syndrom

Die Symptome des postviralen Fatigue-Syndroms sind vielfältig, und eine Person hat sie möglicherweise nicht miteinander in Verbindung gebracht, um sich ihr gegenwärtiges Gesundheitsproblem zu erklären. Daher ist es wichtig zu fragen, ob die Person eines der Hauptmerkmale des postviralen Fatigue-Syndroms erlebt hat oder erlebt.

Symptomverschlimmerung nach Anstrengung (PEM)

PEM ist gekennzeichnet durch eine Verschlimmerung der aktuellen Symptome oder das Auftreten neuer Symptome nach einem Auslöser, der körperlicher, kognitiver, sensorischer oder emotionaler Natur sein kann. Wie in Kapitel 6 erörtert wird, kann PEM unvorhersehbar sein, sich als eine Vielzahl von Symptomen manifestieren, und aufgrund ihrer verzögerten Natur kann der Auslöser oft schwer zu definieren sein. Eine Person, die eine gesundheitstherapeutische Behandlung in Anspruch nimmt, ist möglicherweise nicht mit der Terminologie vertraut und berichtet dies daher nicht direkt als Problem. Es kann ein offensichtlicher Zusammenhang zwischen „zu viel" tun und einem Rückfall bestehen, oder sie können beschreiben, wie sich ihre Symptome reduziert haben, wenn sie ihre Aktivität reduziert oder sich mehr ausgeruht haben. Zum Beispiel:

- „Ich habe einen zehnminütigen Spaziergang gemacht, und das hat mich für den Rest der Woche ausgelaugt."
- „Ich habe mich gefreut, meine Freunde am Nachmittag zu sehen, aber ich habe mich danach sehr unwohl gefühlt."
- „Ich habe versucht, wieder zu arbeiten, habe aber nur zwei Tage durchgehalten und bin dann schwer zusammengebrochen."

Es ist hilfreich, wenn die Person ein Tagebuch der Aktivitäten und Symptome führt, um Muster zu verfolgen und mögliche Auslöser zu erkennen. Weitere Informationen zum Assessment von PEM finden Sie in Kapitel 14.

Intermittierendes und wiederkehrendes Aufflackern der viralen Symptome

Achten Sie auf Anzeichen eines Musters bei Rückfällen und Remissionen. Manche Menschen beschreiben dies als „Boom oder Bust (Fehlschlag)“, bei dem es Phasen der Remission gibt, die eine erhöhte Aktivität ermöglichen, gefolgt von Phasen der Symptomverschlechterung, die wahrscheinlich durch die erhöhte Aktivität verursacht werden. Virale Symptome wie Unwohlsein, Halsschmerzen und empfindliche Lymphknoten können ein Anzeichen für PEM sein.

Unfähig, das frühere Aktivitätsniveau beizubehalten

Es kann sein, dass die Person nach einer Infektion noch nicht wieder ihr normales Aktivitätsniveau erreicht hat, z. B. kann sie nicht mehr die gleiche Anzahl von Stunden arbeiten wie früher. Oder sie ist zwar in der Lage, die meisten Dinge zu tun, hat aber Schwierigkeiten, diese aufrechtzuerhalten, z. B. wenn sie zur Arbeit zurückgekehrt ist, aber die Wochenenden nutzen muss, um sich zu erholen, oder wenn sie nicht mehr in der Lage ist, zusätzliche Hobbys oder soziale Aktivitäten auszuüben.

Nicht erholsamer Schlaf

Fühlen sich die Personen nach einem Schlaf erfrischt und erholt? Gibt es Probleme beim Einschlafen oder häufiges Aufwachen? In Kapitel 14 finden Sie weitere Informationen zu den Fragen, die Sie zum Schlafverhalten stellen sollten.

Kognitive Dysfunktion

Gibt es Anzeichen für eine kognitive Dysfunktion? Die Person kann Probleme mit der Aufmerksamkeit oder Konzentration, Schwierigkeiten mit dem Gedächtnis oder den Ausdruck „Gehirnnebel“ beschreiben. Weitere Informationen zu kognitiven Funktionsstörungen im Zusammenhang mit ME/CFS finden Sie in Kapitel 8.

Orthostatische Intoleranz

Orthostatische Intoleranz ist die Unfähigkeit, die Herzfrequenz oder den Blutdruck entgegen der Schwerkraft aufrechtzuerhalten, und wird in Kapitel 12 ausführlich behandelt. Die Person kann berichten, dass sich ihre Symptome verschlimmern, wenn sie aufsteht. Vielleicht bemerkt sie auch Kurzatmigkeit, Herzklopfen oder Schwindelgefühl beim Aufstehen. Ein schnelles Screening-Verfahren für orthostatische Intoleranz ist der Active Stand Test oder der NASA-Lean-Test, die beide in Kapitel 18 beschrieben werden.

Die Behandlung der postviralen Fatigue und des postviralen Fatigue-Syndroms folgt den folgenden Richtlinien (Shepherd, 2021):

- Viel Ruhe
- Einteilung der Aktivitäten zur Minimierung des Energieverbrauchs (Energiemanagement)
- Flüssigkeitszufuhr und Ernährung
- Maximierung des Schlafs.

Wenn die Symptome außer Kontrolle zu sein scheinen und die Funktion des Betroffenen stark beeinträchtigen, sollte das von der Wohltätigkeitsorganisation ME Action entwickelte Konzept „Stop Rest Pace“ (Décary et al., 2021) eingeführt werden:

- *Stop (Stopp):* Vermeiden Sie es, an die Grenzen zu gehen und sich zu überanstrengen.
- *Rest (Ruhe):* Nutzen Sie Ruhe als Managementstrategie.
- *Pace (Tempo)*: Nutzen Sie die Techniken des Energiemanagements, um Aktivitäten anzupassen, ohne Symptome zu verursachen.

Das Energiemanagement ermöglicht es einer Person, im Rahmen ihrer verfügbaren Energie zu arbeiten, ohne die Symptome zu verschlimmern. Weitere Informationen über die Bedeutung von Ruhe (einschließlich der Frage, was therapeutische Ruhe ist) und Energiemanagement finden Sie in Kapitel 15.

Erhöhung des Aktivitätsniveaus

Es ist wichtig zu verstehen, dass eine Verbesserung der Symptome eine Steigerung des Aktivitätsniveaus ermöglichen kann, im Gegensatz zu der Vorstellung, dass eine Steigerung des Aktivitätsniveaus eine therapeutische Wirkung auf die Symptome hat oder eine Heilung der Erkrankung ermöglicht.

Da sich das postvirale Fatigue-Syndrom im Laufe der Zeit auf natürliche Weise bessern kann, kann eine Person feststellen, dass sie allmählich in der Lage ist, ihr Aktivitätsniveau zu erhöhen, ohne dass dies eine Verschlimmerung der Symptome nach sich zieht.

Manche Personen mit ME/CFS erholen sich vollständig, andere stoßen an ihre Belastungsgrenze und können diese nicht überschreiten, ohne dass dies Symptome nach sich zieht. Die Gründe für diese Unterschiede in der Genesung sind noch nicht bekannt.

Health Professionals können mit der Person zusammenarbeiten, um ihr zu helfen, ihre Symptome zu überwachen und zu kontrollieren und ihren Energieaufwand zu planen und zu priorisieren. Jede Erhöhung des Aktivitätsniveaus sollte im Einklang mit den Fähigkeiten, Prioritäten und der Symptomstabilität der Person erfolgen, mit regelmäßigem Monitoring und Assessment, um sicherzustellen, dass die Erhöhung der Arbeitsbelastung kein PEM ausgelöst hat.

Eine standardisierte schrittweise Erhöhung des Aktivitätsniveaus kann eine Person über ihre Grenzen bringen und PEM verursachen. Ein solcher Ansatz ist für Menschen mit postviralem Fatigue-Syndrom bei Vorliegen von PEM nicht geeignet. Er wird typischerweise auf allgemeine Fälle von Dekonditionierung angewandt, was den komplexen physiologischen Prozessen, die beim postviralen Fatigue-Syndrom oder ME/CFS auftreten, nicht gerecht wird. Auf die Dekonditionierung wird in Kapitel 7 näher eingegangen.

Bei Verdacht auf ME/CFS

Es gibt keine klare Unterscheidung zwischen der Diagnose des postviralen Fatigue-Syndroms und ME/CFS und keinen klaren Konsens über den Diagnoseprozess oder die Kriterien für ME/CFS (weitere Informationen zur Diagnose von ME/CFS finden Sie in Kapitel 1). Health Professionals sollten sich der Schlüsselsymptome und des Zeitrahmens bewusst sein (im Allgemeinen müssen die Symptome für mehr als sechs Monate bestehen, aber es gibt Unterschiede dieses Zeitrahmens bei den verschiedenen Symptomen).

Kim: Ich hatte bereits ME/CFS, aber die Infektion mit COVID-19 hat meinen Zustand verschlimmert, die Gürtelrose wieder aktiviert und mir neue Symptome einer orthostatischen Intoleranz beschert.

Wenn ein akutes postvirales Fatigue-Syndrom länger als sechs Monate anhält, können Sie die Person zur formalen Diagnose an einen Arzt überweisen. Unabhängig von der Diagnose bleiben die Behandlungsstrategien für das postvirale Fatigue-Syndrom und ME/CFS gleich, wobei die oberste Priorität für Health Professionals darin besteht, die PEM zu minimieren und Wege zur Maximierung der Lebensqualität zu finden.

Zusammenfassung

Eine Virusinfektion kann zu längerfristigen Komplikationen wie dem postviralen Fatigue-Syndrom und/oder ME/CFS führen.
Eine Viruspandemie wird wahrscheinlich zu einem plötzlichen Anstieg der Zahl der Personen führen, die sich mit postviralen Ermüdungserscheinungen in vielen Bereichen der gesundheitstherapeutischen Versorgung vorstellen.
Long COVID ist ein weit gefasster Begriff, der Menschen mit postviralem Fatigue-Syndrom und ME/CFS sowie andere mögliche Komplikationen nach einer COVID-19-Infektion einschließt. Von Bedeutung für die Informationen in diesem Kapitel ist das Vorhandensein von PEM.

Anwendung in der Praxis

Jede Person, die sich mit einer Funktionseinschränkung und einer Virusinfektion in der Vorgeschichte vorstellt, sollte auf Anzeichen eines postviralen Fatigue-Syndroms untersucht werden.

Health Professionals können in jedem Umfeld auf eine Person mit postviralen Komplikationen treffen und sollten daher ein Grundwissen über die Anzeichen und Symptome, insbesondere PEM, haben.
Das Vorhandensein von PEM muss bei der gesamten Management- und Therapieplanung vorrangig berücksichtigt werden.
Die Evidenzbasis für weit gefasste Begriffe wie Long COVID sollte sorgfältig auf ihre Relevanz für eine Kohorte mit PEM geprüft werden, bevor die Ergebnisse auf die klinische Praxis übertragen werden.

Literatur

Akin, C. (2017). Mast cell activation syndromes. *Journal of Allergy and Clinical Immunology, 140*(2), 349–355. https://doi.org/10.1016/j.jaci.2017.06.007

Albright, F., Light, K., Light, A., Bateman, L. & Cannon-Albright, L.A. (2011). Evidence for a heritable predisposition to chronic fatigue syndrome. *BMC Neurology, 11*, 62. https://doi.org/10.1186/1471-2377-11-62

Aroniadis, O.C. & Brandt, L.J. (2013). Fecal microbiota transplantation: past, present and future. *Current Opinion in Gastroenterology, 29*(1), 79–84. https://doi.org/10.1097/MOG.0b013e32835a4b3e

Bakken, I.J., Tveito, K., Gunnes, N., Ghaderi, S., Stoltenberg, C., Trogstad, L., Håberg, S.E. & Magnus, P. (2014). Two age peaks in the incidence of chronic fatigue syndrome/myalgic encephalomyelitis: a population-based registry study from Norway 2008–2012. *BMC Medicine, 12*, 167. https://doi.org/10.1186/s12916-014-0167-5

Baldi, A., Campioni, M. & Signorile, P.G. (2008). Endometriosis: pathogenesis, diagnosis, therapy and association with cancer (review). *Oncology Reports, 19*(4), 843–846. https://doi.org/10.3892/or.19.4.843

Baraniuk, J.N. (2017). Chronic fatigue syndrome prevalence is grossly overestimated using Oxford criteria compared to Centers for Disease Control (Fukuda) criteria in a U.S. population study. *Fatigue, 5*(4), 215–230. https://doi.org/10.1080/21641846.2017.1353578

Barron, D.F., Cohen, B.A., Geraghty, M.T., Violand, R. & Rowe, P.C. (2002). Joint hypermobility is more common in children with chronic fatigue syndrome than in healthy controls. *Journal of Pediatrics, 141*(3), 421–425. https://doi.org/10.1067/mpd.2002.127496

Bateman, L., Bested, A.C., Bonilla, H.F., Chheda, B.V., Chu, L., Curtin, J.M., Dempsey, T.T., Dimmock, M.E., Dowell, T.G., Felsenstein, D., Kaufman, D.L., Klimas, N.G., Komaroff, A.L., Lapp, C.W., Levine, S.M., Montoya, J.G., Natelson, B.H., Peterson, D.L., Podell, R.N., ... Yellman, B.P. (2021). Myalgic encephalomyelitis/chronic fatigue syndrome: essentials of diagnosis and management. *Mayo Clinic Proceedings, 96*(11), 2861–2878.

Baxter, H., Speight, N. & Weir, W. (2021). Life-threatening malnutrition in very severe ME/CFS. *Healthcare, 9*(4), 459. https://doi.org/10.3390/healthcare9040459

Baxter, H. (2022). Ensuring the voice of the very severely affected myalgic encephalomyelitis/chronic fatigue syndrome patient is heard in research: a research model. *Healthcare (Basel), 10*(7), 1278. https://doi.org/10.3390/healthcare10071278

Bayliss, K., Riste, L., Fisher, L., Wearden, A., Peters, S., Lovell, K. & Chew-Graham, C. (2014). Diagnosis and management of chronic fatigue syndrome/myalgic encephalitis in black and minority ethnic people: a qualitative study. *Primary Health Care Research & Development, 15*(2), 143–155. https://doi.org/10.1017/S146342361300014 5

Bazzichi, L., Giacomelli, C., Consensi, A., Giorgi, V., Batticciotto, A., Di Franco, M. & Sarzi-Puttini, P. (2020). One year in review 2020: fibromyalgia. *Clinical and Experimental Rheumatology, 123*(1), 3–8.

Becker, R.C. (2020). Anticipating the long-term cardiovascular effects of COVID-19. *Journal of Thrombosis and Thrombolysis, 50*(3), 512–524. https://doi.org/10.1007/s11239-020-02266-6

Beighton, P., Solomon, L. & Soskolne, C.L. (1973). Articular mobility in an African population. *Annals of the Rheumatic Diseases, 32*(5), 413–418. https://doi.org/10.1136/ard.32.5.413

Bhui, K.S., Dinos, S., Ashby, D., Nazroo, J., Wessely, S. & White, P.D. (2011). Chronic fatigue syndrome in an ethnically diverse population: the influence of psychosocial adversity and physical inactivity. *BMC Medicine, 21*(9), 26. https://doi.org/10.1186/1741-7015-9-26

Boneva, R.S., Lin, J.S., Wieser, F., Nater, U.M., Ditzen, B., Taylor, R.N. & Unger, E.R. (2019). Endometriosis as a comorbid condition in chronic fatigue syndrome (CFS): secondary analysis of data from a CFS case-control study. *Frontiers in Pediatrics, 21*(7), 195. https://doi.org/10.3389/fped.2019.00195

Borody, T., Nowak, A., Torres, M., Campbell, J., Finlayson, S. & Leis, S. (2012). Bacteriotherapy in chronic fatigue syndrome (CFS): a retrospective review. *American Journal of Gastroenterology, 107*, S591–S592. https://doi.org/10.14309/00000434-201210001-01481

Bourne, K.M., Lloyd, M.G. & Raj, S.R. (2021). Diagnostic Criteria for Postural Tachycardia Syndrome: Consideration of the Clinical Features Differentiating POTS from Other Disorders of Orthostatic Intolerance. In N. Gall, L. Kavi & M.D. Lobo (Eds.), *Postural Tachycardia Syndrome* (pp. 19–28). Springer International Publishing. https://doi.org/10.1007/978-3-030-54165-1_4

Bragée, B., Michos, A., Drum, B., Fahlgren, M., Szulkin, R. & Bertilson, B.C. (2020). Signs of intracranial hypertension, hypermobility, and craniocervical obstructions in patients with myalgic encephalomyelitis/chronic fatigue syndrome. *Frontier of Neurology, 28*(11), 828. https://doi.org/10.3389/fneur.2020.00828

Brittain, E., Muirhead, N., Finlay, A.Y. & Vyas, J. (2021). Myalgic encephalomyelitis/chronic fatigue syndrome (ME/CFS): major impact on lives of both patients and family members. *Medicina (Kaunas), 57*(1), 43. https://doi.org/10.3390/medicina57010043

Burney, R.O. & Giudice, L.C. (2012). Pathogenesis and pathophysiology of endometriosis. *Fertility and Sterility, 98*(3), 511–519. https://doi.org/10.1016/j.fertnstert.2012.06.029

Busch, A.J., Schachter, C.L., Overend, T.J., Peloso, P.M. & Barber, K.A. (2008). Exercise for fibromyalgia: a systematic review. *Journal of Rheumatology, 35*(6), 1130–1144.

Cairns, R. & Hotopf, M. (2005). A systematic review describing the prognosis of chronic fatigue syndrome. *Occupational Medicine (London), 55*(1), 20–31. https://doi.org/10.1093/occmed/kqi013

Callard, F. & Perego, E. (2021). How and why patients made Long COVID. *Social Science & Medicine, 26*, 113426. https://doi.org/10.1016/j.socscimed.2020.113426

Campagnolo, N., Johnston, S., Collatz, A., Staines, D. & Marshall-Gradisnik, S. (2017). Dietary and nutrition interventions for the therapeutic treatment of chronic fatigue syndrome/myalgic encephalomyelitis: a systematic review. *Journal of Human Nutrition and Dietetics, 30*(3), 247–259. https://doi.org/10.1111/jhn.12435

Capelli, E., Zola, R., Lorusso, L., Venturini, L., Sardi, F. & Ricevuti, G. (2010). Chronic fatigue syndrome/myalgic encephalomyelitis: an update. *International Journal of Immunopathology and Pharmacology, 23*(4), 981–989. https://doi.org/10.1177/039463201002300402

Carruthers, B.M., Jain, A.K., De Meirleir, K.L., Peterson, D.L., Klimas, N.G., Lerner, A.M., Bested, A.C., Flor-Henry, P., Joshi, P., Peter Powles, A.C., Sherkey, J.A. & van de Sande, M.I. (2003). Myalgic encephalomyelitis/chronic fatigue syndrome. *Journal of Chronic Fatigue Syndrome, 11*(1), 7–115. https://doi.org/10.1300/J092v11n01_02

Carruthers, B.M., van de Sande, M.I., De Meirleir, K.L., Klimas, N.G., Broderick, G., Mitchell, T., Staines, D., Powles, A.C., Speight, N., Vallings, R., Bateman, L., Baumgarten-Austrheim, B., Bell, D.S., Carlo-Stella, N., Chia, J., Darragh, A., Jo, D., Lewis, D., Light, A.R., ... Stevens, S. (2011). Myalgic encephalomyelitis: International Consensus Criteria. *Journal of Internal Medicine, 270*(4), 327–338.

Castro-Marrero, J., Saez-Francas, N., Santillo, D. & Alegre, J. (2017). Treatment and management of chronic fatigue syndrome/myalgic encephalomyelitis: all roads lead to Rome. *British Journal of Pharmacology, 174*(5), 345–369. https://doi.org/10.1111/bph.13702

Centers for Disease Control and Prevention (CDC). (2018). *Proposed approach to ME/CFS diagnosis in children and adults.* www.cdc.gov/me-cfs/pdfs/diagnosis-chart-H.pdf

Centers for Disease Control and Prevention (CDC). (2022). *Myalgic encephalomyelitis/chronic fatigue syndrome*. www.cdc.gov/me-cfs/index.html

Ceravolo, M.G., Arienti, C., de Sire, A., Andrenelli, E., Negrini, F., Lazzarini, S.G., Patrini, M. & Negrini, S. (2020). Rehabilitation and COVID-19: the Cochrane Rehabilitation 2020 rapid living systematic review. *European Journal of Physical and Rehabilitation Medicine, 56*(5), 642–651. https://doi.org/10.23736/S1973-9087.20.06501-6

Cheema, A.K., Sarria, L., Bekheit, M., Collado, F., Almenar-Pérez, E., Martín-Martínez, E., Alegre, J.,

Castro-Marrero, J., Fletcher, M. A., Klimas, N. G., Oltra, E. & Nathanson, L. (2020). Unravelling myalgic encephalomyelitis/chronic fatigue syndrome (ME/CFS): gender-specific changes in the microRNA expression profiling in ME/CFS. *Journal of Cellular and Molecular Medicine, 24*(10), 5865–5877.

Chen, G., Du, J., Jin, H. & Huang, Y. (2020). Postural tachycardia syndrome in children and adolescents: pathophysiology and clinical management. *Frontiers in Pediatrics, 20*(8), 474. https://doi.org/10.3389/fped.2020.00474

Chew-Graham, C., Dowrick, C., Wearden, A., Richardson, V. & Peters, S. (2010). Making the diagnosis of chronic fatigue syndrome/myalgic encephalitis in primary care: a qualitative study. *BMC Primary Care, 11*, 16. https://doi.org/10.1186/1471-2296-11-16

Chinthakanan, S., Laosuwan, K., Boonyawong, P., Kumfu, S., Chattipakorn, N. & Chattipakorn, S. C. (2018). Reduced heart rate variability and increased saliva cortisol in patients with TMD. *Archives of Oral Biology, 90*, 125–129. https://doi.org/10.1016/j.archoralbio.2018.03.011

Chou, K. L. (2013). Chronic fatigue and affective disorders in older adults: evidence from the 2007 British National Psychiatric Morbidity Survey. *Journal of Affective Disorders, 145*(3), 331–335. https://doi.org/10.1016/j.jad.2012.08.012

Chu, L., Valencia, I. J., Garvert, D. W. & Montoya, J. G. (2018). Deconstructing post-exertional malaise in myalgic encephalomyelitis/chronic fatigue syndrome: a patient-centered, cross-sectional survey. *PLOS ONE, 13*(6), E0197811. https://doi.org/10.1371/journal.pone.0197811

Chu, L., Valencia, I. J., Garvert, D. W. & Montoya, J. G. (2019). Onset patterns and course of myalgic encephalomyelitis/chronic fatigue syndrome. *Frontiers in Pediatrics, 5*(7), 12. https://doi.org/10.3389/fped.2019.00012

Chu, L., Elliott, M., Stein, E. & Jason, L. A. (2021). Identifying and managing suicidality in myalgic encephalomyelitis/chronic fatigue syndrome. *Healthcare (Basel), 9*(6), 629. https://doi.org/10.3390/healthcare9060629

Colby, J. (2007). Special problems of children with myalgic encephalomyelitis/chronic fatigue syndrome and the enteroviral link. *Journal of Clinical Pathology, 60*(2), 125–128. https://doi.org/10.1136/jcp.2006.042606

Collin, S. M., Crawley, E., May, M. T., Sterne, J. A., Hollingworth, W. & Database UK CFS/ME National Outcomes. (2011). The impact of CFS/ME on employment and productivity in the UK: a cross-sectional study based on the CFS/ME national outcomes database. *BMC Health Services Research, 15*(11), 217. https://doi.org/10.1186/1472-6963-11-217

Collin, S. M., Nuevo, R., van de Putte, E. M., Nijhof, S. L. & Crawley, E. (2015). Chronic fatigue syndrome (CFS) or myalgic encephalomyelitis (ME) is different in children compared to in adults: a study of UK and Dutch clinical cohorts. *BMJ Open, 5*(10), E008830. https://doi.org/10.1136/bmjopen-2015-008830

Conroy, K., Bhatia, S., Islam, M. & Jason, L. A. (2021). Homebound versus bedridden status among those with myalgic encephalomyelitis/chronic fatigue syndrome. *Healthcare, 9*(2), 106. https://doi.org/10.3390/healthcare9020106

Corbitt, M., Campagnolo, N., Staines, D. & Marshall-Gradisnik, S. (2018). A systematic review of probiotic interventions for gastrointestinal symptoms and irritable bowel syndrome in chronic fatigue syndrome/myalgic encephalomyelitis (CFS/ME). *Probiotics and Antimicrobial Proteins, 10*(3), 466–477. https://doi.org/10.1007/s12602-018-9397-8

Craig, C. (2015). Mitoprotective dietary approaches for myalgic encephalomyelitis/chronic fatigue syndrome: caloric restriction, fasting, and ketogenic diets. *Medical Hypotheses, 85*(5), 690–693. https://doi.org/10.1016/j.mehy.2015.08.013

Davis, H. E., Assaf, G. S., McCorkell, L., Wei, H., Low, R. J., Re'em, Y., Redfield, S., Austin, J. P. & Akrami, A. (2021). Characterizing long COVID in an international cohort: 7 months of symptoms and their impact. *eClinicalMedicine, 38*, 101019. https://doi.org/10.1016/j.eclinm.2021.101019

Dean, J. (2007). Marfan syndrome: clinical diagnosis and management. *European Journal of Human Genetics, 15*(7), 724–733. https://doi.org/10.1038/sj.ejhg.5201851

Décary, S., Gaboury, I., Poirier, S., Garcia, C., Simpson, S., Bull, M., Brown, D. & Daigle, F. (2021). Humility and acceptance: working within our limits with Long COVID and myalgic encephalomyelitis/chronic fatigue syndrome. *Journal of Orthopaedic & Sports Physical Therapy, 51*(5), 197–200. https://doi.org/10.2519/jospt.2021.0106

de la Torre, J. C., Borrow, P. & Oldstone, M. B. (1991). Viral persistence and disease: cytopathology in the absence of cytolysis. *British Medical Bulletin,*

47(4), 838–851. doi: 10.1093/oxfordjournals.bmb.a072515. PMID: 1794088. https://doi.org/10.1093/oxfordjournals.bmb.a072515

Dibble, J.J., McGrath, S.J. & Ponting, C.P. (2020). R1Genetic risk factors of ME/CFS: a critical review. *Human Molecular Genetics, 29*(R1), R117–R124. https://doi.org/10.1093/hmg/ddaa169

Dietert, R.R. & Dietert, J.M. (2008). Possible role for early-life immune insult including developmental immunotoxicity in chronic fatigue syndrome (CFS) or myalgic encephalomyelitis (ME). *Toxicology, 247*(1), 61–72. https://doi.org/10.1016/j.tox.2008.01.022

Dinos, S., Khoshaba, B., Ashby, D., White, P.D., Nazroo, J., Wessely, S. & Bhui, K.S. (2009). A systematic review of chronic fatigue, its syndromes and ethnicity: prevalence, severity, co-morbidity and coping. *International Journal of Epidemiology, 38*(6), 1554–1570. https://doi.org/10.1093/ije/dyp147

Dowsett, E.G. & Colby, J. (1997). Long-term sickness absence due to ME/CFS in UK schools. *Journal of Chronic Fatigue Syndrome, 3*(2), 29–42. https://doi.org/10.1300/J092v03n02_04

Ellis, R., Carta, G., Andrade, R.J. & Coppieters, M.W. (2022). Neurodynamics: is tension contentious? *Journal of Manual & Manipulative Therapy, 30*(1), 3–12. https://doi.org/10.1080/10669817.2021.2001736

Evengard, B., Nilsson, C.G., Lindh, G., Lindquist, L., Eneroth, P., Fredrikson, S., Terenius, L. & Henriksson, K.G. (1998). Chronic fatigue syndrome differs from fibromyalgia: no evidence for elevated substance P levels in cerebrospinal fluid of patients with chronic fatigue syndrome. *Pain, 78*(2), 153–155. https://doi.org/10.1016/S0304-3959(98)00134-1

Falaguera-Vera, F.J., Garcia-Escudero, M., Bonastre-Ferez, J., Zacares, M. & Oltra, E. (2020). Pressure point thresholds and ME/CFS comorbidity as indicators of patients response to manual physiotherapy in fibromyalgia. *International Journal of Environmental Research and Public Health, 17*(21), 8044. https://doi.org/10.20944/preprints202009.0264.v1

Fedorowski, A. (2019). Postural orthostatic tachycardia syndrome: clinical presentation, aetiology and management. *Journal of Internal Medicine, 285*(4), 352–366. https://doi.org/10.1111/joim.12852

Fennell, P.A., Dorr, N. & George, S.S. (2021). Elements of suffering in myalgic encephalomyelitis/chronic fatigue syndrome: the experience of loss, grief, stigma, and trauma in the severely and very severely affected. *Healthcare, 9*(5), 553. https://doi.org/10.3390/healthcare9050553

Fukuda, K., Straus, S.E., Hickie, I., Sharpe, M.C., Dobbins, J.G. & Komaroff, A.L. (1994). The chronic fatigue syndrome: a comprehensive approach to its definition and study. *Annals of Internal Medicine, 121*(12), 953–959. https://doi.org/10.7326/0003-4819-121-12-199412150-00009

Fukui, P.T., Goncalves, T.R., Strabelli, C.G., Lucchino, N.M., Matos, F.C., Santos, J.P., Zukerman, E., Zukerman-Guendler, V., Mercante, J.P., Masruha, M.R., Vieira, D.S. & Peres, M.F. (2008). Trigger factors in migraine patients. *Arquivos de Neuro-Psiquiatria, 66*(3A), 494–499. https://doi.org/10.1590/S0004-282X2008000400011

Freeman, R. (2002). The chronic fatigue syndrome is a disease of the autonomic nervous system. Sometimes. *Clinical Autonomic Research, 12*(4), 231–233. https://doi.org/10.1007/s10286-002-0058-2

Galland, B.C., Jackson, P.M., Sayers, R.M. & Taylor, B.J. (2008). A matched case control study of orthostatic intolerance in children/adolescents with chronic fatigue syndrome. *Pediatric Research, 63*(2), 196–202. https://doi.org/10.1203/PDR.0b013e31815ed612

Gherardi, R.K., Crepeaux, G. & Authier, F.J. (2019). Myalgia and chronic fatigue syndrome following immunization: macrophagic myofasciitis and animal studies support linkage to aluminum adjuvant persistency and diffusion in the immune system. *Autoimmunity Reviews, 18*(7), 691–705. https://doi.org/10.1016/j.autrev.2019.05.006

Gill, A.C., Dosen, A. & Ziegler, J.B. (2004). Chronic fatigue syndrome in adolescents: a follow-up study. *Archives of Pediatrics and Adolescent Medicine, 158*(3), 225–229. https://doi.org/10.1001/archpedi.158.3.225

Gotts, Z.M., Deary, V., Newton, J., Van der Dussen, D., De Roy, P. & Ellis, J.G. (2013). Are there sleep-specific phenotypes in patients with chronic fatigue syndrome? A cross-sectional polysomnography analysis. *BMJ Open, 3*(6), E002999. https://doi.org/10.1136/bmjopen-2013-002999

Grahame, R. (1999). Joint hypermobility and genetic collagen disorders: are they related? *Archives of Disease in Childhood, 80*(2), 188–191. https://doi.org/10.1136/adc.80.2.188

Grahame, R. (2009). Joint hypermobility syndrome pain. *Current Science, 13*(6), 427–433. https://doi.org/10.1007/s11916-009-0070-5

Hakim, A., De Wandele, I., O. Callaghan, C., Pocinki, A. & Rowe, P. (2017). Chronic fatigue in Ehlers-Danlos syndrome – hypermobile type. *American Journal of Medical Genetics: Seminars in Medical Genetics, 175*(1), 175–180.

Hardcastle, S.L., Brenu, E.W. & Johnston, S. (2015). Longitudinal analysis of immune abnormalities in varying severities of chronic fatigue syndrome/myalgic encephalomyelitis patients. *Journal of Translational Medicine, 13,* 299. https://doi.org/10.1186/s12967-015-0653-3

Harlow, B.L., Signorello, L.B., Hall, J.E., Dailey, C. & Komaroff, A.L. (1998). Reproductive correlates of chronic fatigue syndrome. *American Journal of Medicine, 105*(3A), 94S–99S. https://doi.org/10.1016/S0002-9343(98)00173-9

Häuser, W., Zimmer, C., Felde, E. & Kollner, V. (2008). What are the key symptoms of fibromyalgia? Results of a survey of the German Fibromyalgia Association. *Schmerz, 22*(2), 176–183. https://doi.org/10.1007/s00482-007-0602-z

Helliwell, A.M, Stockwell, P.A, Edgar, C.D, Chatterjee, A. & Tate, W.P. (2022). Dynamic epigenetic changes during a relapse and recovery cycle in myalgic encephalomyelitis/chronic fatigue syndrome. *International Journal of Molecular Sciences, 23*(19), 11852. https://doi.org/10.3390/ijms231911852

Henderson, F.C. (2016). Cranio-cervical instability in patients with hypermobility connective disorders. *Journal of Spine, 5*, 299. https://www.hilarispublisher.com/open-access/craniocervical-instability-in-patients-with-hypermobility-connective-disorders-2165-7939-1000299.pdf https://doi.org/10.4172/2165-7939.1000299

Henderson, F.C., Sr., Austin, C., Benzel, E., Bolognese, P., Ellenbogen, R., Francomano, C.A., Ireton, C., Klinge, P., Koby, M., Long, D., Patel, S., Singman, E.L. & Voermans, N.C. (2017). Neurological and spinal manifestations of the Ehlers-Danlos syndromes. *American Journal of Medical Genetics, 175C*(1), 175–211. https://doi.org/10.1002/ajmg.c.31549

Herb, K., Cho, S. & Stiles, M.A. (2006). Temporomandibular joint pain and dysfunction. *Current Pain and Headache Reports, 10*(6), 408–414. https://doi.org/10.1007/s11916-006-0070-7

Hickie, I., Davenport, T., Wakefield, D., Vollmer-Conna, U., Cameron, B., Vernon, S.D., Reeves, W.C. & Lloyd, A. (2006). Dubbo Infection Outcomes Study Group: post-infective and chronic fatigue syndromes precipitated by viral and non-viral pathogens: prospective cohort study. *BMJ, 333*(7568), 575. https://doi.org/10.1136/bmj.38933.585764.AE

Holmes, G.P., Kaplan, J.E., Gantz, N.M., Komaroff, A.L., Schonberger, L.B., Straus, S.E., Jones, J.F., Dubois, R.E., Cunningham-Rundles, C. & Pahwa, S. (1988). Chronic fatigue syndrome: a working case definition. *Annals of Internal Medicine, 108*(3), 387–389. https://doi.org/10.7326/0003-4819-108-3-387

Hyatt, K.H., Jacobson, L.B. & Schneider, V.S. (1975). Comparison of 70 degrees tilt, LBNP, and passive standing as measures of orthostatic tolerance. *Aerospace Medicine and Human Performance, 46*(6), 801–808.

Institute of Medicine. (2015). *Beyond Myalgic Encephalomyelitis/Chronic Fatigue Syndrome: Redefining an Illness*. The National Academies Press.

Islam, M.F., Cotler, J. & Jason, L.A. (2020). Post-viral fatigue and COVID-19: lessons from past epidemics. *Fatigue: Biomedicine, Health & Behavior, 8*(2), 61–69. https://doi.org/10.1080/21641846.2020.1778227

Jacob, G., Shannon, J.R., Black, B., Biaggioni, I., Mosqueda-Garcia, R., Robertson, R.M. & Robertson, D. (1997). Effects of volume loading and pressor agents in idiopathic orthostatic tachycardia. *Circulation, 96*(2), 575–580. https://doi.org/10.1161/01.CIR.96.2.575

Jahng, J. & Kim, Y.S. (2016). Irritable bowel syndrome: is it really a functional disorder? A new perspective on alteration of enteric nervous system. *Journal of Neurogastroenterology and Motility, 22*(2), 163–165. https://doi.org/10.5056/jnm16043

Jason, L.A., Richman, J.A., Rademaker, A.W., Jordan, K.M., Plioplys, A.V., Taylor, R.R., McCready, W., Huang, C.F. & Plioplys, S. (1999). A community-based study of chronic fatigue syndrome. *Archives of Internal Medicine, 159*(18), 2129–2137. https://doi.org/10.1001/archinte.159.18.2129

Jason, L.A., Jordan, K., Miike, T., Bell, D.S., Lapp, C., Torres-Harding, S., Rowe, K., Gurwitt, A., Meirleir, K. & Hoof, E. (2006). A pediatric case definition for myalgic encephalomyelitis and chronic fatigue syndrome. *Journal of Chronic Fatigue Syndrome, 13*(2–3), 1–44. https://doi.org/10.1300/J092v13n02_01

Jason, L.A., Porter, N., Herrington, J., Sorenson, M. & Kubow, S. (2009). Kindling and oxidative stress as contributors to myalgic encephalomyelitis/chronic fatigue syndrome. *Journal of Behavioral Neuroscience, 7*(2), 1–17.

Jason, L.A., Sunnquist, M., Kot, B. & Brown, A. (2015). Unintended consequences of not specifying exclusionary illnesses for systemic exertion intolerance disease. *Diagnostics, 5*, 272–286. https://doi.org/10.3390/diagnostics5020272

Jason, L.A., Islam, M., Conroy, K., Cotler, J., Torres, C., Johnson, M. & Mabie, B. (2021). COVID-19 symptoms over time: comparing long-haulers to ME/CFS. *Fatigue, 9*(2), 59–68. https://doi.org/10.1080/21641846.2021.1922140

Jason, L.A., Cotler, J., Islam, M.F., Furst, J. & Katz, B. (2022). Predictors for developing severe myalgic encephalomyelitis/chronic fatigue syndrome following infectious mononucleosis. *Journal of Rehabilitation Medicine, 4*(1), 1–5.

Jenkins, R. (1991). Post-viral fatigue syndrome. Epidemiology: lessons from the past. *British Medicine Bulletin, 47*(4), 952–965.

Jennings, S.V., Slee, V.M., Zack, R.M., Verstovsek, S., George, T.I., Shi, H., Lee, P. & Castells, M.C. (2018). Patient perceptions in mast cell disorders. *Immunology and Allergy Clinics of North America, 38*(3), 505–525. https://doi.org/10.1016/j.iac.2018.04.006

Johns Hopkins Medicine. (2022). *Fecal transplantation (bacteriotherapy)*. www.hopkinsmedicine.org/gastroenterology_hepatology/clinical_services/advanced_endoscopy/fecal_transplantation.html

Johnson, C. (2019). *Could craniocervical instability be causing ME/CFS, fibromyalgia & POTS? Pt I – The spinal series*. www.healthrising.org/blog/2019/02/27/brainstem-compression-chronic-fatigue-syndrome-me-cfs-fibromyalgia-pots-craniocervical-instability

Johnson, M.L., Cotler, J., Terman, J.M. & Jason, L.A. (2022). Risk factors for suicide in chronic fatigue syndrome. *Death Studies, 46*(3), 738–744. https://doi.org/10.1080/07481187.2020.1776789

Kalichman, L. (2010). Massage therapy for fibromyalgia symptoms. *Rheumatology International, 30*(9), 1151–1157. https://doi.org/10.1007/s00296-010-1409-2

Katz, B.Z., Stewart, J.M., Shiraishi, Y., Mears, C.J. & Taylor, R. (2012). Orthostatic tolerance testing in a prospective cohort of adolescents with chronic fatigue syndrome and recovered controls following infectious mononucleosis. *Clinical Pediatrics, 51*(9), 835–839. https://doi.org/10.1177/0009922812455094

Kell, D.B., Laubscher, G.J. & Pretorius, E. (2022). A central role for amyloid fibrin microclots in long COVID/PASC: origins and therapeutic implications. *Biochemical Journal, 479*(4), 537–559. https://doi.org/10.1042/BCJ20220016

Keer, R. & Simmonds, J. (2011). Joint protection and physical rehabilitation of the adult with hypermobility syndrome. *Current Opinion in Rheumatology, 23*(2), 131–136. https://doi.org/10.1097/BOR.0b013e328342d3af

Kenyon, J.N., Coe, S. & Izadi, H. (2019). A retrospective outcome study of 42 patients with chronic fatigue syndrome, 30 of whom had irritable bowel syndrome. Half were treated with oral approaches, and half were treated with faecal microbiome transplantation. *Human Microbiome Journal, 13*. https://doi.org/10.1016/j.humic.2019.100061

Kidd, E., Brown, A., McManimen, S., Jason, L.A., Newton, J.L. & Strand, E.B. (2016). The relationship between age and illness duration in chronic fatigue syndrome. *Diagnostics (Basel), 6*(2), 16. https://doi.org/10.3390/diagnostics6020016

Kingdon, C., Giotas, D., Nacul, L. & Lacerda, E. (2020). Health care responsibility and compassion: visiting the housebound patient severely affected by ME/CFS. *Healthcare, 8*(3), 197. https://doi.org/10.3390/healthcare8030197

Komaroff, A.L. (2019). Advances in understanding the pathophysiology of chronic fatigue syndrome. *JAMA, 322*(6), 499–500. https://doi.org/10.1001/jama.2019.8312

Komaroff, A.L. & Bateman, L. (2021). Will COVID-19 lead to myalgic encephalomyelitis/chronic fatigue syndrome? *Frontiers in Medicine (Lausanne), 18*(7), 606824. https://doi.org/10.3389/fmed.2020.606824

Lam, M.H., Wing, Y.K., Yu, M.W., Leung, C.M., Ma, R.C., Kong, A.P., So, W.Y., Fong, S.Y. & Lam, S.P. (2009). Mental morbidities and chronic fatigue in severe acute respiratory syndrome survivors: long-term follow-up. *Archives of Internal Medicine, 169*(22), 2142–2147. https://doi.org/10.1001/archinternmed.2009.384

Lapp, C. (2020). *Recommendations for persons with myalgic encephalomyelitis/chronic fatigue syndrome (ME/CFS) who are anticipating surgery or anesthesia*. https://drlapp.com/resources/advice-for-pwcs-anticipating-anesthesia-or-surgery

Lee, M. J., Cassinelli, E. H. & Riew, K. D. (2007). Prevalence of cervical spine stenosis: anatomic study in cadavers. *Journal of Bone and Joint Surgery, 89*(2), 376–380. https://doi.org/10.2106/JBJS.F.00437

Lewis, I., Pairman, J., Spickett, G. & Newton, J. L. (2013). Is chronic fatigue syndrome in older patients a different disease? A clinical cohort study. *European Journal of Clinical Investigation, 43*(3), 302–308. https://doi.org/10.1111/eci.12046

Li, Y. H., Wang, F. Y., Feng, C. Q., Yang, X. F. & Sun, Y. H. (2014). Massage therapy for fibromyalgia: a systematic review and meta-analysis of randomized controlled trials. *PLOS ONE, 9*(2), E089304. https://doi.org/10.1371/journal.pone.0089304

Lim, E. J., Ahn, Y. C., Jang, E. S., Lee, S. W., Lee, S. H. & Son, C. G. (2020). Systematic review and meta-analysis of the prevalence of chronic fatigue syndrome/myalgic encephalomyelitis (CFS/ME). *Journal of Translational Medicine, 18*(1), 100. https://doi.org/10.1186/s12967-020-02269-0

Lindan, R. (1956) Benign myalgic encephalomyelitis. *Canadian Medical Association Journal, 5*(7), 596–597.

Longstreth, G. F., Thompson, W. G., Chey, W. D., Houghton, L. A., Mearin, F. & Spiller, R. C. (2006). Functional bowel disorders. *Gastroenterology, 130*(5), 1480–1491. https://doi.org/10.1053/j.gastro.2005.11.061

Maes, M., Leunis, J. C., Geffard, M. & Berk, M. (2014). Evidence for the existence of myalgic encephalomyelitis/chronic fatigue syndrome (ME/CFS) with and without abdominal discomfort (irritable bowel) syndrome. *Neuroendocrinology Letters, 35*(6), 445–453.

Mascarenhas, R. O., Souza, M. B., Oliveira, M. X., Lacerda, A. C., Mendonça, V. A., Henschke, N. & Oliveira, V. C. (2021). Association of therapies with reduced pain and improved quality of life in patients with fibromyalgia: a systematic review and meta-analysis. *JAMA Internal Medicine, 181*(1), 104–112. https://doi.org/10.1001/jamainternmed.2020.5651

Masood, W., Annamaraju, P. & Uppaluri, K. R. (2023). *Ketogenic Diet*. https://www.ncbi.nlm.nih.gov/books/NBK499830/

McManimen, S. L. & Jason, L. A. (2017). Post-exertional malaise in patients with ME and CFS with comorbid fibromyalgia. *SRL Neurological Neurosurgery, 3*(1), 22–27.

Melvin, A., Lacerda, E. Dockrell, H. M., O'Rahilly, S. & Nacul, L. (2019). Circulating levels of GDF15 in patients with myalgic encephalomyelitis/chronic fatigue syndrome. *Journal of Translational Medicine, 17*(1), 409. https://doi.org/10.1186/s12967-019-02153-6

Mirin, A. A., Dimmock, M. E. & Jason, L. A. (2020). Research update: The relation between ME/CFS disease burden and research funding in the USA. *Work, 66*(2), 277–282. https://doi.org/10.3233/WOR-203173

Mirin, A. A. (2021). Gender disparity in the funding of diseases by the U.S. National Institutes of Health. *Journal of Women. s Health (Larchmt), 30*(7), 956–963. https://doi.org/10.1089/jwh.2020.8682

Montoya, J. G., Dowell, T. G., Mooney, A. E., Dimmock, M. E. & Chu, L. (2021). Caring for the patient with severe or very severe myalgic encephalomyelitis/chronic fatigue syndrome. *Healthcare, 9*(10), 1331. https://doi.org/10.3390/healthcare9101331

Morris, G. & Maes, M. (2013). A neuro-immune model of myalgic encephalomyelitis/chronic fatigue syndrome. *Metabolic Brain Disease, 28*(4), 523–540. https://doi.org/10.1007/s11011-012-9324-8

Mowbray, J. F. & Yousef, G. E. (1991). Immunology of postviral fatigue syndrome. *British Medical Bulletin, 47*(4), 886–894. https://doi.org/10.1093/oxfordjournals.bmb.a072518

Muirhead, N. (2021). Medical school education on myalgic encephalomyelitis. *Medicina, 57*(6), 542. https://doi.org/10.3390/medicina57060542

Nacul, L. C., Lacerda, E. M., Pheby, D., Campion, P., Molokhia, M., Fayyaz, S., Leite, J. C., Poland, F., Howe, A. & Drachler, M. L. (2011). Prevalence of myalgic encephalomyelitis/chronic fatigue syndrome (ME/CFS) in three regions of England: a repeated cross-sectional study in primary care. *BMC Medical, 28*(9), 91. https://doi.org/10.1186/1741-7015-9-91

Nacul, L. C., Lacerda, E. M., Campion, P., Pheby, D., Drachler, Mde. L., Leite, J. C., Poland, F., Howe, A., Fayyaz, S. & Molokhia, M. (2011). The functional status and well being of people with myalgic encephalomyelitis/chronic fatigue syndrome and their carers. *BMC Public Health, 27*(11), 402. https://doi.org/10.1186/1471-2458-11-402

Nacul, L., Lacerda, E. M., Kingdon, C. C., Curran, H. & Bowman, E. W. (2019). How have selection bias and disease misclassification undermined the validity of myalgic encephalomyelitis/chronic fatigue syndrome studies? *Journal of Health Psychology, 24*(12), 1765–1769. https://doi.org/10.1177/1359105317695803

Nacul, L., O. Boyle, S., Palla, L., Nacul, F.E., Mudie, K., Kingdon, C.C., Cliff, J.M., Clark, T.G., Dockrell, H.M. & Lacerda, E.M. (2020). How myalgic encephalomyelitis/chronic fatigue syndrome (ME/CFS) progresses: the natural history of ME/CFS. *Frontiers in Neurology, 11*(11), 826. https://doi.org/10.3389/fneur.2020.00826

Naess, H., Sundal, E., Myhr, K.M. & Nyland, H.I. (2010). Postinfectious and chronic fatigue syndromes: clinical experience from a tertiary-referral centre in Norway. *In Vivo, 24*(2), 185–188.

Nardone, M., Guzman, J., Harvey, P.J., Floras, J.S. & Edgell, H. (2020). Effect of a neck compression collar on cardiorespiratory and cerebrovascular function in postural orthostatic tachycardia syndrome (POTS). *Journal of Applied Physiology, 128*(4), 907–913. https://doi.org/10.1152/japplphysiol.00040.2020

National Institute for Health and Care Excellence (NICE). (2021a). *Myalgic encephalomyelitis (or encephalopathy)/chronic fatigue syndrome: diagnosis and management*. www.nice.org.uk/guidance/ng206

National Institute for Health and Care Excellence (NICE). (2021b). *Temporomandibular disorders (TMDs)*. https://cks.nice.org.uk/topics/temporomandibular-disorders-tmds

National Health Service (NHS). (2018). *Probiotics*. www.nhs.uk/conditions/probiotics

National Health Service (NHS). (2019a). *Endometriosis*. www.nhs.uk/conditions/endometriosis

National Health Service (NHS). (2019b). *Chiari malformation*. www.nhs.uk/conditions/chiari-malformation

National Health Servive (NHS). (2019c). *Intracranial hypertension*. www.nhs.uk/conditions/intracranial-hypertension

National Health Service (NHS). (2021). *Irritable bowel syndrome*. www.nhs.uk/conditions/irritable-bowel-syndrome-ibs

National Organization for Rare Disorders (NORD). (2010). *Tethered cord syndrome. Rare Disease Database*. https://rarediseases.org/rare-diseases/tethered-cord-syndrome

Newberry, F., Hsieh, S.Y., Wileman, T. & Carding, S.R. (2018). Does the microbiome and virome contribute to myalgic encephalomyelitis/chronic fatigue syndrome? *Clinical Science (London), 132*(5), 523–542. https://doi.org/10.1042/CS20171330

Newton, J.L., Okonkwo, O., Sutcliffe, K., Seth, A., Shin, J. & Jones, D.E.J. (2007). Symptoms of autonomic dysfunction in chronic fatigue syndrome. *QJM: An International Journal of Medicine, 100*(8), 519–526. https://doi.org/10.1093/qjmed/hcm057

Newton, F.R. (2021). The impact of severe ME/CFS on student learning and K-12 educational limitations. *Healthcare (Basel), 9*, 627. https://doi.org/10.3390/healthcare9060627

Nijs, J., De Meirleir, K. & Truyen, S. (2004). Hypermobility in patients with chronic fatigue syndrome: preliminary observations. *Journal of Musculoskeletal Pain, 12*(1), 9–17. https://doi.org/10.1300/J094v12n01_03

Nijs, J., Aerts, A. & De Meirleir, K. (2006). Generalized joint hypermobility is more common in chronic fatigue syndrome than in healthy control subjects. *Journal Manipulative Physiological Therapeutics, 29*(1), 32–39. https://doi.org/10.1016/j.jmpt.2005.11.004

Nijs, J., Meeus, M. & De Meirleir, K. (2006). Chronic musculoskeletal pain in chronic fatigue syndrome: recent developments and therapeutic implications. *Manual Therapies, 11*(3), 187–191. https://doi.org/10.1016/j.math.2006.03.008

Nijs, J., Crombez, G., Meeus, M., Knoop, H., Damme, S. V., Cauwenbergh, V. & Bleijenberg, G. (2012). Pain in patients with chronic fatigue syndrome: time for specific pain treatment? *Pain Physician, 15*(5), E677–E686. https://doi.org/10.36076/ppj.2012/15/E677

Nopp, S., Moik, F., Klok, F.A., Gattinger, D., Petrovic, M., Vonbank, K., Koczulla, A.R., Ay, C. & Zwick, R.H. (2022). Outpatient pulmonary rehabilitation in patients with Long COVID improves exercise capacity, functional status, dyspnea, fatigue, and quality of life. *Respiration, 1*(9), 593–601. https://doi.org/10.1183/13993003.congress-2021.PA2119

Paco, M., Peleteiro, B., Duarte, J. & Pinho, T. (2016). The effectiveness of physiotherapy in the management of temporomandibular disorders: a systematic review and meta-analysis. *Journal of Oral & Facial Pain and Headache, 30*(3), 210–220. https://doi.org/10.11607/ofph.1661

Palmer, S., Bailey, S., Barker, L., Barney, L. & Elliott, A. (2014). The effectiveness of therapeutic exercise for joint hypermobility syndrome: a systematic review. *Physiotherapy, 100*(3), 220–227. https://doi.org/10.1016/j.physio.2013.09.002

Palmer, S., Davey, I., Oliver, L., Preece, A., Sowerby, L. & House, S. (2021). The effectiveness of conservative interventions for the management of syndromic hypermobility: a systematic literature review. *Clinical Rheumatology, 40*(3), 1113–1129. https://doi.org/10.1007/s10067-020-05284-0

Papadopoulos, A. & Cleare, A. (2012). Hypothalamic-pituitary-adrenal axis dysfunction in chronic fatigue syndrome. *Nature Reviews Endocrinology, 8*(1), 22–32. https://doi.org/10.1038/nrendo.2011.153

Pendergrast, T., Brown, A., Sunnquist, M., Jantke, R., Newton, J.L., Strand, E.B. & Jason, L.A. (2016). Housebound versus nonhousebound patients with myalgic encephalomyelitis and chronic fatigue syndrome. *Chronic Illness, 12*(4), 292–307. https://doi.org/10.1177/1742395316644770

Perez, M., Jaundoo, R., Hilton, K., Del Alamo, A., Gemayel, K., Klimas, N.G., Craddock, T.J.A. & Nathanson, L. (2019). Genetic predisposition for immune system, hormone, and metabolic dysfunction in myalgic encephalomyelitis/chronic fatigue syndrome: a pilot study. *Frontiers in Pediatrics, 7*, 206. https://doi.org/10.3389/fped.2019.00206

Peres, M.F., Zukerman, E., Young, W.B. & Silberstein, S.D. (2002). Fatigue in chronic migraine patients. *Cephalalgia, 22*(9), 720–724. https://doi.org/10.1046/j.1468-2982.2002.00426.x

Pollard, C.A., Morran, M.P. & Nestor-Kalinoski, A.L. (2020). The COVID-19 pandemic: a global health crisis. *Physiological Genomics, 52*(11), 549–557. https://doi.org/10.1152/physiolgenomics.00089.2020

Proal, A. & Marshall, T. (2018). Myalgic encephalomyelitis/chronic fatigue syndrome in the era of the human microbiome: persistent pathogens drive chronic symptoms by interfering with host metabolism, gene expression, and immunity. *Frontiers in Pediatrics, 4*(6), 373. https://doi.org/10.3389/fped.2018.00373

Proctor, M.R., Scott, R.M., Oakes, W.J. & Muraszko, K.M. (2011). Chiari malformation. *Neurosurgical Focus, 31*(3), E2. https://doi.org/10.3171/2011.8.FOCUS11195

Raj, S.R., Arnold, A.C., Barboi, A., Claydon, V.E., Limberg, J.K., Lucci, V.M., Numan, M., Peltier, A., Snapper, H. & Vernino, S. (2021). American Autonomic Society: Long-COVID postural tachycardia syndrome: an American Autonomic Society statement. *Clinical Autonomic Research, 31*(3), 365–368. https://doi.org/10.1007/s10286-021-00798-2

Rashid, A., Matthews, N.S. & Cowgill, H. (2013). Physiotherapy in the management of disorders of the temporomandibular joint: perceived effectiveness and access to services: a national United Kingdom survey. *British Journal of Oral and Maxillofacial Surgery, 51*(1), 52–57. https://doi.org/10.1016/j.bjoms.2012.03.009

Ravindran, M.K., Zheng, Y., Timbol, C., Merck, S.J. & Baraniuk, J.N. (2011). Migraine headaches in chronic fatigue syndrome (CF): comparison of two prospective cross-sectional studies. *BMC Neurology, 11*, 30. https://doi.org/10.1186/1471-2377-11-30

Reddel, S., Putignani, L. & Del Chierico, F. (2019). The impact of low-FODMAPs, gluten-free, and ketogenic diets on gut microbiota modulation in pathological conditions. *Nutrients, 11*(2), 373. https://doi.org/10.3390/nu11020373

Riedl, A., Schmidtmann, M., Stengel, A., Goebel, M., Wisser, A.S., Klapp, B.F. & Mönnikes, H. (2008). Somatic comorbidities of irritable bowel syndrome: a systematic analysis. *Journal of Psychosomatic Research, 64*(6), 573–582. https://doi.org/10.1016/j.jpsychores.2008.02.021

Rimes, K.A., Goodman, R., Hotopf, M., Wessely, S., Meltzer, H. & Chalder, T. (2007). Incidence, prognosis, and risk factors for fatigue and chronic fatigue syndrome in adolescents: a prospective community study. *Pediatrics, 119*(3), E603–609. https://doi.org/10.1542/peds.2006-2231

Robinson, L., Durham, J., Maclachlan, L. & Newton, J. (2015). Autonomic function in chronic fatigue syndrome with and without painful temporomandibular disorder. *Fatigue: Biomedicine, Health & Behavior, 3*(4), 205–219. https://doi.org/10.1080/21641846.2015.1091152

Roma, M., Marden, C.L., Flaherty, M.A.K., Jasion, S.E., Cranston, E.M. & Rowe, P.C. (2019). Impaired health-related quality of life in adolescent myalgic encephalomyelitis/chronic fatigue syndrome: the impact of core symptoms. *Frontiers in Pediatrics, 15*(7), 26. https://doi.org/10.3389/fped.2019.00026

Rowe, P.C., Barron, D.F., Calkins, H., Maumenee, I.H., Tong, P.Y. & Geraghty, M.T. (1999). Orthostatic intolerance and chronic fatigue syndrome associated with Ehlers-Danlos syndrome. *Jour-*

nal of Pediatrics, 135(4), 494–499. https://doi.org/10.1016/S0022-3476(99)70173-3

Rowe, P.C., Fontaine, K.R., Lauver, M., Jasion, S.E., Marden, C.L. & Moni, M. (2016). Neuromuscular strain increases symptom intensity in chronic fatigue syndrome. *PLOS ONE, 11*(7), E0159386. https://doi.org/10.1371/journal.pone.0159386

Rowe, P.C., Underhill, R.A., Friedman, K.J., Gurwitt, A., Medow, M.S., Schwartz, M.S., Speight, N., Stewart, J.M., Vallings, R.& Rowe, K.S. (2017). Myalgic encephalomyelitis/chronic fatigue syndrome diagnosis and management in young people: a primer. *Frontiers in Pediatrics, 19*(5), 121. https://doi.org/10.3389/fped.2017.00121

Rowe, P.C., Marden, C.L., Heinlein, S. & Edwards, C.C. (2018). Improvement of severe myalgic encephalomyelitis/chronic fatigue syndrome symptoms following surgical treatment of cervical spinal stenosis. *Journal of Translational Medicine, 16*(1), 21. https://doi.org/10.1186/s12967-018-1397-7

Russell, I.J., Orr, M.D., Littman, B., Vipraio, G.A., Alboukrek, D., Michalek, J.E., Lopez, Y. & MacKillip, F. (1994). Elevated cerebrospinal fluid levels of substance P in patients with the fibromyalgia syndrome. *Arthritis and Rheumatology, 37*(11), 1593–1601. https://doi.org/10.1002/art.1780371106

Selleck, B. & Selleck, C. (2021). A primer on mast cell activation disease for the nurse practitioner. *Journal for Nurse Practitioners, 17*(7), 776–780.

Serrador, J.M., Quigley, K.S., Zhao, C., Findley, T. & Natelson, B.H. (2018). Balance deficits in chronic fatigue syndrome with and without fibromyalgia. *NeuroRehabilitation, 42*(2), 235–246. https://doi.org/10.3233/NRE-172245

Sharpe, M.C., Archard, L.C., Banatvala, J.E., Borysiewicz, L.K., Clare, A.W., David, A., Edwards, R.H., Hawton, K.E., Lambert, H.P. & Lane, R.J. (1991). A report: chronic fatigue syndrome: guidelines for research. *Journal of the Royal Society of Medicine, 84*(2), 118–121. https://doi.org/10.1177/014107689108400224

Shepherd, C. & Chaudhuri, A. (2019). *ME/CFS/PVFS: An Exploration of the Key Clinical Issues*. The ME Association.

Shepherd, C. (2021). *Long COVID and ME/CFS*. ME Association. https://meassociation.org.uk/wp-content/uploads/LONG-COVID-AND-MECFS-ARE-THEY-THE-SAME-CONDITION-MAY-2023.pdf.

Siberry, V.G.R. & Rowe, P.C. (2022). Pediatric Long COVID and myalgic encephalomyelitis/chronic fatigue syndrome: overlaps and opportunities. *Pediatric Infectious Disease Journal, 41*(4), E139–E141. https://doi.org/10.1097/INF.0000000000003477

Similä, W.A. (2022). *Health-related quality of life in young people with chronic fatigue syndrome/myalgic encephalomyelitis* [PhD thesis]. Norwegian University of Science and Technology.

Sinaii, N., Cleary, S.D., Ballweg, M.L., Nieman, L.K. & Stratton, P. (2002). High rates of autoimmune and endocrine disorders, fibromyalgia, chronic fatigue syndrome and atopic diseases among women with endometriosis: a survey analysis. *Human Reproduction, 17*(10), 2715–2724. https://doi.org/10.1093/humrep/17.10.2715

Skufca, J., Ollgren, J., Ruokokoski, E., Lyytikainen, O. & Nohynek, H. (2017). Incidence rates of Guillain Barre (GBS), chronic fatigue/systemic exertion intolerance disease (CFS/SEID) and postural orthostatic tachycardia syndrome (POTS) prior to introduction of human papilloma virus (HPV) vaccination among adolescent girls. *Papillomavirus Research, 3*, 91–96.

Smith, M.E.B., Nelson, H.D., Haney, E., Pappas, M., Daeges, M., Wasson, N. & McDonagh, M. (2014). Diagnosis and treatment of myalgic encephalomyelitis/chronic fatigue syndrome. *Evidence Report/Technology Assessment, 219*, 1–433. https://doi.org/10.23970/AHRQEPCERTA219

Speight, N. (2020). Severe ME in Children. *Healthcare, 8*(3), 211. https://doi.org/10.3390/healthcare8030211

Staud, R., Robinson, M.E. & Price, D.D. (2005). Isometric exercise has opposite effects on central pain mechanisms in fibromyalgia patients compared to normal controls. *Pain, 118*(1–2), 176–184. https://doi.org/10.1016/j.pain.2005.08.007

Steinmann, B., Royce, P. & Superti-Furga, A. (2002). The Ehlers-Danlos Syndrome. In P.M. Royce & B. Steinmann (Eds.), *Connective Tissue and Its Heritable Disorders* (pp. 431–523). Wiley. https://doi.org/10.1002/0471221929.ch9

Stewart, J.M., Gewitz, M.H., Weldon, A., Arlievsky, N., Li, K. & Munoz, J. (1999). Orthostatic intolerance in adolescent chronic fatigue syndrome. *Pediatrics, 103*(1), 116–121. https://doi.org/10.1542/peds.103.1.116

Strassheim, V., Lambson, R., Hackett, K.L. & Newton, J.L. (2017). What is known about severe and very severe chronic fatigue syndrome? A scoping review. *Fatigue: Biomedicine, Health & Behavior, 5*(3), 167–183. https://doi.org/10.1080/21641846.2017.1333185

Strassheim, V., Newton, J.L. & Collins, T. (2021). Experiences of living with severe chronic fatigue syndrome/myalgic encephalomyelitis. *Healthcare, 9*(2), 168. https://doi.org/10.3390/healthcare9020168

Subramanian, A., Nirantharakumar, K., Hughes, S., Myles, P., Williams, T., Gokhale, K.M., Taverner, T., Chandan, J.S., Brown, K., Simms-Williams, N., Shah, A.D., Singh, M., Kidy, F., Okoth, K., Hotham, R., Bashir, N., Cockburn, N., Lee, S.I., Turner, G.M. ... Haroon, S. (2022). Symptoms and risk factors for long COVID in non-hospitalized adults. *Nature Medicine, 28*(8), 1706–1714.

Tanaka, H., Matsushima, R., Tamai, H. & Kajimoto, Y. (2002). Impaired postural cerebral hemodynamics in young patients with chronic fatigue with and without orthostatic intolerance. *Journal of Pediatrics, 140*(4), 412–417. https://doi.org/10.1067/mpd.2002.122725

The National Institute for Health Research. (2021). *Living with COVID19 Second Review.* https://evidence.nihr.ac.uk/themedreview/living-with-covid19-second-review

Thomas, N., Gurvich, C., Huang, K., Gooley, P.R. & Armstrong, C.W. (2022). The underlying sex differences in neuroendocrine adaptations relevant to myalgic encephalomyelitis chronic fatigue syndrome. *Frontiers in Neuroendocrinology, 66*, 100995. https://doi.org/10.1016/j.yfrne.2022.100995

Timbol, C.R. & Baraniuk, J.N. (2019). Chronic fatigue syndrome in the emergency department. *Open Access Emergency Medicine, 11*, 15–28. https://doi.org/10.2147/OAEM.S176843

Tomas, C., Elson, J.L., Strassheim, V., Newton, J.L. & Walker, M. (2020). The Effect of Myalgic Encephalomyelitis/Chronic Fatigue Syndrome (ME/CFS) Severity on Cellular Bioenergetic Function. *PLOS ONE, 15*(4), E0231136. https://doi.org/10.1371/journal.pone.0231136

Twisk, F.N. (2015). Accurate diagnosis of myalgic encephalomyelitis and chronic fatigue syndrome based upon objective test methods for characteristic symptoms. *World Journal of Methodology, 5*(2), 68–87. https://doi.org/10.5662/wjm.v5.i2.68

United Nations (UN). (1948). *Universal Declaration of Human Rights.* www.un.org/en/about-us/universal-declaration-of-human-rights

U.S. ME/CFS Clinician Coalition. (2020). *Diagnosing and treating myalgic encephalomyelitis/chronic fatigue syndrome V2.* https://mecfscliniciancoalition.org/wp-content/uploads/2021/06/MECFS-Clinician-Coalition-Diagnosis-and-Treatment-Handout-V2.pdf.

van Campen, C.L.M.C., Verheugt, F.W.A. & Visser, F.C. (2018). Cerebral blood flow changes during tilt table testing in healthy volunteers, as assessed by Doppler imaging of the carotid and vertebral arteries. *Clinical Neurophysiology Practice, 23*(3), 91–95 https://doi.org/10.1016/j.cnp.2018.02.004

van Campen, C.L.M.C., Verheugt, F.W.A., Rowe, P.C. & Visser, F.C. (2020). Cerebral blood flow is reduced in ME/CFS during head-up tilt testing even in the absence of hypotension or tachycardia: a quantitative, controlled study using Doppler echography. *Clinical Neurophysiology Practice, 8*(5), 50–58. https://doi.org/10.1016/j.cnp.2020.01.003

van Campen, C.L.M.C., Rowe, P.C. & Visser, F.C. (2020a). Validation of the severity of myalgic encephalomyelitis/chronic fatigue syndrome by other measures than history: activity bracelet, cardiopulmonary exercise testing and a validated activity questionnaire: SF-36. *Healthcare (Basel), 8*(3), 273. https://doi.org/10.3390/healthcare8030273

van Campen, C.L.M.C., Rowe, P.C. & Visser, F.C. (2020b). Two-day cardiopulmonary exercise testing in females with a severe grade of myalgic encephalomyelitis/chronic fatigue syndrome: comparison with patients with mild and moderate disease. *Healthcare, 8*(3), 192. https://doi.org/10.3390/healthcare8030192

van Campen, C.M.V., Rowe, P.C. & Visser, F.C. (2020c). Reductions in cerebral blood flow can be provoked by sitting in severe myalgic encephalomyelitis/chronic fatigue syndrome patients. *Healthcare, 8*(4), 394. https://doi.org/10.3390/healthcare8040394

Voermans, N.C., Knoop, H., van de Kamp, N., Hamel, B.C., Bleijenberg, G. & van Engelen, B.G. (2010). Fatigue is a frequent and clinically relevant problem in Ehlers-Danlos syndrome. *Seminars in Arthritis and Rheumatology, 40*(3), 267–274. https://doi.org/10.1016/j.semarthrit.2009.08.003

Vyas, J., Muirhead, N., Singh, R., Ephgrave, R. & Finlay, A.Y. (2022). Impact of myalgic encephalomyelitis/chronic fatigue syndrome (ME/CFS) on the quality of life of people with ME/CFS and their partners and family members: an online cross-sectional survey. *BMJ Open, 12*, 5. https://doi.org/10.1136/bmjopen-2021-058128

Wang, W., Zhao, F. & Ma, X. (2020). Mitochondria Dysfunction in the Pathogenesis of Alzheimer's Disease: Recent Advances. *Molecular Neurodegeneration, 15*, 30. https://doi.org/10.1186/s13024-020-00376-6

Webb, C.M., Collin, S.M., Deave, T., Haig-Ferguson, A., Spatz, A. & Crawley, E. (2011). What stops children with a chronic illness accessing health care: a mixed methods study in children with chronic fatigue syndrome/myalgic encephalomyelitis (CFS/ME). *BMC Health Services Research, 11*(11), 308. https://doi.org/10.1186/1472-6963-11-308

Weigel, B., Eaton-Fitch, N., Passmore, R., Cabanas, H., Staines, D. & Marshall-Gradisnik, S. (2021). A preliminary investigation of nutritional intake and supplement use in Australians with myalgic encephalomyelitis/chronic fatigue syndrome and the implications on health-related quality of life. *Food & Nutrition Research, 7*, 65. https://doi.org/10.29219/fnr.v65.5730

White, P.D., Thomas, J.M., Amess, J., Crawford, D.H., Grover, S.A., Kangro, H.O. & Clare, A.W. (1998). Incidence, risk and prognosis of acute and chronic fatigue syndromes and psychiatric disorders after glandular fever. *British Journal of Psychiatry, 173*, 475–481. https://doi.org/10.1192/bjp.173.6.475

Williams, L.R. & Isaacson-Barash, C. (2021). Three cases of severe ME/CFS in adults. *Healthcare (Basel), 9*(2), 215. https://doi.org/10.3390/healthcare9020215

Wolfe, F., Clauw, D.J., Fitzcharles, M.A., Goldenberg, D.L., Häuser, W., Katz, R.L., Mease, P.J., Russell, A.S., Russell, I.J. & Walitt, B. (2016). 2016 revisions to the 2010/2011 fibromyalgia diagnostic criteria. *Seminars in Arthritis and Rheumatology, 46*(3), 319–329. https://doi.org/10.1016/j.semarthrit.2016.08.012

Wolfe, F., Schmukler, J., Jamal, S., Castrejon, I., Gibson, K.A., Srinivasan, S., Häuser, W. & Pincus, T. (2019). Diagnosis of fibromyalgia: disagreement between fibromyalgia criteria and clinician-based fibromyalgia diagnosis in a university clinic. *Arthritis Care Research (Hoboken), 71*(3), 343–351. https://doi.org/10.1002/acr.23731

Wong, T.L. & Weitzer, D.J. (2021). Long COVID and Myalgic Encephalomyelitis/Chronic Fatigue Syndrome (ME/CFS)-A Systemic Review and Comparison of Clinical Presentation and Symptomatology. *Medicina, 57*(5), 418. https://doi.org/10.3390/medicina57050418

Wormgoor, M.E.A. & Rodenburg, S.C. (2021). The evidence base for physiotherapy in myalgic encephalomyelitis/chronic fatigue syndrome when considering post-exertional malaise: a systematic review and narrative synthesis. *Journal of Translational Medicine, 19*(1), 1. https://doi.org/10.1186/s12967-020-02683-4

Wynarczyk, N. (2019). *ME awareness: social services can threaten families of children with chronic fatigue. The ME Association.* https://meassociation.org.uk/2019/05/me-awareness-social-services-can-threaten-families-of-children-with-chronic-fatigue-05-may-2019

Yuan, S.L., Matsutani, L.A. & Marques, A.P. (2015). Effectiveness of different styles of massage therapy in fibromyalgia: a systematic review and meta-analysis. *Manual Therapy, 20*(2), 257–264. https://doi.org/10.1016/j.math.2014.09.003

Zimmermann, P., Pittet, L.F. & Curtis, N. (2021). How common is Long COVID in children and adolescents? *Pediatric Infectious Disease Journal, 40*(12), E482–E487. https://doi.org/10.1097/INF.0000000000003328

Weiterführende Literatur

Andersen, R.J., Dey, B.K. & Adhikari, A. (2020). Antidepressants and novel psychotropic agents: potential roles in COVID-19 therapeutic strategies. *Therapeutic Advances in Psychopharmacology, 10*, 2045125320972080.

Andersen, R.J., Dey, B.K. & Adhikari, A. (2020). Antidepressants and novel psychotropic agents: potential roles in COVID-19 therapeutic strategies. *Therapeutic Advances in Psychopharmacology, 10*, 2045125320972080.

Centers for Disease Control and Prevention (CDC). (2015). *IOM 2015 Diagnostic Criteria.* https://www.cdc.gov/me-cfs/hcp/diagnosis/iom-2015-diagnostic-criteria-1.html

Chia, J.K.S. & Chia, H.N. (2008). Persistence of enteroviral RNA in patients with chronic fatigue syndrome. *Journal of Medical Virology, 80*(5), 823–828.

Elson, J.L., Tomas, C., Strassheim, V., Newton, J.L. & Walker, M. (2020). The effect of myalgic encephalomyelitis/chronic fatigue syndrome (ME/CFS) severity on cellular bioenergetic function. *PLOS ONE, 15*(4), E0231136. https://doi.org/10.1371/journal.pone.0231136

International Headache Society (HIS). (2021). *IHS Classification ICHD-3*. https://ichd-3.org/1-migraine

Lacerda, E.M., Nacul, L., de Barros, B., Kingdon, C.C., Cliff, J.M., Clark, T.G., Mudie, K., Dockrell, H.M. & Laperda, E. (2019). Evidence of clinical pathology abnormalities in people with myalgic encephalomyelitis/chronic fatigue syndrome (ME/CFS) from an analytic cross-sectional study. *Diagnostics, 9*(2), 41.

Masood, W., Annamaraju, P. & Uppaluri, K.R. (2023). Ketogenic Diet. https://www.ncbi.nlm.nih.gov/books/NBK499830/

Nappi, R.E. & Nappi, G. (2012). Neuroendocrine aspects of migraine in women. *Gynecological Endocrinology, 28*(1), 37–41. https://doi.org/10.3109/09513590.2012.651931

Ramos, J.P. & Koenig, C. (2022). *Congenital heart defects and the risk of persistent post-COVID-19 symptoms*. Pediatric Cardiology.

Thapaliya, K., Staines, D., Marshall Gradisnik, S., Su, J. & Barnden, L. (2022). Volumetric differences in hippocampal subfields and associations with clinical measures in myalgic encephalomyelitis/chronic fatigue syndrome. *Journal of Neuroscience Research, 100*(7), 1476–1486. https://doi.org/10.3389/fnins.2022.848730

Teil 2: Symptome und Management

In **Kapitel 6** werden die Symptome, Auslöser und der Zeitrahmen von Post-exertional Malaise (PEM) beschrieben, die aktuellen Theorien, die die dahinterstehenden Prozesse erklären, wie Interaktionen und Interventionen angepasst werden können, um PEM zu vermeiden, und welche Managementinstrumente es gibt, um Menschen dabei zu helfen, PEM in ihrem Alltag zu minimieren.

In **Kapitel 7** wird untersucht, was unter Fatigue im Zusammenhang mit ME/CFS zu verstehen ist, welche Prozesse an der Entstehung von Fatigue beteiligt sein können und welche therapeutischen Maßnahmen nützlich oder kontraproduktiv sein können.

Kapitel 8 beschreibt die Art der kognitiven Dysfunktion bei Menschen mit ME/CFS und ihre mögliche Pathophysiologie sowie die Überlegungen, die Health Professionals anstellen sollten, wenn sie mit Menschen mit ME/CFS zu tun haben und Interventionen planen.

Kapitel 9 gibt einen Überblick über die bekannten subjektiven und objektiven Schlafstörungen bei Menschen mit ME/CFS und fasst die Anpassungen an die Praxis und die Überlegungen zusammen, die bei der Planung und Überwachung von therapeutischen Maßnahmen anzustellen sind.

In **Kapitel 10** werden die bekannte Pathophysiologie von Schmerzen bei ME/CFS und die häufigen Komorbiditäten von ME/CFS, die ebenfalls eine Ursache für Schmerzen sein können, erörtert und Möglichkeiten der Schmerzbehandlung beschrieben, die für Menschen mit ME/CFS geeignet sind.

Kapitel 11 beschreibt die Art der neurologischen Dysfunktion bei Menschen mit ME/CFS und welche Überlegungen zur Anpassung von Praxis und Management angestellt werden sollten.

In **Kapitel 12** werden die Komponenten der autonomen Dysfunktion in drei Abschnitte unterteilt: ein gestörtes Gleichgewicht zwischen Sympathikus und Parasympathikus, orthostatische Intoleranz und dysfunktionale Atmung.

Kapitel 13 bietet eine kurze Zusammenfassung der aktuellen Erkenntnisse über das Immunsystem und das neuroendokrine System von Menschen mit ME/CFS und zeigt auf, welche Symptome für Health Professionals von besonderer Bedeutung sein sollten.

6 Post-exertional Malaise (PEM)

Zweck dieses Kapitels

In diesem Kapitel werden die Symptome, Auslöser und der Zeitrahmen von PEM beschrieben, die aktuellen Theorien, die die dahinterstehenden Prozesse erklären, wie Interaktionen und Interventionen angepasst werden können, um PEM zu vermeiden, und welche Managementinstrumente es gibt, um Menschen dabei zu helfen, PEM in ihrem Alltag zu minimieren.

Symptomverschlimmerung nach Anstrengung (PEM) ist das charakteristische Merkmal von ME/CFS und beinhaltet zusätzliche Symptome und/oder die Verschlimmerung bestehender Symptome als Reaktion auf eine Anstrengung (Bateman et al., 2021). Die therapeutischen Interventionen der Health Professionals können PEM auslösen. Daher ist es wichtig, dass sie wissen, was PEM auslösen kann und wie sie ihre Interventionen anpassen können, um PEM zu vermeiden.

6.1 Definition von PEM

PEM beschreibt das Auftreten neuer Symptome oder eine Verschlimmerung bestehender Symptome als Reaktion auf körperliche, kognitive, sensorische und emotionale Belastungen und gilt als das Hauptmerkmal von ME/CFS (Mateo et al., 2020). Ähnliche Begriffe sind „post exertional neuroimmune exhaustion“ (PENE) oder „post exertional symptom exacerbation“ (PESE) (Chu et al., 2018).

Der Begriff „post exertional malaise“ (Symptomverschlimmerung nach Anstrengung) wurde 1994 in Verbindung mit der Entwicklung der Kriterien des Centers for Disease Control and Prevention (CDC) für die Diagnose von ME/CFS (auch bekannt als Fukuda-Kriterien) geschaffen (Fukuda et al., 1994). Die CDC-Kriterien wurden kritisiert, weil sie nicht spezifisch genug sind für die Erklärung von ME/CFS. Auch wurde der Begriff PEM von Kliniker:innen und Forscher:innen uneinheitlich verwendet (Chu et al., 2018), ohne dass klar erklärt wurde, was dieser Begriff bedeutete oder dass er in die Liste der für die Diagnose wesentlichen Symptome aufgenommen wurde. In der Forschung wurde versucht, PEM genauer zu definieren, wobei alternative Vorschläge für den Begriff wie PENE oder PESE gemacht wurden (Chu et al., 2018; Holtzman et al., 2019). In einem internationalen Konsenskriterium (Carruthers et al., 2011) wurde die post-exertionale neuroimmune Erschöpfung (PENE) als obligatorisches Symptom für die Diagnose von ME/CFS aufgeführt und als pathologische Unfähigkeit, bei Bedarf ausreichend Energie zu produzieren, mit ausgeprägten Symptomen vor allem in den Regionen des Neuroimmunsystems beschrieben. Die Merkmale von PENE werden wie folgt beschrieben:

- Ausgeprägte schnelle körperliche und/oder kognitive Ermüdbarkeit als Reaktion auf Anstrengung
- Verschlimmerung der Symptome nach der Anstrengung
- Erschöpfung nach der Anstrengung, die sofort oder mit stunden- oder tagelanger Verzögerung auftreten kann

- Verlängerte Erholungsphase, die länger als 24 Stunden dauert, aber auch Tage, Wochen oder länger dauern kann.

Kim: Ich muss jeden Tag sorgfältig auf mich achten, um PEM zu vermeiden. Hitze, Kälte, Viren und äußere Einflüsse haben alle Auswirkungen, einige vorhersehbar und andere nicht. Während PEM verliere ich die Fähigkeit zu sehen und zu hören, zu gehen und zu sprechen. Es wird nur durch Ruhe und Stille gelindert.

Obwohl „Symptomverschlimmerung" keine genaue Beschreibung des Erlebens von PEM ist, wird in diesem Buch aus Gründen der Einheitlichkeit weiterhin der Begriff „PEM" verwendet, um das Auftreten neuer Symptome oder die Verschlimmerung bestehender Symptome nach einer Anstrengung zu beschreiben, da dies die in der aktuellen Literatur über ME/CFS am häufigsten verwendete Terminologie ist.

Es wurden einige qualitative Forschungsarbeiten durchgeführt, um die Erfahrungen mit PEM zu verstehen (Chu et al., 2018; Holtzman et al., 2019), aber diese Daten sind aufgrund ihres Umfangs und möglicher Auswahlverzerrungen begrenzt und spiegeln möglicherweise nicht die Erfahrungen jedes Einzelnen mit PEM wider.

6.2 Symptome der PEM

Es gibt keine festen Symptome, die PEM definieren. Jede Person mit ME/CFS kann PEM anders erleben als andere, und ihre individuellen PEM-Symptome können von der Art des auslösenden Ereignisses abhängen. In einer internationalen Umfrage unter mehr als 1500 Menschen mit ME/CFS (Holtzman et al., 2019) wurden Symptome aufgelistet, die das kardiovaskuläre, neurologische, muskuloskelettale, metabolische, autonome, immunologische und gastrointestinale System betreffen. Die am häufigsten berichteten Symptome waren:

- Verminderte Ausdauer und/oder Funktionsfähigkeit (99,4 Prozent)
- Körperliche Ermüdung (98,9 Prozent)
- Kognitive Erschöpfung (97,4 Prozent)
- Probleme beim Denken (97,4 Prozent)
- Nicht erholsamer Schlaf (95,0 Prozent)
- Muskelschmerzen (87,9 Prozent)
- Schlaflosigkeit (87,3 Prozent)
- Muskelschwäche/Instabilität (87,3 Prozent)
- Dysregulierung der Temperatur (86,9 Prozent)
- Grippeähnliche Symptome (86,6 Prozent).

Einige Symptome der PEM, wie Ermüdung und Muskelschmerzen, können von der Allgemeinbevölkerung nach einer anstrengenden Tätigkeit, wie z.B. einem anstrengenden Training, leicht empfunden werden (Chu et al., 2018). So berichtete eine Gruppe gesunder Teilnehmer:innen nach einem kardiopulmonalen Belastungstest (CPET) über Müdigkeit, Schwäche und schmerzende Muskeln und Gelenke (Mateo et al., 2020). Diese Symptome waren von kurzer Dauer, beeinträchtigten die Aktivitäten des täglichen Lebens nicht und die meisten Teilnehmenden kehrten innerhalb eines Tages nach Beendigung des Tests zu ihrer ursprünglichen Aktivität zurück.

Bei Menschen mit ME/CFS kann der Schweregrad der PEM-Symptome jedoch in einem Missverhältnis zum Ausmaß des Auslösers stehen (Bateman et al., 2021).

Oliver: Ich muss ständig vorausplanen, damit ich funktionieren kann, ohne PEM auszulösen.

Auch wenn die Bevölkerung oder Menschen mit anderen Erkrankungen Müdigkeit nach Anstrengung empfinden, erleben sie nicht die Ausprägung oder Schwere der Symptome, die von Menschen mit ME/CFS berichtet werden. So berichteten Menschen mit ME/CFS bei einem CPET von Symptomen wie kognitiven Störungen, Funktionseinbußen und grippeähnlichen Symptomen, und die durchschnittliche Zeit bis zum Abklingen dieser Symptome betrug 4,5 Tage (Mateo et al., 2020). Das Erleben von PEM ist daher das Markenzeichen von Menschen mit ME/CFS, und die Reaktion auf Anstrengung kann schwere und weit verbreitete Symptome verursachen.

6.2.1 Trigger von PEM

Es liegt in der Natur der PEM, dass sie durch Anstrengung ausgelöst wird. Es ist wichtig zu verstehen, was unter „Anstrengung" zu verstehen ist, da dies ein breites Spektrum von Erfahrungen umfasst. Der Auslöser ist nicht immer erkennbar. In der internationalen Umfrage gaben beispielsweise 84,9 Prozent der Befragten an, dass es in einigen Fällen zu keinem identifizierbaren Auslöser für die Verschlimmerung ihrer Symptome gekommen ist (Holtzman et al., 2019). Health Professionals können bei der Identifizierung von Auslösern helfen und die Person ermutigen, ein Tagebuch der Symptome und Aktivitäten zu führen, wobei zu beachten ist, dass allein das Führen eines Tagebuchs zu einer kognitiven Anstrengung führen und selbst ein Auslöser für PEM sein kann. Belastungsauslöser für PEM können die folgenden Formen annehmen:

1. Physische Auswirkungen
Körperliche Anstrengung kann als körperliche Betätigung interpretiert werden; körperliche Anstrengung kann bei Menschen mit ME/CFS jedoch auch bei typischen Alltagsaktivitäten wie Gehen, Treppensteigen, Duschen oder sogar beim bloßen Aufstehen im Bett auftreten. In der internationalen Umfrage unter mehr als 1500 Menschen mit ME/CFS (Holtzman et al., 2019) beschrieben beispielsweise 78,2 Prozent „grundlegende Aktivitäten des täglichen Lebens" als Auslöser von PEM, und 64,5 Prozent gaben an, dass ein einfacher Positionswechsel als Auslöser ausreicht. PEM kann durch Lageveränderungen entgegen der Schwerkraft ausgelöst werden, was mit orthostatischen Unverträglichkeiten in Verbindung gebracht werden kann, die in Kapitel 12 behandelt werden.

2. Kognitive Auswirkungen
Es hat sich gezeigt, dass kognitive Anstrengung ähnliche PEM-Symptome auslöst wie körperliche Anstrengung (Keech et al., 2015). So haben Forschende beispielsweise simuliertes Autofahren als Mittel zur Auslösung von PEM verwendet (Cvejic et al., 2017; Keech et al., 2015). Kognitive Anstrengung kann durch einfache Tätigkeiten wie Lesen in der Freizeit oder Kommunikation mit anderen verursacht werden (siehe Kapitel 8 für weitere Informationen über kognitive Störungen bei Menschen mit ME/CFS).

3. Auswirkungen auf die Sinnesorgane
Menschen mit ME/CFS können überempfindlich auf eine Reihe von sensorischen Reizen wie Licht, Lärm und Geruch reagieren, und über 80 Prozent der Befragten gaben sensorische Überlastung als Auslöser für ihre PEM an (Holtzman et al., 2019). Weitere Informationen zur Überempfindlichkeit finden Sie in Kapitel 11.

4. Emotionale Auswirkungen
Starke Emotionen können ebenfalls ein Auslöser für PEM sein (Chu et al., 2018). 93,2 Prozent der Befragten gaben an, dass sie PEM nach emotionalem Stress erlebt haben, und 88,3 Prozent nannten emotionale Ereignisse als Ursache (Holtzman et al., 2019). Emotionale Auslöser können positive oder negative Ereignisse sein und mit kognitiver und sensorischer Überlastung zusammenhängen.

6.2.2 Beginn und Dauer der PEM

Der Beginn der PEM kann unmittelbar auf einen Belastungsauslöser folgen oder eine verzögerte Reaktion von mehreren Stunden oder Tagen sein (Bateman et al., 2021). In einer nationalen Umfrage unter mehr als 1500 Menschen mit ME/CFS wurde der Beginn der PEM am häufigsten mit ein bis zwei Tagen angegeben (Holtzman et al., 2019). Die Dauer der PEM-Symptome kann Berichten zufolge mehrere Stunden, mehrere Tage oder sogar mehrere Monate betragen (Chu et al., 2018). In der gleichen Umfrage (Holtzman et al., 2019) gaben 58 Prozent der Befragten an, dass die Symptome zwischen drei und sechs Tagen und 46,7 Prozent zwischen einer Woche und einem Monat andauerten. Insgesamt 1029 Personen (67,1 Prozent) beschrieben einen Ausbruch, der nie wieder verschwand, was darauf hindeutet, dass sich der Gesamtschweregrad ihrer Symptome nach einem Auslöser dauerhaft verschlimmert hatte. Es gibt weder einen festen Zeitpunkt für den Beginn oder die Dauer der PEM bei jeder Person mit ME/CFS noch eine vorhersehbare Reaktion auf einen bestimmten Auslöser (Chu et al., 2018).

6.2.3 Physiologische Reaktionen auf körperliche Anstrengung

Da Health Professionals hauptsächlich mit körperlicher Aktivität zu tun haben, wird sich der Rest dieses Kapitels auf körperliche Anstrengung konzentrieren. Um zu verstehen, warum eine Person mit ME/CFS körperliche Anstrengung nicht verträgt, ist es zunächst hilfreich, die **typische Reaktion eines gesunden Körpers** zu verstehen.

Eine vereinfachte Version dieser Reaktionen lautet wie folgt: Um den Anforderungen einer körperlichen Aktivität gerecht zu werden, müssen das Herz, die Blutzellen und die Lungen sauerstoffreiches Blut an das Gewebe der benötigten Muskeln liefern, und diese Muskeln verwenden dann Sauerstoff zusammen mit Glukose, Fetten und manchmal Proteinen, um Energie in Form von Adenosintriphosphat (ATP) zu erzeugen. Dieser Prozess wird als aerober Stoffwechsel bezeichnet (Ghosh, 2004): Aus einem Molekül Glukose 34 wird das Molekül ATP erzeugt (Staughton, 2021). Eines der Nebenprodukte des aeroben Stoffwechsels ist Kohlendioxid, das über die gleichen Systeme aus dem Blut entfernt wird.

Wenn der Energiebedarf ansteigt, erhöht sich auch der Stoffwechsel und in der Folge die Menge des produzierten Kohlendioxids, was zu einem entsprechenden Anstieg von Herzfrequenz, Blutdruck und Atemfrequenz führt. Wenn die Sauerstoffzufuhr den Energiebedarf nicht mehr decken kann, schaltet der Stoffwechsel auf den anaeroben Stoffwechsel um, bei dem kein Sauerstoff zur Energiegewinnung benötigt wird und der Kohlendioxidgehalt den Sauerstoffgehalt übersteigt. Der anaerobe Stoffwechsel ist nicht so effizient wie der aerobe Stoffwechsel, da er nur zwei Moleküle ATP pro Molekül Glukose erzeugt und Milchsäure und Kohlendioxid als Nebenprodukt produziert (Staughton, 2021). Der Punkt, an dem der aerobe Stoffwechsel in den anaeroben Stoffwechsel übergeht, wird mit verschiedenen Begriffen bezeichnet, z. B. „Laktatschwelle“, „Herzfrequenz-Abweichungspunkt (HRDP)“ und „ventilatorische anaerobe Schwelle“ (VAT) (Ghosh, 2004).

Diese Prozesse können objektiv mit einem kardiopulmonalen Belastungstest (CPET) gemessen werden (Albouaini et al., 2007). Der/die Teilnehmende wird mit einem Gerät ausgestattet, das die ausgeatmeten Gase auffängt und analysiert, sowie mit Monitoren für Herzfrequenz und Blutdruck. Der/die Teilnehmende wird dann aufgefordert, bis zu einem Punkt maximaler Anstrengung zu arbeiten, normalerweise auf einem statischen Heimtrainer mit zunehmendem Widerstand.

Im Sport und in der Rehabilitation kann die aerobe Kapazität durch Training an oder um die anaerobe Schwelle (Davis et al., 1979; Ghosh, 2004) verbessert werden. Diese positiven Wirkungen treten auch bei anderen Bevölkerungsgruppen auf. So kann aerobes Training die aerobe Kapazität bei Menschen mit leichtem bis mittlerem Schlaganfall (Pang et al., 2006), chronischer Herzinsuffizienz (Sullivan et al., 1989) und chronisch obstruktiver Lungenerkrankung (COPD) (Punzal et al., 1991) erhöhen.

Um die **physiologischen Reaktionen auf körperliche Anstrengung bei Menschen mit ME/CFS** zu untersuchen, wurden kardiopulmonale Belastungstests eingesetzt. Einige Studien haben nach einem einzigen Test keine Unterschiede zwischen Menschen mit ME/CFS und vergleichbaren Kontrollpersonen in Bezug auf die Spitzenherzfrequenz und den maximalen Sauerstoffverbrauch (VO_2) gezeigt, was darauf hindeutet, dass die Teilnehmenden mit ME/CFS nicht „dekonditioniert" sind (Nelson, Buckley et al., 2019; Sargent et al., 2002). Andere Studien haben Unterschiede nach einem einzigen CPET festgestellt und gezeigt, dass Menschen mit ME/CFS im Vergleich zu alters- und geschlechtsgleichen Kontrollpersonen eine abgeschwächte Herzfrequenzreaktion (chronotrope Intoleranz), eine geringere anaerobe Schwelle und eine höhere Milchsäureproduktion aufweisen (Davenport et al., 2019; Davenport, Stevens et al., 2020; Lien et al., 2019).

Die unterschiedlichen Ergebnisse lassen sich möglicherweise durch Unterschiede in der aeroben Fitness der Teilnehmenden und nicht unbedingt durch die physiologischen Merkmale von ME/CFS erklären (Cook et al., 2022). Die mit ME/CFS und PEM verbundenen Prozesse werden jedoch durch eine „zweistündige CPET" deutlicher, bei der eine zweite CPET 24 Stunden nach der ersten wiederholt wird.

In der Allgemeinbevölkerung stimmt das Ergebnis eines wiederholten Tests in der Regel mit dem des ersten Tests überein oder verbessert es sogar. Menschen mit chronischen Lungen- und Herzkrankheiten sowie Erkrankungen, die zu Fatigue führen, wie HIV und Multiple Sklerose, können ebenfalls das Ergebnis wiederholen oder sogar ihre Ergebnisse vom Vortag verbessern (Larson et al., 2019). Menschen mit ME/CFS haben jedoch beim zweiten CPET eine deutliche Verschlechterung bei allen Leistungsmaßen gezeigt, wie z. B. eine geringere Herzfrequenzreaktion, ein schnellerer Eintritt in den anaeroben Stoffwechsel als beim vorherigen Test, eine geringere maximale VO_2 und erhöhte Laktatwerte im Blut (Davenport et al., 2019; Davenport, Stevens et al., 2020; Keller et al., 2014; Lien et al., 2019). Eine solche Verschlechterung der Funktion über einen zweitägigen CPET wurde bisher nur bei Menschen mit ME/CFS beobachtet und ist ein Hinweis auf die Prozesse, die hinter PEM stehen (Davenport, Stevens et al., 2020).

Der Leistungsabfall wurde bei einer anderen Form der körperlichen Anstrengung bei Menschen mit ME/CFS wiederholt. Wiederholte Tests zur maximalen Muskelkontraktion beim Handgriff (Jäkel et al., 2021) und beim Quadrizeps (Paul et al., 1999) zeigen, dass gesunde Kontrollpersonen mit früheren Ergebnissen übereinstimmen können, während Menschen mit ME/CFS ebenfalls eine Leistungsminderung aufweisen. Die Mechanismen, die hinter dieser potenziellen peripheren Ermüdung stehen, werden in Kapitel 7 ausführlich diskutiert. Bei Menschen mit ME/CFS wurden bei Belastungstests weitere negative physiologische Auswirkungen körperlicher Anstrengung festgestellt, darunter:

- Verminderte Sauerstoffversorgung des präfrontalen Kortex (Neary et al., 2008)
- Beeinträchtigung der kognitiven Verarbeitung (Lamanca et al., 1998; Mateo et al., 2020)
- Verändertes Darmmikrobiom und erhöhte Bakterientranslozierung (Shukla et al., 2015)
- Verringerte Schmerzschwelle (van Oosterwjick et al., 2010).

Weitere Informationen über die Auswirkungen von Bewegung auf Menschen mit ME/CFS finden Sie in Kapitel 17.

6.2.4 Ursachen von PEM

Es gibt derzeit mehrere Theorien zur Erforschung der Ursache von PEM bei Menschen mit ME/CFS.

Eine Theorie für die Unfähigkeit, den Energiebedarf zu decken, ist, dass ME/CFS eine Form von **mitochondrialer Dysfunktion** beinhaltet. Mitochondrien sind für die Energieproduktion verantwortlich und sind wesentlicher Bestandteil der normalen Zellfunktion (Osellame et al., 2012). Mitochondrien enthalten Enzyme, die Zucker, Fette und Proteine oxidieren, um Energie in Form von Adenosintriphosphat (ATP) in einem Prozess zu erzeugen, der als mitochondriale Atmung (Hoeks et al., 2012) bezeichnet wird (Osellame et al., 2012).

Mitochondrien sind nicht nur für die Energieerzeugung wichtig, sie tragen auch zu zellulären Stressreaktionen bei und regulieren die Kommunikation zwischen Zellen und Geweben (Nunnari & Suomalainen, 2012). Darüber hinaus wird angenommen, dass sie an der Neurogenese beteiligt sind, d. h. dem Prozess der Bildung neuer Nervenzellen im Gehirn (Khacho et al., 2017). Eine mitochondriale Dysfunktion kann durch genetische Störungen auftreten (primäre mitochondriale Störung), bei denen ein Problem in dem Gen vorliegt, das speziell für die mitochondriale Atmung und verwandte Proteine kodiert ist. Eine mitochondriale Dysfunktion kann auch als Folge von neurodegenerativen, genetischen und metabolischen Erkrankungen (sekundäre mitochondriale Dysfunktion) (Chinnery, 2000; Khacho et al., 2017; Nunnari & Suomalainen, 2012) auftreten, einschließlich der Alzheimer-Krankheit (Wang et al., 2020), der cholestatischen Lebererkrankung (Arduini et al., 2012), der Parkinson-Krankheit (Greenamyre et al., 1999) und sogar aufgrund der Auswirkungen des Alterns (Khacho et al., 2017).

Eine mitochondriale Dysfunktion wurde bei Menschen mit ME/CFS festgestellt. In einer Studie mit 138 Menschen mit ME/CFS (fast alle mit Kriterien, die PEM als wesentlich einschließen) wurden beispielsweise die Verfügbarkeit von ATP und die Effizienz der Mitochondrien untersucht. Im Vergleich zur normalen Funktion bei 53 gesunden Kontrollpersonen wurde in der Studie bei jedem Teilnehmenden mit ME/CFS eine mitochondriale Dysfunktion festgestellt (Booth et al., 2012). Es wurden signifikante Unterschiede in der mitochondrialen Atmungsfunktion zwischen Menschen mit ME/CFS und gesunden Kontrollpersonen festgestellt (Holden et al., 2020; Tomas et al., 2020), obwohl eine Studie keinen Unterschied in der individuellen mitochondrialen Aktivität feststellte, was darauf hindeutet, dass die Dysfunktion in der Atmung an einer anderen Stelle der Energieproduktionskette liegen könnte (Tomas et al., 2019).

Eine mitochondriale Dysfunktion wurde sowohl bei Menschen mit schwerem als auch mit mittelschwerem ME/CFS festgestellt, aber während alle eine reduzierte mitochondriale Funktion im Vergleich zu gesunden Kontrollpersonen aufwiesen, hatten diejenigen mit schwerem ME/CFS auch höhere Raten der respiratorischen Säurebildung (Tomas et al., 2020). Ein systematischer Review (Holden et al., 2020) von Studien, die die mitochondriale Funktion zwischen Menschen mit ME/CFS und gesunden Kontrollpersonen verglichen, ergab eine derartige Varianz bei den Testprotokollen und Outcome-Messungen zwischen den Studien, dass es nicht genug Konsistenz für eine echte Analyse gab und dass es derzeit zu schwierig ist, die genaue Rolle der Mitochondrien bei der Entstehung von Krankheiten zu bestimmen.

DNA-Studien bei Menschen mit ME/CFS haben keine Hinweise auf eine primäre Störung von Mitochondrien ergeben (Holden et al., 2020). Dies deutet darauf hin, dass eine mitochondriale Dysfunktion eher eine Folge von ME/CFS als eine primäre Ursache sein könnte (Holden et al., 2020). Angesichts der Tatsache, dass mitochondriale Dysfunktion bei einer Reihe von Erkrankungen auftritt, die keine PEM aufweisen, ist es schwierig zu schlussfolgern, dass mitochondriale Dysfunktion allein der Grund dafür ist, dass Menschen mit ME/CFS PEM erleben. Im Vergleich zu anderen Erkrankungen, die eine mitochondriale Dysfunktion aufweisen, ergab eine Studie, dass sich die oxidative Kapazität der Mitochondrien bei Menschen mit ME/CFS nicht von den Menschen mit anderen Erkrankungen unterscheidet, dass aber ein zuverlässiger Unterschied in Bezug auf die ATP-Produktion und die mitochondriale

Atmungsaktivität festgestellt wurde, die eine Unterscheidung zwischen ME/CFS und anderen Erkrankungen mit mitochondrialer Dysfunktion ermöglichen würde (Smits et al., 2011).

Eine Theorie zur Erklärung der Rolle der Mitochondrien bei ME/CFS besagt, dass immun-entzündliche Prozesse die mitochondriale Atmung hemmen und die Mitochondrien schädigen können, was zu einer verminderten Energieproduktion und den nachfolgenden Symptomen von PEM und Fatigue führt (Morris & Maes, 2014).

Bisher gibt es noch keine Forschungsergebnisse, die eine genaue Aussage über die Rolle der mitochondrialen Dysfunktion im Zusammenhang mit der PEM zulassen.

Normale Veränderungen der Herzfrequenz, die notwendig sind, um den Anforderungen einer erhöhten körperlichen Arbeitsbelastung gerecht zu werden, werden durch das sympathische Nervensystem gesteuert. Menschen mit ME/CFS können **Anomalien in der kardialen Neuralregulierung** haben.

Ana: Schon das Sprechen oder die Bewegung meines Körpers im Bett kann ausreichen, um meine Symptome zu verschlimmern.

Dies kann eine Manifestation der Dysregulation des autonomen Nervensystems sein (Davenport et al., 2019). Die Rolle des autonomen Nervensystems bei ME/CFS wird in Kapitel 12 ausführlicher behandelt.

Bei Menschen mit ME/CFS wurden im Zusammenhang mit PEM **Veränderungen des Stoffwechsels** festgestellt. McGregor und Kolleg:innen (2019) fanden Hinweise auf einen Hypermetabolismus während einer PEM-Phase, was auf eine erhöhte Stoffwechselaktivität hinweist. Germain und Kolleg:innen (2022) fanden signifikante metabolische Störungen innerhalb der ersten 24 Stunden nach maximaler körperlicher Anstrengung bei Menschen mit ME/CFS im Vergleich zu Kontrollpersonen sowie das Vorhandensein von vier Metaboliten, die bisher noch nicht mit ME/CFS identifiziert wurden und die möglicherweise für die bei ME/CFS beteiligten Prozesse von Bedeutung sind. In dieser Studie wurden auch Veränderungen in den Energieproduktionswegen festgestellt, insbesondere in Bezug auf den Glutamat-Stoffwechsel, der als erregender Neurotransmitter eine wichtige Rolle im zentralen Nervensystem spielt.

Anomalien wurden auch in den roten Blutkörperchen von Menschen gefunden mit ME/CFS (Saha et al., 2019). Da die roten Blutkörperchen den Sauerstoff durch den Körper transportieren, könnte eine Anomalie in diesen Zellen die Sauerstoffzufuhr verringern, was zu Schwierigkeiten im aeroben Stoffwechsel führen könnte.

6.3 Therapie der Health Professionals

Da PEM durch körperliche, kognitive, sensorische oder emotionale Belastungen ausgelöst werden kann, gibt es viele Aspekte einer therapeutischen Interaktion und Intervention, die unbeabsichtigt PEM auslösen können (siehe **Tabelle 6-1** für Beispiele).

Die Art eines Auslösers und der Schweregrad eines daraus resultierenden PEM sind von Person zu Person unterschiedlich. Health Professionals sollten überlegen, wie sie ihre Behandlung anpassen können, um die Exposition gegenüber Auslösern zu minimieren und somit das Potenzial zur Auslösung von PEM zu minimieren. Vorschläge zur Anpassung der Praxis in Bezug auf jeden spezifischen Auslöser finden sich in diesem Buch, einschließlich einer Übersicht in Kapitel 14.

Der **zweitägige kardiopulmonale Belastungstest** ist bisher die beste objektive Maßnahme zur Feststellung von PEM (Davenport, Stevens et al., 2020). Unglücklicherweise beinhaltet die Art des Tests, dass PEM provoziert wird, was zu einer ernsthaften Verschlimmerung der Symptome führen kann, und die Mittel zur Durchführung eines CPET stehen in den

Tabelle 6-1: Wechselwirkungen der Therapie, die PEM verursachen können

Physikalisch	Jeder Aspekt der Beurteilung der körperlichen Bewegung: • Position der Person (z. B. aufrecht gegen die Schwerkraft im Vergleich zum gestützten Sitz/Bett) • Passive Dehnungen (Rowe et al., 2016) • Anreise zum Behandlungstermin (falls zutreffend)
Kognitiv	Zuhören und Beantworten von Fragen Ausfüllen von Fragebögen Zuhören bei mündlichen Ratschlägen/Anweisungen Lesen und Verstehen von schriftlichem Material
Sinnesorgane	Visuelle Reize durch Körpersprache/Kleidung und Umgebung (z. B. Beleuchtung) Auditive Reize durch Lautstärke/Tonfall der Stimme und Umgebung Berührung durch manuelle Handhabung/manuelle Therapietechniken Geruch von Parfüm/Waschmittel/Deodorant/Rauch/Lufterfrischer
Emotional	Angst, dass Symptome nicht geglaubt werden (aufgrund früherer Erfahrungen) Belastung durch die Diskussion über die Schwere der Behinderung Angst und Vorfreude auf einen Behandlungstermin Überlastung durch eine positive oder negative Interaktion

meisten physiotherapeutischen Standarddiensten nicht zur Verfügung. Für Menschen mit schwerem ME/CFS ist es höchst unwahrscheinlich, dass sie an dem Test teilnehmen können.

PEM kann mit einer detaillierten subjektiven Beurteilung identifiziert werden. Zu den Schlüsselbereichen, auf die man achten sollte, gehört ein Muster von Symptomverschlechterung und -erholung. Die Betroffenen können „gute Tage“ beschreiben, an denen sie mehr leisten können, gefolgt von einer Periode „schlechter Tage“, aber sie können möglicherweise keinen spezifischen Auslöser benennen. Sie können PEM als einen „Rückfall“ beschreiben, „Flare“ (Leuchtrakete), „Crash“ (Zusammenstoß) oder „Payback“ (Rückstoß) (Chu et al., 2018).

Bei der Beurteilung von PEM ist es hilfreich, sich Woche für Woche ein Bild von den Aktivitäten und Symptomen zu machen, wobei zu bedenken ist, dass kognitive, emotionale und sensorische Belastungen ebenso eine Ursache für PEM sein können wie körperliche. Ziel ist es, die auslösenden Aktivitäten mit den daraus resultierenden Symptomen und deren Dauer zu ermitteln, aber wie in diesem Kapitel erläutert, ist die Art der PEM sehr variabel und es gibt möglicherweise kein einfaches Muster. Der Schweregrad der Symptome und die Belastungstoleranz können in Abhängigkeit von einer Reihe von Faktoren schwanken. So berichten beispielsweise viele Frauen, dass Menstruationszyklus, Schwangerschaft und Wechseljahre ihre Symptome verschlimmern (Chu et al., 2019). Anstatt eine standardisierte Liste von Symptomen und Auslösern zu erstellen, ist es wahrscheinlicher, dass ein gründliches subjektives Assessment mit Aktivitätsaufzeichnung einen Überblick über die Bereiche gibt, die behandelt werden können. Die Messung der PEM wird in Kapitel 14 und Kapitel 18 näher erläutert.

Das wichtigste Management von PEM besteht darin, die Person dabei zu unterstützen, ihre **Aktivitäten so zu strukturieren**, dass PEM so weit wie möglich vermieden wird (weitere Informationen zum Energiemanagement finden Sie in Kapitel 15). Ein Herzfrequenzmessgerät kann ein nützliches objektives Instrument sein, um den Menschen zu helfen, den anaeroben Stoffwechsel zu vermeiden oder zu minimieren und somit ihre körperliche Anstrengung zu verringern; dies wird in Kapitel 16 ausführlich behandelt.

Während einer PEM-Phase ist eine therapeutische Behandlung möglicherweise nicht angebracht, und es wird empfohlen, die Person ruhen zu lassen und dafür zu sorgen, dass sie sich erholt, bevor eine weitere Interaktion stattfindet. Alternativ kann eine Person von einem Input profitieren, um akute Symptome wie Schmerzen zu behandeln oder um zu erkennen, dass die Person derzeit einen PEM-Schub hat und ihr Aktivitätsniveau reduzieren muss.

Nach einer PEM-Episode kann es hilfreich sein, darüber nachzudenken, was der Auslöser gewesen sein könnte, und gemeinsam mit der Person nach Wegen zu suchen, um dies in Zukunft zu minimieren.

Faith: Ich versuche, neue Erfahrungen zu vermeiden, weil es schwierig ist, die Wahrscheinlichkeit oder Schwere der PEM, die sie verursachen können, einzuschätzen.

Realistisch betrachtet, können viele Aspekte des täglichen Lebens unvermeidbar oder von hoher Priorität für die Person sein, und daher könnte das Potenzial für PEM leider unvermeidbar sein. Vorschläge für Hilfsmittel und Anpassungen zur Minimierung des Energieverbrauchs können von Nutzen sein.

Zusammenfassung

Post-exertional Malaise (PEM) ist das Kumulieren von Symptomen oder eine Verschlimmerung bestehender Symptome nach einer Anstrengung.

Auslöser können körperlicher, kognitiver, emotionaler und sensorischer Natur sein.

PEM kann eine verzögerte Reaktion sein, so dass es nicht immer offensichtlich ist, dass eine Aktivität sie ausgelöst hat oder welche.

Menschen mit ME/CFS haben bei wiederholten kardiopulmonalen Belastungstests eine Leistungsverschlechterung gezeigt, verglichen mit gesunden Kontrollpersonen und Menschen mit anderen Erkrankungen, die Fatigue verursachen, die im Gegensatz zu ihnen bei Tests die früheren Ergebnisse erreichen oder sogar verbessern können.

Anwendung in der Praxis

Vorrangig ist es, die Auslösung einer PEM zu vermeiden, daher müssen stets geeignete Maßnahmen zum Monitoring der Anzeichen einer PEM ergriffen werden: Jede therapeutische Intervention sollte so angepasst werden, dass körperliche, kognitive, sensorische und emotionale Belastungen reduziert werden, um PEM zu minimieren oder zu vermeiden.

Health Professionals können Menschen mit ME/CFS helfen, Auslöser zu erkennen und ihre Aktivitäten des täglichen Lebens anzupassen, um die Symptome von PEM zu minimieren.

7 Fatigue

Zweck dieses Kapitels

In diesem Kapitel wird untersucht, was unter Fatigue im Zusammenhang mit ME/CFS zu verstehen ist, welche Prozesse an der Entstehung von Fatigue beteiligt sein können und welche therapeutischen Maßnahmen nützlich oder kontraproduktiv sein können.

Fatigue ist der Ausdruck für eine krankhafte Schwäche, ist das einzige Symptom, das in allen diagnostischen Kriterien für ME/CFS verwendet wird, und hat in Forschungsstudien in der Regel Priorität. Ein systematischer Review (Wormgoor & Rodenburg, 2021) über randomisierte kontrollierte Studien zur Evaluierung von physiotherapeutischen Interventionen ergab, dass fast alle Studien Outcome-Messungen zur Fatigue enthielten.

Die Definition von Fatigue bleibt jedoch vage, die ihr zugrunde liegenden Mechanismen sind nur unzureichend verstanden, und viele Methoden zur Messung der Fatigue erfassen nicht exakt die Art der Fatigue, die Menschen mit ME/CFS erleben (Stouten, 2005). Eine Intervention, die bei den meisten anderen Erkrankungen, die zu Müdigkeit führen, typischerweise eingesetzt wird, ist körperliche Betätigung, doch bei Menschen mit ME/CFS wird die Müdigkeit durch Anstrengung wahrscheinlich noch verschlimmert.

7.1 Definition von Fatigue

„Fatigue“ beschreibt eine Abnahme der geistigen und körperlichen Leistungsfähigkeit und ist ein Begriff, der für eine Vielzahl von Krankheiten verwendet werden kann, aber auch von der Allgemeinbevölkerung regelmäßig erlebt wird (und dann als „Ermüdung“ bezeichnet wird). Alle Menschen leiden im Alltag unter Ermüdung als Reaktion auf einen erhöhten Energieverbrauch, und es ist zu erwarten, dass sich dies mit Ruhe bessert und keine Auswirkungen auf die allgemeine Lebensqualität oder die Aktivitäten des täglichen Lebens hat (Kluger et al., 2013).

Fatigue als Symptom kann durch eine Vielzahl von Erkrankungen verursacht werden, zum Beispiel (Krupp, 2003):

- Metabolische/endokrine Krankheiten
- Neurologische Störungen
- Herz-/Lungenkrankheiten
- Geistige Gesundheitsstörungen
- Ansteckende Krankheiten
- Vitaminmangel
- Nebenwirkungen von Medikamenten
- Krebs
- Schwangerschaft.

Fatigue ist ein weit gefasster Begriff, der eine subjektive Erfahrung beschreiben kann, wie z. B. das Gefühl der Erschöpfung, Tätigkeiten, die eine über das erwartete Maß hinausgehende Anstrengung erfordern oder allgemeine Müdigkeit (Kluger et al., 2013). Fatigue kann aber auch ein objektives Leistungsversagen (Kluger et al., 2013) beschreiben, z. B. eine Beeinträchtigung der körperlichen Leistungsfähigkeit.

Das Fehlen einer klaren Definition von Fatigue macht die **Messung dieses Symptoms** sehr schwierig. Es gibt mehr als fünfzig subjektive Maßstäbe für „Fatigue", von denen viele die Art der Ermüdung, die von Menschen mit ME/CFS erlebt wird, nicht genau wiedergeben (Stouten, 2005). Eine Zusammenfassung der in der ME/CFS-Forschung häufig verwendeten Fatigue-Skalen ist in Kapitel 18 zu finden.

Objektive Instrumente zur Messung der Fatigue, wie z. B. die Messung mechanischer und elektromyografischer Reaktionen der Skelettmuskulatur während willkürlicher und evozierter Kontraktionen, können je nach Definition und Parametern der Fatigue ebenfalls zu unterschiedlichen Schlussfolgerungen führen (Place & Millet, 2020).

7.2 Symptome der Fatigue bei ME/CFS

Fatigue ist in allen Diagnosekriterien eines der **Hauptsymptome von ME/CFS**. Es gibt in keinem der Kriterien eine spezifische Definition von Fatigue, aber ihre Merkmale müssen anhaltend oder wiederkehrend sein, durch keine andere Erkrankung oder Anstrengung erklärt werden, sie kann körperlich und geistig sein und die Aktivitäten des täglichen Lebens beeinträchtigen (Carruthers et al., 2011; Carruthers et al., 2003; Fukuda et al., 1994; Sharpe et al., 1991).

In einer qualitativen Untersuchung (Keech et al., 2015) wurden Beschreibungen der spezifischen Ermüdungserscheinungen gesammelt, die Menschen mit ME/CFS als Reaktion auf Anstrengung erleben, wobei die häufigsten Beschreibungen folgende waren:

- Erschöpfung
- Müdigkeit
- Kraftlosigkeit
- Schweregefühl in den Gliedern
- Gehirnnebel.

Die von den Menschen mit ME/CFS in dieser Studie erlebte Fatigue wurde in zwei Dimensionen kategorisiert: körperlich und kognitiv. Eine ausführlichere Diskussion der Fatigue im Zusammenhang mit kognitiver Dysfunktion findet sich in Kapitel 8. Die Ursache der Fatigue bei ME/CFS ist unklar. Fatigue kann eine Folge der anderen Hauptsymptome von ME/CFS sein:

- Symptomverschlimmerung nach Anstrengung (PEM)
- Schlafstörung
- Schmerzen
- Neurologische Beeinträchtigungen
- Autonome Dysfunktion (einschließlich orthostatischer Unverträglichkeiten)
- Immun- und neuroendokrine Dysfunktion.

Für Health Professionals sind die Art und die Auswirkungen der Fatigue am relevantesten, wenn sie sich auf die körperliche Funktion auswirken. Daher wird sich der Rest dieses Kapitels auf die körperlichen Auswirkungen der Fatigue konzentrieren. Es ist wichtig zu erkennen, dass Fatigue ein weit gefasster Begriff bleibt und in Bezug auf andere Bereiche des ME/CFS, insbesondere die kognitiven Funktionen, ebenso beeinträchtigend sein kann. Diese Bereiche werden in anderen Kapiteln dieses Buches nacheinander dargestellt.

Die Ursache für **körperliche Fatigue** kann eine „periphere Fatigue" sein, die mit dem Muskel selbst zusammenhängt, oder eine „zentrale Fatigue", die vom zentralen Nervensystem ausgeht (Jammes & Retornaz, 2020). Obwohl sie sich gegenseitig beeinflussen können, liegen diesen beiden Arten unterschiedliche Prozesse zugrunde, weshalb sie in diesem Kapitel getrennt behandelt werden.

7.2.1 Periphere Fatigue

Periphere Fatigue beschreibt die Unfähigkeit der Muskelfasern, sich zusammenzuziehen (Jammes & Retornaz, 2020). Sie tritt in der Allgemeinbevölkerung nach körperlicher Anstrengung auf. Sie sollte jedoch kurzzeitig sein und sich innerhalb weniger Minuten nach einer hochintensiven Übung deutlich erholen (Froyd et al., 2013). Adenosintriphosphat (ATP) wird benötigt, um eine Muskelkontraktion zu erzeugen. ATP wird durch aeroben oder anaeroben Stoffwechsel erzeugt, der in Kapitel 6 näher erläutert wird. Die Art und Weise, wie eine Muskelfaser die Energie nutzt, und die metabolischen Prozesse, die zur Auffüllung der Energie genutzt werden, können bestimmen, wie lange eine Muskelkontraktion aufrechterhalten werden kann (Wiles et al., 1981). Verschiedene Muskelfasertypen können ATP-aerob (Typ 1), anaerob (Typ 2b) oder durch beide produzieren (Typ 2a) und ermüden daher unterschiedlich schnell (Davis & Walsh, 2010). Muskeln können bei mitochondrialer Dysfunktion aufgrund einer verminderten ATP-Versorgung schneller ermüden, obwohl es dafür keine direkten Beweise gibt (Wiles et al., 1981).

Kim: Ermüdung ist noch untertrieben, wenn es darum geht, die Auswirkungen auf meinen Körper zu beschreiben. Ich fühle mich körperlich, emotional und sozial wie eine Schiffbrüchige und bin in Bezug auf meine Grundbedürfnisse völlig von anderen abhängig.

Neurologisch gesehen kommt es normalerweise zu einer Muskelkontraktion, wenn ein Motoneuron mit einer Muskelfaser an der neuromuskulären Verbindungsstelle interagiert. Ionenkanäle an der Membran der Muskelfasern steuern den Zustrom von Natrium und Kalium, was zu einer Depolarisierung der Muskelmembran und schließlich zu einem Aktionspotenzial führt, das die Fasern zur Kontraktion veranlasst (Stackhouse et al., 2001). Man geht davon aus, dass ein Prozess, der zur peripheren Fatigue führt, in der Depression der Natrium- und Kaliumkanäle besteht, wodurch die Bewegung der Ionen unterbrochen wird und kein Aktionspotenzial und somit keine Kontraktion entsteht. Dies wird als eine Verringerung der „Erregbarkeit“ der Muskelfasermembran beschrieben und wurde nach intensiver Muskeltätigkeit bei gesunden Menschen beobachtet (Fraser et al., 2002).

Die Ursachen für die Depression der Natrium- und Kaliumkanäle sind unklar, ein vermuteter Faktor ist jedoch die Anhäufung „reaktiver Sauerstoffspezies“ (ROS, ungenau auch als „Sauerstoffradikale“ bezeichnet; Anm. d. Lekt.) (Juel, 2006), bei denen es sich um freie Radikale handelt, die Zellschäden verursachen können, aber normale Nebenprodukte des aeroben Stoffwechsels sind. Erhöhte ROS-Konzentrationen sind nach sportlicher Betätigung in der Allgemeinbevölkerung häufig anzutreffen und werden als ein Faktor für eine beeinträchtigte Muskelkontraktion angesehen, die zu Schwäche und peripherer Ermüdung führt (Powers & Jackson, 2008). Der Körper verfügt über eine Reihe von Mechanismen, um mit erhöhten ROS-Werten umzugehen, wie z. B. „Hitzeschockproteine“, die Antioxidantien aktivieren, die Schäden reduzieren (Dimauro et al., 2016). Ein Ungleichgewicht, das zu erhöhten ROS-Werten führt, kann sich negativ auf Zellstrukturen wie Membranen, Lipide und Proteine auswirken, und diese schädliche Wirkung wird als „oxidativer Stress“ bezeichnet (Pizzino et al., 2017). Oxidativer Stress wurde in der Allgemeinbevölkerung festgestellt nach Infektionen, Stress, Alterung, Exposition gegenüber verschiedenen Schadstoffen und Sport (Urso & Clarkson, 2003). Die durch oxidativen Stress verursachten Schäden werden mit Krankheiten wie Krebs, Herz-Kreislauf-Erkrankungen, neurologischen Erkrankungen, Erkrankungen der Atemwege, rheumatoider Arthritis und Nierenerkrankungen in Verbindung gebracht (Pizzino et al., 2017), die alle mit Fatigue als Hauptsymptom einhergehen.

Die periphere Fatigue bei ME/CFS ist dadurch verursacht, dass Menschen mit ME/CFS anscheinend Muskeln haben, die im Vergleich zur Allgemeinbevölkerung schwächer sind und schneller ermüden (Nijs et al., 2012). Eine geringere isometrische Spitzenkraft und -ausdauer wurde durchweg bei maximalen, anhaltenden Kontraktionen im Bizeps (Sacco et al., 1999), Tibialis (Kent-Braun et al., 1993) und des Handgriffs (Jäkel et al., 2021) festgestellt, wenn

Menschen mit ME/CFS mit gesunden, altersgleichen Kontrollpersonen verglichen werden.

Menschen mit ME/CFS zeigen auch Anomalien in Bezug auf die Erholung von peripherer Fatigue. Bei einem Handgrifftest, der durch eine einstündige Ruhepause unterbrochen wurde, konnten gesunde Kontrollpersonen ihre vorherigen Ergebnisse wieder erreichen, während Menschen mit ME/CFS beim zweiten Versuch eine Abnahme der Kraft zeigten (Jäkel et al., 2021). In einer anderen Studie (Paul et al., 1999) wurde die wiederholte Maximalkontraktion des Quadrizeps getestet und festgestellt, dass Menschen mit ME/CFS im Vergleich zu Kontrollpersonen eine geringere Kraft bei der Muskelkontraktion aufwiesen, und während Menschen mit ME/CFS ähnlich schnell zu ermüden schienen wie gesunde Kontrollpersonen, dauerte ihre Erholung länger. Der Test wurde 24 Stunden später wiederholt, und die Kontrollgruppe konnte ihre vorherigen Ergebnisse wieder erreichen; die Menschen mit ME/CFS zeigten jedoch eine weitere Leistungsverschlechterung. Diese Verschlechterung der körperlichen Leistungsfähigkeit wird bei umfassenderen kardiopulmonalen Belastungstests beobachtet und ist ein Anzeichen für PEM, das charakteristische Merkmal von ME/CFS, das in Kapitel 6 behandelt wird. Es wurden potenzielle Anomalien in der mitochondrialen Funktion bei Menschen mit ME/CFS (Tomas et al., 2019) festgestellt, was zu einer gestörten ATP-Produktion und einer Azidose führt, was die periphere Fatigue erklären könnte. Allerdings sind die Studien zu den Mitochondrien bisher nicht konsistent genug, um vollständige Schlussfolgerungen über ihre Rolle bei den Symptomen von ME/CFS zu ziehen (Holden et al., 2020). Weitere Einzelheiten zur mitochondrialen Dysfunktion sind in Kapitel 6 zu finden. Anomalien im Zusammenhang mit den bereits erwähnten neuromuskulären Mechanismen der muskulären Ermüdung wurden bei Menschen mit ME/CFS beobachtet, wie z.B. eine übermäßige Produktion reaktiver Sauerstoffspezies (ROS) und eine anschließende Dysregulation von Natrium- und Kaliumkanälen, die Aktionspotenziale hemmt (Fulle et al., 2003). Veränderungen in der Erregbarkeit der Muskelmembranen wurden bei Menschen mit ME/CFS sowohl in aktiven (Jammes & Retornaz, 2020) als auch in ruhenden Muskeln (Jammes et al., 2020) festgestellt.

Hitzeschockproteine, der Abwehrmechanismus gegen ROS, wurden bei Menschen mit ME/CFS ebenfalls auf einem niedrigeren Niveau gefunden, und die Reaktion des Körpers auf erhöhte ROS ist im Vergleich zu gesunden Kontrollpersonen verzögert und reduziert (Jammes et al., 2009). Daher wurden bei Menschen mit ME/CFS Anzeichen für erhöhten oxidativen Stress gefunden (Brkic et al., 2010; Kennedy et al., 2005; Vecchiet et al., 2003).

Es ist jedoch wichtig anzumerken, dass viele Studien, die sich mit der Muskelphysiologie von Menschen mit ME/CFS befassen, innerhalb ihrer Gruppen Unstimmigkeiten aufweisen, und es gibt entgegengesetzte Ergebnisse, die keine Unterschiede in der Muskelfunktion zwischen Menschen mit ME/CFS und gesunden Kontrollpersonen zeigen (Gibson et al., 1993). Diese Diskrepanzen haben einige dazu veranlasst, zu vermuten, dass es spezifische „Untergruppen" von Menschen mit ME/CFS gibt, von denen einige eine zelluläre Dysfunktion im Skelettmuskel aufweisen und andere nicht (Jammes et al., 2020). Dies könnte die Variabilität der Symptome bei Menschen mit ME/CFS erklären.

Zusammenfassend lässt sich sagen, dass einige Menschen mit ME/CFS physiologische Prozesse aufweisen, die zu einer Beeinträchtigung der Kontraktilität führen, was eine erhöhte periphere Muskelermüdung und eine geringere Belastungstoleranz zur Folge hat (Gerwyn & Maes, 2017). Sie scheinen auch länger zu brauchen, um sich von einer Phase der peripheren Ermüdung zu erholen, was sich in einer schlechteren Leistung bei wiederholter Belastung äußert. Diese Ergebnisse sind jedoch nicht allgemeingültig, und es ist nicht klar, ob diese peripheren Anomalien die Hauptursache für die körperliche Ermüdung sind oder von der zentralen Ermüdung beeinflusst werden.

7.2.2 Zentrale Fatigue

Zentrale Fatigue beschreibt die verminderte Fähigkeit des zentralen Nervensystems, einen Muskel zu aktivieren (Sharples et al., 2016). Diese Verringerung der Muskelaktivierung bedeutet, dass die zentrale Fatigue die periphere Fatigue tatsächlich verringern oder verzögern kann, weil der Muskel selbst weniger Aktivität ausübt (Jammes & Retornaz, 2019).

Ausgangspunkt für jede Muskelkontraktion ist das zentrale Nervensystem. Die Aktionspotenziale der Motoneuronen, die mit den Muskelfasern interagieren, stammen aus den motorischen Kontrollbereichen der Großhirnrinde (Gehirn) und den Motoneuronen im Rückenmark. Die Ermüdung der Muskeln kann auf eine Störung dieser zentralen Prozesse zurückgeführt werden (Stackhouse et al., 2001).

Körperliche Anstrengung geht mit einer erhöhten Aktivität der präfrontalen Kortexe und der für die motorische Planung und Ausführung zuständigen Hirnregionen einher, und diese Aktivität scheint mit einer subjektiven Wahrnehmung der Anstrengung zu korrelieren (Berchicci et al., 2013). Diese Wahrnehmung kann durch afferente Reize aus dem peripheren System beeinflusst werden, die eine Rückmeldung über den Stoffwechsel, thermischen und mechanischen Veränderungen in den Skelettmuskeln geben (Marcora, 2009). Einige Forschungsarbeiten widersprechen jedoch dieser Theorie, und einige Forscher:innen schlagen vor, dass die Wahrnehmung von Anstrengung in erster Linie von Bereichen des Gehirns erzeugt wird (Marcora, 2009) oder dass es sich um eine Kombination aus zentralen und peripheren Faktoren handeln könnte (Barhorst et al., 2020).

Einige Forscher:innen vermuten, dass die körperliche Leistungsfähigkeit in der Allgemeinbevölkerung eher durch einen verminderten Antrieb des zentralen Nervensystems auf den arbeitenden Muskel als durch einen Verlust der Muskelkontraktion an der Peripherie gemindert werden könnte (Davis & Bailey, 1997). Bei der Anwendung dieser Theorie in der Sportwissenschaft wird versucht, das zentrale Nervensystem zu aktivieren, um Ermüdungserscheinungen zu überwinden. Dazu gehören auch motivierende Praktiken wie das Hören von Musik während des Trainings, das sich als erfolgreich erwiesen hat, um die berichtete Ermüdung zu verzögern und die Leistung zu verbessern (Thakare et al., 2017).

Zentrale Fatigue ist ein Prozess, über den bei Krankheiten berichtet wird, die zu Fatigue führen, z. B. bei Menschen mit Multipler Sklerose (Sheean et al., 1997), amyotropher Lateralsklerose (Kent-Braun & Miller, 2000), Charcot-Marie-Tooth (Menotti et al., 2014) und Guillain-Barré-Syndrom (Garssen et al., 2007). Die zentrale Fatigue kann jedoch nicht die einzige Erklärung für die mit einer dieser Erkrankungen verbundenen Symptome sein (Sheean et al., 1997).

Mehrere Befunde deuten darauf hin, dass Menschen mit ME/CFS nach körperlicher Anstrengung eine zentrale Fatigue zeigen, wobei Studien eine abnormale willentliche Kontrolle der Muskeln (Siemionow et al., 2004), einen verminderten zentralen motorischen Antrieb während der maximalen Muskelkontraktion (Sacco et al., 1999; Schillings et al., 2004) und abnormale Konzentrationen von Neurotransmittern im Zusammenhang mit Ermüdung (Georgiades et al., 2003) belegen. Menschen mit ME/CFS haben auch langsamere Reaktions- und Bewegungszeiten gezeigt, was auf ein Defizit im motorischen Kortex hindeutet (Davey et al., 2003; de Lange et al., 2004). Ein systematischer Review und Metaanalyse ergab, dass Menschen mit ME/CFS im Vergleich zu gesunden Kontrollpersonen bei Belastungstests eine erhöhte Anstrengungswahrnehmung haben (Barhorst et al., 2020).

Diese Ergebnisse deuten darauf hin, dass das zentrale Nervensystem eine wichtige Rolle bei der von Menschen mit ME/CFS erlebten Fatigue spielen könnte. Die meisten Studien in diesem Bereich haben jedoch nur eine kleine Stichprobengröße, einige widersprüchliche Ergebnisse, eine inkonsistente Anwendung der Diagnosekriterien für die Teilnehmer:innen und oft sind viele Spekulationen erforderlich, um die Ergebnisse auf die Theorie anzuwenden (Georgiades et al., 2003). Da die zentrale Fatigue ein Prozess ist, der auch bei vielen anderen Erkrankungen und in der Allgemeinbevölkerung auftritt, kann dieser Prozess die einzigartigen Erfahrungen von Menschen mit ME/CFS nicht vollständig erklären.

Eine Ursache für körperliche Ermüdung ist die **Dekonditionierung**, ein Begriff, der eine allmählich abnehmende körperliche Leistungsfähigkeit beschreibt. Eine Verringerung der körperlichen Aktivität führt zu einer leichteren Ermüdung der Muskeln, was wiederum zu einer weiteren Verringerung der körperlichen Aktivität führt, wodurch ein negativer Kreislauf der Dekonditionierung mit tiefgreifenden Auswirkungen auf die Lebensqualität entsteht (Rimmer et al., 2012). Dekonditionierung wird auch mit einer erhöhten Wahrnehmung von Anstrengung in Verbindung gebracht (Barhorst et al., 2020). Die Bekämpfung der Dekonditionierung hat für Health Professionals in allen klinischen Bereichen normalerweise oberste Priorität.

Eine verringerte körperliche Aktivität führt zu einer Verringerung der Querschnittsfläche der Muskelfasern, der oxidativen Kapazität und der Kraftleistung, so dass die Muskeln schneller ermüden (Bogdanis, 2012). Dekonditionierung kann auch zu einer abnormalen Muskelfaserzusammensetzung führen, die einen größeren Anteil an ermüdungsanfälligen Fasern des Typs 2b hervorruft (Gosker et al., 2002). Bereits nach vier bis sechs Wochen Bettruhe kann die Muskelkraft um bis zu 40 Prozent abnehmen (Bloomfield, 1997), wobei der größte Rückgang in den ersten zwei Wochen der Bettruhe zu beobachten ist, gefolgt von einem Plateau mit verminderter Kraft und Atrophie (Marusic et al., 2021). Diese Dekonditionierung wird bei Menschen mit vielen chronischen Krankheiten beobachtet, die zu Inaktivität führen, wie z. B. koronare Herzkrankheit oder chronisch obstruktive Lungenerkrankung (Bogdanis, 2012).

Dekonditionierung kann jedoch rückgängig gemacht werden (Bloomfield, 1997). Bewegung wird als wirksame Methode zur Vorbeugung oder Umkehrung von Dekonditionierung in Situationen wie postoperativer Dekonditionierung bei älteren Menschen (Wu et al., 2020), Menschen mit Rückenmarksverletzungen (Maher et al., 2017) und Schlaganfall (Ivey et al., 2008) eingesetzt.

Menschen mit ME/CFS sind im Vergleich zur Allgemeinbevölkerung wahrscheinlich im Alltag weniger körperlich aktiv (Nijs et al., 2012) und laufen daher in die Gefahr einer Dekonditionierung. Bei Menschen mit ME/CFS wurden mehrere physiologische Befunde festgestellt, die mit Dekonditionierung in Verbindung gebracht werden:

- Veränderungen der Muskelzusammensetzung mit einer abnormalen Zunahme von Fasern des Typs 2b (Pietrangelo et al., 2009)
- Anstieg der Ruheherzfrequenz (Nelson, Bahl et al., 2019)
- Geringere Größe und Masse der linken Herzkammer (Nelson, Bahl et al., 2019)
- Niedrigere maximale VO_2-Werte (im Vergleich zu gesunden Kontrollpersonen) (Nelson, Bahl et al., 2019).

Zwar wurden Unterschiede während der kardiopulmonalen Belastungstests bei Menschen mit ME/CFS entdeckt, aber viele können auf Unterschiede in der aeroben Fitness und nicht unbedingt auf die physiologischen Merkmale von ME/CFS zurückgeführt werden (Cook et al., 2022).

Es gibt jedoch widersprüchliche Belege für die Annahme, dass Dekonditionierung ein entscheidendes Merkmal von ME/CFS ist. Ein kardiopulmonaler Belastungstest sammelt nur Daten über die Person während der Zeit des Tests selbst und kann daher keine Informationen über den allgemeinen Zustand der Person liefern, da er nicht berücksichtigt, ob sie sich gerade in einer Phase der Symptomstabilität oder eines Schubs befindet. Einige Bewegungstests haben keinen Unterschied in der aeroben Fitness zwischen Menschen mit ME/CFS und gesunden Kontrollpersonen gezeigt (Cook et al., 2006; Nelson, Buckley et al., 2019) oder sogar gezeigt, dass eine Person mit ME/CFS eine bessere Fitness hat als eine vergleichbare Kontrollperson (Bazelmans et al., 2001). In einer anderen Studie wurde bei einigen Menschen mit ME/CFS eine hohe Ruhe-Spitzenwert-Änderung des Herzzeitvolumens festgestellt, während eine niedrige Änderung als Kennzeichen der Dekonditionierung gilt (Joseph et al., 2021). Dekonditionierung wurde auch als Ursache für die orthostatischen Unverträglichkeiten ausgeschlossen, die häufig im Zusammenhang mit ME/CFS als Teil der autonomen Dysfunktion gefunden werden (van Campen et al., 2021a), was in Kapitel 12 näher erläutert wird.

In einer groß angelegten Studie mit mehreren Standorten wurden Menschen mit ME/CFS mit Kontrollpersonen verglichen, um den Grad der Fitness zu ermitteln. Obwohl viele der kardiopulmonalen Defizite ähnlich waren, blieben Unterschiede zwischen Menschen mit ME/CFS und ihren Kontrollpersonen in Bezug auf die Effizienz der Atmung, die Atmungsmuster und die wahrgenommene Anstrengung bestehen (Cook et al., 2022). Obwohl die wahrgenommene Anstrengung und das Gefühl der Anstrengung bei Menschen mit ME/CFS erhöht sind, was mit Dekonditionierung in Verbindung gebracht werden könnte, hat ein systematischer Review hervorgehoben, dass die veränderte Wahrnehmung auch dann bestehen bleibt, wenn Menschen mit ME/CFS mit gesunden Kontrollpersonen verglichen werden, die das gleiche Aktivitätsniveau haben (Barhorst et al., 2020).

Weitere Unstimmigkeiten wurden bei kardiopulmonalen Belastungstests (CPET) festgestellt, wenn sie 24 Stunden später wiederholt werden. Bei Menschen mit ME/CFS hat sich die Leistung beim zweiten Test deutlich verschlechtert (Davenport et al., 2019; Davenport, Stevens et al., 2020; Keller et al., 2014), während gesunde, sitzende Kontrollpersonen und Menschen mit Erkrankungen, die mit Dekonditionierung einhergehen, wie chronische Lungen- und Herzerkrankungen, HIV und Multiple Sklerose, ihre Ergebnisse vom Vortag wiederholen oder sogar verbessern können (Davenport, Stevens et al., 2020). Diese Leistungsverschlechterung bei Menschen mit ME/CFS steht nicht im Einklang mit Dekonditionierung (Joseph et al., 2021) und könnte stattdessen das charakteristische Merkmal von ME/CFS, PEM, widerspiegeln. Eine ausführliche Diskussion über PEM und weitere Informationen über CPET-Tests finden Sie in Kapitel 6.

Während Dekonditionierung eine Folge der reduzierten Aktivität aufgrund der Symptome von ME/CFS sein kann, bedeuten die Ungereimtheiten in Studien zur aeroben Fitness, dass Dekonditionierung nicht die Intoleranz gegenüber Anstrengung erklären kann, geschweige denn die Konstellation von Symptomen, die bei ME/CFS zu finden ist, und daher sollte Dekonditionierung als eine mögliche sekundäre Komplikation und nicht als primäre Ursache betrachtet werden (Bazelmans et al., 2001; Joseph et al., 2021; Nelson, Buckley et al., 2019). Besonders wichtig ist der Hinweis, dass Bewegung zwar in anderen Bevölkerungsgruppen typischerweise die Dekonditionierung anspricht, bei Menschen mit ME/CFS jedoch wahrscheinlich PEM auslöst und die Symptome verschlimmert und daher kontraproduktiv sein kann. Es gibt weitere Diskussionen über Bewegung im kommenden Kapitel.

7.3 Therapie der Health Professionals

Fatigue ist ein vager Begriff, der von verschiedenen Personen zur Beschreibung einer Vielzahl von Symptomen verwendet werden kann. Daher ist es wichtig, bei der subjektiven Befragung einer Person mit ME/CFS in Bezug auf dieses Symptom gründlicher zu sein, um genau festzustellen, was sie erlebt und wie es sich auf ihre Lebensqualität und Funktion auswirken kann.

Da Fatigue ein Symptom sein kann, das mit einer Reihe anderer medizinischer Erkrankungen zusammenhängt, ist es auch wichtig, dass eine gründliche Untersuchung stattfindet, um Differenzialdiagnosen auszuschließen, und dass gegebenenfalls geeignete Tests und medizinische Untersuchungen veranlasst werden.

Energiemanagement, auch bekannt als Aktivitätsmanagement oder Pacing, bedeutet, die Aktivitäten einer Person so zu steuern, dass sie innerhalb ihres Energiehaushalts bleiben (NICE, 2020), und gilt als wirksame Methode zur Verringerung der Verschlimmerung von Symptomen, einschließlich Fatigue (Jason, Melrose et al., 1999; Jason et al., 2010; Pesek et al., 2000). Das Energiemanagement wird in Kapitel 15 ausführlicher behandelt.

Bei den meisten Krankheiten ist klar, dass **bewegungsbasierte Maßnahmen** die körperliche Ermüdung verbessern können. So hat sich beispielsweise gezeigt, dass Krafttraining die Muskelkraft und -masse verbessert und einer Verschlechterung im Alter vorbeugt (Fragala et al., 2019). Intermittierendes Training mit hoher Intensität verdreifacht nachweislich die körperliche Leistungsfähigkeit von Menschen mit COPD (Vogiatzis, 2011) und verbessert die körperliche Leistungsfähigkeit und die Herzfunktion von Menschen mit Herzkrankheiten, ohne dass es zu unerwünschten Nebenwirkungen kommt (Cornish et al., 2011).

In der Vergangenheit konzentrierte sich die Forschung zur Behandlung von Menschen mit ME/CFS auf Bewegung als Mittel zur Bekämpfung der Dekonditionierung und damit zur Verbesserung der Fatigue (Chalder et al., 2015); und ein Ansatz, der als **Graded Exercise Therapy** (GET; abgestufte Bewegungstherapie) bezeichnet wird und bei dem die Häufigkeit, Dauer und Intensität des Trainings schrittweise erhöht wird, soll die subjektive Ermüdung und die körperliche Funktionsfähigkeit von Menschen mit ME/CFS verbessern (Clark et al., 2017; White et al., 2011).

> **Mo:** Meine Müdigkeit ist überwältigend. Manchmal muss ich nachmittags ein Nickerchen machen, aber ich habe so viele Verpflichtungen, dass ich mich oft einfach durchbeißen muss, und das verschlimmert die Situation.

Der Ansatz der abgestuften Bewegungstherapie wurde jedoch wegen der geringen Qualität der Nachweise und der berichteten Schäden stark kritisiert und wurde in den USA (Centers for Disease Control and Prevention, 2022) und in Großbritannien (NICE, 2021a) aus den klinischen Leitlinien gestrichen. Wie in diesem Kapitel beschrieben, ist Dekonditionierung eine sekundäre Folge und nicht die Ursache von ME/CFS, und es ist bekannt, dass körperliche Anstrengung über PEM eine Verschlimmerung der Symptome auslöst, was zu einem Leistungsabfall führt. Der Versuch, die Dekonditionierung durch körperliche Betätigung zu bekämpfen, kann daher neue Symptome auslösen oder bestehende Symptome verschlimmern und zu einer weiteren Belastungsintoleranz führen, so dass der Ansatz kontraproduktiv wird. Weitere Informationen zu diesem Thema und zur Berücksichtigung anderer Formen der körperlichen Betätigung finden Sie in Kapitel 17.

Zusammenfassung

Fatigue ist ein vager Begriff, der eine Reihe von körperlichen und kognitiven Symptomen umfassen kann.

Körperliche Ermüdung kann durch physiologische Veränderungen in der Peripherie oder durch Funktionsstörungen im zentralen Nervensystem – oder durch beides – verursacht werden.

Manche Menschen mit ME/CFS brauchen länger, um sich von einer Phase körperlicher Ermüdung zu erholen, und sind bei wiederholten Einsätzen auch im Vergleich zu anderen Fatigue verursachenden Erkrankungen weniger leistungsfähig.
Dekonditionierung kann eine sekundäre Folge von ME/CFS sein, aber sie ist nicht die Ursache.

Anwendung in der Praxis

Typische Ansätze gegen Fatigue und Dekonditionierung, die bei anderen Gruppen funktionieren, sind für Menschen mit ME/CFS nicht geeignet.
Health Professionals sollten sich auf das Symptommanagement konzentrieren, indem sie Symptomverschlimmerungen vermeiden und Menschen mit ME/CFS dabei helfen, ihre verfügbaren Energien so einzuteilen, dass sie ein Maximum an Funktion und Lebensqualität erreichen.

8 Kognitive Dysfunktion

Zweck dieses Kapitels

Dieses Kapitel beschreibt die Art der kognitiven Dysfunktion bei Menschen mit ME/CFS und ihre mögliche Pathophysiologie sowie die Überlegungen, die Health Professionals anstellen sollten, wenn sie mit Menschen mit ME/CFS zu tun haben und Interventionen planen.

Kognitive Dysfunktionen sind in den meisten Diagnosekriterien für ME/CFS aufgeführt (siehe Kapitel 1). Obwohl die Kognition kein Spezialgebiet für Health Professionals ist, ist es dennoch wichtig, dieses Symptom als Priorität zu betrachten, denn:

- Gedächtnis- und Aufmerksamkeitsprobleme wirken sich darauf aus, wie eine Person mit ME/CFS sich auf eine Behandlung einlassen und die erteilten Ratschläge behalten kann.
- Es ist möglich, dass eine Behandlung kognitive Symptome verursacht oder verschlimmert, entweder durch körperliche Anstrengung oder kognitive Anstrengung (wie langwierige Beurteilungen).

8.1 Definition

Die mit ME/CFS verbundenen kognitiven Dysfunktionen haben erhebliche Auswirkungen auf die Funktion und die Lebensqualität der Betroffenen (Aoun Sebaiti et al., 2022). Subjektiv wird die kognitive Dysfunktion bei ME/CFS als langsames Denken, Konzentrationsschwierigkeiten, Vergesslichkeit und Unschärfe des Denkprozesses beschrieben, was umgangssprachlich oft als „Gehirnnebel" bezeichnet wird (Ocon, 2013). Objektiv, unter Forschungsbedingungen, haben Menschen mit ME/CFS Defizite bei Aufmerksamkeit, Gedächtnis und Reaktionszeit gezeigt (Aoun Sebaiti et al., 2022; Cockshell & Mathias, 2010), zusammen mit einer langsamen Verarbeitung von Informationen (Cockshell & Mathias, 2013) und einer Beeinträchtigung der Leistung bei anstrengenden Aufgaben, die Planung erfordern (Joyce et al., 1996). Bei Menschen mit ME/CFS wurden keine Defizite in der Feinmotorik, dem Wortschatz, dem logischen Denken und der globalen Funktionsfähigkeit festgestellt (Cockshell & Mathias, 2010). Die Bezeichnung „Gehirnnebel" könnte als subjektive Erfahrung einer objektiven kognitiven Funktionsstörung angesehen werden (Ocon, 2013).

Ein systematischer Review und Metaanalyse aus dem Jahr 2022 (Aoun Sebaiti et al., 2022) stellte jedoch fest, dass viele Studien zur kognitiven Funktion bei Menschen mit ME/CFS widersprüchliche Ergebnisse aufweisen, was auf methodische Probleme zurückzuführen sein könnte, wie z. B. das Fehlen einer Kontrollgruppe oder die Kriterien, die für den Einschluss der Teilnehmer:innen verwendet wurden, aber auch darauf hinweist, dass diese Diskrepanzen die unterschiedliche Natur der Symptome der ME/CFS widerspiegeln könnten. Daher kann nicht jede Person mit ME/CFS die gleiche Art und Schwere der kognitiven Dysfunktion aufweisen.

Kim: Ich kann mich etwa fünfundvierzig Minuten lang konzentrieren, dann brauche ich eine Pause von dreißig Minuten. Die Tatsache, dass ich nicht sprechen, plaudern oder am Leben teilnehmen kann, hat meine Beziehung zu meinem Partner massiv beeinträchtigt.

Kognitive Dysfunktionen können eines der Hauptsymptome der Symptomverschlimmerung nach einer Anstrengung (PEM) sein. Es ist aber auch wichtig zu wissen, dass eine kognitive Belastung eine Ursache für PEM sein kann und im Vergleich zu einer körperlichen Belastung das gleiche Maß an PEM-Symptomen auslösen kann (Keech et al., 2015). Weitere Informationen über PEM und die Rolle kognitiver Auslöser finden Sie in Kapitel 6.

8.2 Ursachen der kognitiven Dysfunktion

Unter Laborbedingungen wurde eine Reihe von zugrunde liegenden **physiologischen Prozessen** gefunden, die die kognitive Dysfunktion bei Menschen mit ME/CFS erklären könnten.

Kognitive Dysfunktion wurde mit dem posturalen orthostatischen Tachykardie-Syndrom (POTS) in Verbindung gebracht, einer Form der **orthostatischen Intoleranz**, die eine häufige Komorbidität bei Menschen mit ME/CFS ist und in den Kapiteln 2 und 12 behandelt wird. Wenn Menschen mit ME/CFS, bei denen ein POTS diagnostiziert wurde, auf einem Kipptisch aufrecht gestellt und kognitiven Tests unterzogen wurden, verschlechterten sich ihr Arbeitsgedächtnis, ihre Genauigkeit, Reaktionszeit und Informationsverarbeitung (Ocon et al., 2012; Stewart et al., 2012; van Campen, Rowe, Verheugt et al., 2020).

Die kognitiven Dysfunktionen, die bei Menschen mit ME/CFS auftreten, sind jedoch nicht auf diejenigen beschränkt, bei denen ein POTS diagnostiziert wurde (van Campen, Rowe, Verheugt et al., 2020). Eine führende Theorie zur Erklärung der kognitiven Defizite während eines Kipptests ist die Verringerung der zerebralen Perfusion, d. h. der Menge an Blutfluss zum Gehirn (van Campen, Rowe, Verheugt et al., 2020). Der zerebrale Blutfluss kann mit Hilfe der Doppler-Bildgebung gemessen werden, und wenn Menschen mit ME/CFS gegen die Schwerkraft gekippt wurden, zeigten 90 Prozent eine abnormale Verringerung des Blutflusses zum Gehirn, unabhängig davon, ob sie eine POTS-Diagnose oder eine Veränderung ihrer Herzfrequenz und ihres Blutdrucks hatten (van Campen, Rowe, Verheugt et al., 2020). Die Gesamtverringerung des Blutflusses betrug 28 bis 29 Prozent bei Menschen mit ME/CFS, im Vergleich zu 7 Prozent bei gesunden Kontrollpersonen. Ein Kipptisch-Test wäre für Menschen mit schwerem ME/CFS unerträglich, aber eine andere Studie fand eine ähnliche Verringerung des zerebralen Blutflusses bei Menschen mit schwerem ME/CFS allein durch aufrechtes Sitzen (van Campen, Rowe, Verheugt et al., 2020). Diese Studien werden in Kapitel 12 näher erläutert.

Es hat sich gezeigt, dass **körperliche Anstrengung** bei Menschen mit ME/CFS (Lamanca et al., 1998; Mateo et al., 2020) zu Beeinträchtigungen der kognitiven Verarbeitung führt, und zwar sowohl unmittelbar nach der Belastung als auch bei Tests 24 Stunden später. Ein möglicher Grund dafür ist, dass bei Menschen mit ME/CFS während der schrittweisen Steigerung der körperlichen Belastung eine verminderte Sauerstoffversorgung des präfrontalen Kortex festgestellt worden ist (Neary et al., 2008). Es ist nicht geklärt, ob diese Auswirkungen ausschließlich auf die körperliche Anstrengung zurückzuführen sind oder ob sie eine weitere Manifestation des verminderten Blutflusses sind, der mit der orthostatischen Intoleranz in Verbindung steht, die durch die aufrechte Haltung während der Belastungstests entsteht.

Im Gehirn von Menschen mit ME/CFS wurden mehrere **Anomalien** festgestellt (Shan et al., 2020). MRT-Studien deuten darauf hin, dass bei Menschen mit ME/CFS die Leitung von Nervensignalen durch den Hirnstamm gestört ist, was zu kognitiven Dysfunktionen sowie zu Problemen mit dem Schlaf und dem Muskeltonus führen könnte (Barnden et al., 2019). Neuroinflammatorische Prozesse werden auch aufgrund von Temperatur- und Stoffwechselanomalien vermutet, die im Scan des Gehirns festgestellt wurden (Mueller et al., 2020).

Der Hippocampus spielt eine Schlüsselrolle bei Kognition und Gedächtnis. Bei neurodegenerativen Erkrankungen wie der Alzheimer-Krankheit und Multipler Sklerose ist das Volumen des Hippocampus verringert (Thapaliya et al., 2022). Bei Menschen mit ME/CFS hatte sich das Hippocampus-Volumen jedoch tatsächlich vergrößert, was die Forscher:innen zu der Annahme veranlasste, dass eine neuroregulatorische Dysfunktion vorliegen könnte, und sie spekulieren, dass das erhöhte Volumen die Defizite des Hirnstamms kompensieren könnte (Thapaliya et al., 2022). Die meisten Studien über Gehirnanomalien bei ME/CFS haben kleine Stichprobengrößen, so dass es immer noch schwierig ist, die Ergebnisse auf die gesamte ME/CFS-Population zu verallgemeinern, und es ist noch nicht bekannt, ob die Veränderungen des Gehirns ursächlich oder adaptiv sind.

Mitochondrien werden in der Regel als Energieproduzenten für Zellen betrachtet, spielen aber auch eine grundlegende Rolle für die Gehirnfunktion (Khacho et al., 2017). Eine **Dysfunktion der Mitochondrien** wird bei vielen Erkrankungen mit kognitiver Dysfunktion beobachtet, darunter die Alzheimer-Krankheit und die Parkinson-Krankheit (Khacho et al., 2017). Eine mitochondriale Dysfunktion wurde auch bei Menschen mit ME/CFS (Booth et al., 2012; Holden et al., 2020; Tomas et al., 2020) festgestellt und könnte somit eine Erklärung für kognitive Dysfunktionen sein, obwohl ein spezifischer Mechanismus noch nicht identifiziert wurde. Weitere Informationen zur mitochondrialen Dysfunktion finden Sie in Kapitel 6.

Die kognitive Dysfunktion bei ME/CFS wurde als Verbindung zu **psychischen Störungen** untersucht (Christley et al., 2013), da die Prävalenz von Depressionen und Angstzuständen bei Menschen mit ME/CFS hoch sein kann (Afari & Buchwald, 2003) und Depressionen eng mit kognitiven Beeinträchtigungen verbunden sind (Pellegrino et al., 2013).

Oliver: Mein Gehirn braucht für alles länger, um es zu verarbeiten. Ich kann mich nicht so lange konzentrieren wie normale Menschen.

Die kognitiven Beeinträchtigungen, die bei Menschen mit ME/CFS festgestellt werden, bestehen jedoch häufig ohne komorbide psychische Probleme, so dass der Zusammenhang unbegründet ist (Deluca et al., 1997; Ocon, 2013; Robinson et al., 2019).

Kognitive Dysfunktionen können auch durch andere Symptome des ME/CFS verursacht werden, wie bspw. orthostatische Intoleranz, wie oben in diesem Kapitel beschrieben wurde. Andere Symptome von ME/CFS wurden mit kognitiven Funktionsstörungen in der Allgemeinbevölkerung in Verbindung gebracht, z. B. Müdigkeit (Abd-Elfattah et al., 2015), Schmerzen (Moriarty et al., 2011), Schlafstörungen (Pistacchi et al., 2014) und Nahrungsmittelallergien (Zhou et al., 2019). Obwohl die Auswirkungen dieser spezifischen Symptome auf die kognitive Dysfunktion bei Menschen mit ME/CFS noch nicht erforscht wurden, ist es wichtig zu erkennen, dass einige Symptome von ME/CFS interagieren und sich gegenseitig beeinflussen können.

8.3 Therapie der Health Professionals

Wenn Health Professionals mit einer Person mit ME/CFS arbeiten, müssen sie berücksichtigen, dass diese Person eine kognitive Dysfunktion haben könnte, und, falls erforderlich, die folgenden Anpassungen bei jeder **Interaktion** vornehmen:

- Halten Sie Fragen und Anweisungen kurz und einfach.
- Achten Sie bei der Beurteilung der orthostatischen Unverträglichkeiten und der Hirndurchblutung auf die Position, in der sich die Person befindet. Eine längere aufrechte Position kann die Symptome verschlimmern.

- Eine langwierige subjektive Beurteilung kann die Konzentration und Aufmerksamkeit herausfordern, was zu kognitiver Überlastung und PEM führen kann. Überlegen Sie daher, wie Sie die Kommunikation kurzhalten und die Kontaktzeit maximieren können.
- Grundlegende Fragen zur Krankengeschichte, zur aktuellen Behandlung, zur Medikamentenanamnese usw. könnten im Voraus gestellt werden, so dass die Person die Möglichkeit hat, ihre Antworten in Ruhe zu formulieren.
- Geben Sie Informationen und Empfehlungen nach einer Sitzung in schriftlicher Form weiter, anstatt sich auf Ihre Aufmerksamkeit und Ihr Gedächtnis zu verlassen.

Kapitel 14 enthält weitere Informationen darüber, wie man ein **Assessment** strukturiert, um kognitive Funktionsstörungen zu berücksichtigen. Wenn Sie den typischen Tagesablauf einer Person auf mögliche Auslöser von PEM untersuchen, sollten Sie unbedingt auch kognitive Aktivitäten mit einbeziehen, um mögliche kognitive Belastungen zu ermitteln. Die kognitive Belastung kann eine offensichtliche Ursache haben, wie z. B. Arbeiten oder Lernen, aber auch typische Freizeitaktivitäten, die als erholsam gelten, wie z. B. Lesen oder Fernsehen, können kognitiv anstrengend sein und einen Symptomschub auslösen.

Da kognitive Dysfunktionen ein Hauptsymptom der PEM sein können, müssen Health Professionals möglicherweise überlegen, wie sie dieses Symptom messen und überwachen können, um die Verträglichkeit einer Intervention zu beurteilen (weitere Informationen zur Messung der Kognition finden Sie in Kapitel 18).

Gegenwärtig gibt es **keine pharmakologische Therapie** für kognitive Störungen bei ME/CFS, aber verschiedene Medikamente oder Ergänzungsmittel können eingesetzt werden, um zu versuchen, einige kognitive Symptome zu behandeln.

Beim **Energiemanagement** geht es darum, die Aktivitäten so zu steuern, dass sie innerhalb des Energiebereichs bleiben. Stellen Sie sicher, dass alle kognitiven Aktivitäten in alle Pläne einbezogen werden, und erkennen Sie an, dass sie ebenso wie körperliche Anstrengung zur Verschlimmerung der Symptome beitragen können. Zu den kognitiven Aktivitäten können berufliche Aufgaben, Lesen, Planung, Arzttermine oder soziale Interaktionen gehören.

Es ist wichtig zu beachten, dass Strategien des Energiemanagements, wie z. B. Aktivitätstagebücher, auch kognitiv anstrengend sein können. Jede Änderung oder Ergänzung eines Managementplans sollte überwacht und auf Anzeichen von PEM überprüft werden (weitere Informationen zum Energiemanagement finden Sie in Kapitel 15).

Kognitionsspezialist:innen wie Ergotherapeut:innen setzen eine Vielzahl von Strategien und Hilfsmitteln ein, um bei kognitiven Störungen aller Art zu helfen. Dazu können gehören (Stromsdorfer, 2022):

- Verwendung von visuellen Orientierungshilfen wie auffällige Kalender und Planer
- Digitale Technologien zur Suche von Gegenständen, die leicht verlegt werden können
- Aufzeichnung von Notizen und Erinnerungen, entweder in gedruckter Form oder in digitaler Form über ein Diktiergerät.

Wenn die Funktion und die Lebensqualität einer Person durch ihre kognitiven Dysfunktionen erheblich beeinträchtigt werden, sollten Sie in Erwägung ziehen, sie an eine geeignete Fachkraft zu überweisen, damit diese eine weitere Beurteilung vornimmt und sie über Hilfsmittel und Strategien berät.

Bewegung verbessert nachweislich sowohl die körperliche Funktion als auch die kognitive Funktion bei Menschen mit Demenz (Heyn et al., 2004) und bei Menschen mit leichten kognitiven Beeinträchtigungen (Baker et al., 2010). Sie wurde daher als Ansatz zur Behandlung der kognitiven Beeinträchtigungen bei Menschen mit ME/CFS untersucht. Während einige Verbesserungen bei der objektiven kognitiven Leistung (Cvejic et al., 2016) und der visuellen

Aufmerksamkeit (Zalewski et al., 2020) nachgewiesen werden konnten, haben andere Studien gezeigt, dass Menschen mit ME/CFS im Vergleich zu gesunden Kontrollpersonen (Lamanca et al., 1998) und im Vergleich zu Menschen mit diagnostizierter Depression nach anstrengender körperlicher Betätigung eine beeinträchtigte kognitive Verarbeitung aufweisen, selbst wenn die kognitiven Ausgangswerte der Vergleichsgruppen ursprünglich schlechter waren (Blackwood et al., 1998). Alle diese Studien weisen jedoch erhebliche methodische Schwächen auf, wie z. B. kleine Stichprobengrößen, hohe Abbrecherquoten und die in Kapitel 1 erörterten Probleme mit den Diagnosekriterien.

Derzeit gibt es nicht genügend Beweise, um den Einsatz von Sport zur Verbesserung der kognitiven Funktion bei Menschen mit ME/CFS zu unterstützen. Da körperliche Anstrengung eine PEM auslösen kann, die mit weiteren kognitiven Funktionsstörungen einhergehen kann, ist es wahrscheinlicher, dass Sport die kognitiven Symptome verschlimmert und sollte daher nicht als Behandlungsstrategie für kognitive Funktionsstörungen eingesetzt werden.

Zusammenfassung

Menschen mit ME/CFS können kognitive Dysfunktionen aufweisen, insbesondere verminderte Aufmerksamkeit, Gedächtnis und Reaktionszeit.
Kognitive Störungen können nach körperlicher oder kognitiver Anstrengung zunehmen.
Kognitive Anstrengung kann zu einer Verschlimmerung der Symptome in Form von PEM führen.
Kognitive Störungen können mit einer verminderten Durchblutung des Gehirns bei aufrechter Körperhaltung zusammenhängen.

Anwendung in der Praxis

Ändern Sie den Kommunikationsstil und die Kommunikationsmethoden, um möglichen Gedächtnis- und Aufmerksamkeitsstörungen Rechnung zu tragen.
Verstehen Sie, dass Anstrengung die kognitiven Symptome verstärken kann. Daher sollte jede Intervention genau überwacht werden, um sicherzustellen, dass sie dieses Symptom nicht verschlimmert.
Verstehen Sie, dass kognitive Aktivitäten zu einer Verschlimmerung der Symptome führen können. Dies sollte bei der Energie- und Aktivitätsplanung der Patient:innen sorgfältig berücksichtigt werden.
Ziehen Sie Kognitionsexpert:innen hinzu, wenn die Symptome die Lebensqualität und die Funktionsfähigkeit erheblich beeinträchtigen.

9 Schlafstörung

Zweck dieses Kapitels

Dieses Kapitel gibt einen Überblick über die bekannten subjektiven und objektiven Schlafstörungen bei Menschen mit ME/CFS und fasst die Anpassungen an die Praxis und die Überlegungen zusammen, die bei der Planung und Überwachung von therapeutischen Maßnahmen anzustellen sind.

Schlafstörungen gehören zu den Symptomen, die in den meisten Diagnosekriterien für ME/CFS aufgeführt sind, und sie sind nach den kanadischen klinischen Kriterien (Carruthers et al., 2003) und den Kriterien des Institute of Medicine (IOM)/National Academy of Medicine (NAM) (Centers for Disease Control and Prevention, 2021) für die Diagnose unerlässlich.

Auch wenn der Schlaf nicht zu den Spezialgebieten der meisten Health Professionals gehört, können Schlafstörungen einen großen Einfluss auf die Symptome einer Person haben. In einer qualitativen Studie wurden elf halbstrukturierte Interviews mit Menschen mit ME/CFS durchgeführt. Trotz unterschiedlicher Erfahrungen berichteten alle Teilnehmer:innen, dass der Schlaf eine entscheidende Rolle bei ihren allgemeinen ME/CFS-Symptomen spielt (Gotts et al., 2016). Für Health Professionals ist es daher wichtig, Schlafstörungen zu berücksichtigen, wenn sie mit Menschen mit ME/CFS arbeiten, denn:

- Die Qualität des Schlafs kann sich negativ auf andere ME/CFS-Symptome auswirken, wie z. B. kognitive Störungen und Schmerzen.
- Der Schweregrad der ME/CFS-Symptome kann sich auf die Schlafqualität auswirken; wenn also eine Intervention die Symptome verschlimmert, kann sich dies in einer weiteren Schlafstörung manifestieren.

9.1 Diagnose der Schlafstörung

Der Schlaf kann auf verschiedene Weise gestört sein (Dauvilliers & Buguet, 2005; Devine et al., 2005):

- Schlaflosigkeit: Schwierigkeiten, einzuschlafen oder den Schlaf zu halten
- Somnolenz: übermäßiger Schlaf und Schläfrigkeit
- Unruhiger Schlaf: häufiges Aufwachen
- Schlechte Schlafqualität: Mangel an erholsamem Schlaf
- Hypersomnie: übermäßige Tagesmüdigkeit
- Schlafstörung mit zirkadianem Rhythmus: Störung der zirkadianen Uhr, die zu Schwierigkeiten beim Einschlafen, häufigem Aufwachen und Tagesmüdigkeit führt.

Obwohl der genaue Zweck des Schlafs noch nicht geklärt ist, weiß man, dass er wichtig ist, da Schlafentzug in der Allgemeinbevölkerung zu einer Verschlechterung von Kognition, Stimmung und Leistung führt (Gotts et al., 2013). Schlafstörungen können mit einer Vielzahl von Krankheiten in Verbindung gebracht werden, zum Beispiel mit der Parkinson-Krankheit (Comella, 2007), Magen-Darm-Erkrankungen (Khanijow et al., 2015), Angsterkrankungen und depressiven Störungen (Becker, 2006) und der Alzheimer-Krankheit (Uddin et al., 2020). Es ist noch nicht geklärt, ob die Schlafstörung eine Komplikation dieser Krankheiten ist oder als mitbestimmender Faktor wirkt.

9.2 Schlafstörung bei ME/CFS

Die allgemeine Terminologie für Schlafstörungen bei ME/CFS ist „nicht erholsamer Schlaf“, aber die Symptome der Schlafstörung können (Shepherd & Chaudhuri, 2019; Rowe et al., 2017) angegeben werden als:

- Schwierigkeiten, den Schlaf einzuleiten
- Häufiges Erwachen in der Nacht
- Lebhafte Träume
- Restless-Legs-Syndrom: überwältigender Drang, die Beine zu bewegen, oder unangenehme Kribbelgefühle in den Beinen und Füßen
- Schlafumkehr: wenn der Schlaf während des Tages und das Wachsein in der Nacht stattfindet
- Übermäßige Tagesmüdigkeit.

Es wurde ein starker Zusammenhang zwischen einer Verschlechterung des Schlafs und einer Verschlimmerung der ME/CFS-Symptome festgestellt (Morriss et al., 1997), obwohl es nicht klar ist, ob die Schlafstörung bei ME/CFS ein Symptom der Erkrankung ist oder zu den Beeinträchtigungen beiträgt (Gotts et al., 2013; Morriss et al., 1997).

Die **Polysomnographie (PSG)** ist eine Methode zur objektiven Messung des Schlafs, bei der die Gehirnströme, der Sauerstoffgehalt, die Herzfrequenz, die Atemfrequenz und die Bewegungen der Augen und Gliedmaßen untersucht werden. Eine PSG findet in der Regel in einer Klinik statt, so dass sich die Umgebung von der üblichen Schlafroutine einer Person unterscheidet.

Ein systematischer Review (Jackson & Bruck, 2012) untersuchte 15 Arbeiten, in denen PSG zur Messung des Schlafverhaltens von Menschen mit ME/CFS eingesetzt wurde und fand viele variable und unspezifische Unterschiede im Schlafverhalten zwischen Menschen mit ME/CFS und gesunden Kontrollpersonen.

Oliver: Ich konnte erst nach 2 Uhr morgens einschlafen und wachte unausgeschlafen auf. Nachdem ich meine Symptome unter Kontrolle hatte, verbesserte sich mein Schlaf.

In einer späteren Studie (Gotts et al., 2013) wurden 343 Menschen mit ME/CFS, die in einer Fatigue-Klinik behandelt wurden, für eine einzige Nacht einer Polysomnographie unterzogen, um ihren Schlaf zu analysieren, nachdem alle Medikamente vor dem Test mehrere Wochen lang abgesetzt worden waren. Die Studie identifizierte 104 Personen mit Schlafapnoe oder periodischer Bewegungsstörung der Gliedmaßen, die als primäre Schlafstörungen angesehen wurden, die die Müdigkeit der Person erklären würden. Es ist wichtig zu beachten, dass in dieser Studie die CDC-Kriterien (Fukuda) für die Diagnose von ME/CFS verwendet wurden, die keine Symptomverschlimmerung nach Anstrengung (PEM) als wesentlich für die Diagnose erfordern, und dies könnte die hohe Zahl von Menschen mit fatigueähnlichen Symptomen erklären, die auf andere Erkrankungen zurückzuführen sein könnten. Dies wirft die Frage nach der Verwendung unterschiedlicher diagnostischer Kriterien in der Forschung auf, die in Kapitel 1 ausführlicher erörtert wird.

Von den übrigen 239 Personen erfüllten 89,1 Prozent die Kriterien für mindestens ein objektives Schlafproblem. Es gab jedoch kein einziges definierendes Schlafmuster, was die Schlussfolgerung der früheren Überprüfung bestätigte, dass es auf der Grundlage der verfügbaren Daten keine einzige charakteristische objektive Schlafstörung für Menschen mit ME/CFS zu geben scheint (Jackson & Bruck, 2012).

Bei Menschen mit ME/CFS ist **keine einzelne Ursache für die Schlafstörung** gefunden worden. Schlafstörungen können als Folge einiger der Hauptsymptome von ME/CFS auftreten, wie z. B. Schmerzen und autonome Dysfunktion, oder mit einigen der zahlreichen Komorbiditäten zusammenhängen, die in Kapitel 2 besprochen wurden, wie Fibromyalgie,

Migräne oder orthostatische Intoleranz. Andere mögliche Zusammenhänge sind im folgenden Abschnitt beschrieben

Herzfrequenzvariabilität und autonome Funktion

Ein Maß für die Aktivität des autonomen Nervensystems ist die Herzfrequenzvariabilität (HRV), d.h. die zeitliche Variabilität zwischen aufeinanderfolgenden Herzschlägen (Fatt et al., 2020).

> **Mo**: Wenn ich morgens aufwache, habe ich das Gefühl, überhaupt nicht geschlafen zu haben.

Eine höhere Herzfrequenzvariabilität ist mit einer besseren subjektiven und objektiven Schlafqualität verbunden (Werner et al., 2015). Bei Menschen mit ME/CFS wurde im Vergleich zu gesunden Kontrollpersonen eine niedrigere Herzfrequenzvariabilität festgestellt (Nelson, Bahl et al., 2019), und sie wiesen während des Schlafs eine niedrige Herzfrequenzvariabilität auf (Boneva et al., 2007; Burton et al., 2010; Rahman, Burton et al., 2011).

Dies deutet auf eine erhöhte Aktivität des sympathischen Nervensystems während der Nacht hin und hat zu der Annahme geführt, dass dies die Ursache für den „nicht erholsamen Schlaf" sein könnte, den Menschen mit ME/CFS erleben (Fatt et al., 2020). Viele Studien haben jedoch kleine Stichprobengrößen, kämpfen mit Problemen bei der Genauigkeit der diagnostischen Kriterien und die Ergebnisse sind eher korrelativ als kausal (Fatt et al., 2020), so dass auf der Grundlage der derzeitigen Erkenntnisse keine absoluten Schlussfolgerungen gezogen werden können. Weitere Informationen zur HRV und zur Funktion des autonomen Nervensystems finden Sie in Kapitel 12.

Mitochondrien werden mit der Regulierung des zirkadianen Rhythmus in Verbindung gebracht, und der Zusammenhang zwischen mitochondrialen Störungen und veränderten Schlafmustern wird derzeit untersucht (Aguilar-López et al., 2020; Sardon Puig et al., 2018). Eine **mitochondriale Dysfunktion** wurde bei Menschen mit ME/CFS festgestellt (Holden et al., 2020); die genaue Rolle, die sie im Zusammenhang mit ME/CFS spielen, ist jedoch noch nicht geklärt. Weitere Erörterungen zur mitochondrialen Dysfunktion finden sich in Kapitel 6.

Eine der Aufgaben der **Hypothalamus-Hypophysen-Nebennieren-Achse** (HPA-Achse) ist es, den Schlaf-Wach-Zyklus zu modulieren, und einige Studien haben ergeben, dass die HPA-Achse bei Menschen mit ME/CFS unteraktiv ist (Tanriverdi et al., 2007). Schlafentzug kann jedoch auch eine Funktionsstörung der HPA-Achse verursachen (Hirotsu et al., 2015), so dass unklar ist, welche Rolle eine Funktionsstörung der HPA-Achse bei Menschen mit ME/CFS spielen könnte (weitere Informationen zur HPA-Achse finden Sie in Kapitel 13).

Es gibt **pharmakologische Optionen für die Behandlung** von Schlafstörungen bei Menschen mit ME/CFS. Melatonin zum Beispiel, ein Hormon, das mit dem Schlaf-Wach-Rhythmus in Verbindung steht, kann eine wirksame Behandlung für Menschen mit ME/CFS sein (Castro-Marrero et al., 2017; van Heukelom et al., 2006), obwohl es nicht in allen Ländern zugelassen ist (Shepherd & Chaudhuri, 2019). Die Schlafqualität von Menschen mit ME/CFS kann auch durch niedrig dosierte sedierende trizyklische Antidepressiva verbessert werden (Castro-Marrero et al., 2017). Magnesiummangel wurde mit Schlafstörungen in Verbindung gebracht (Nielsen, 2015), und für die Allgemeinbevölkerung können Magnesiumpräparate die Schlafqualität verbessern (Nielsen, 2015), obwohl eine systematische Überprüfung die Beweise als unsicher einstufte (Arab et al., 2023). Bei Menschen mit ME/CFS wurde ein verminderter Magnesiumspiegel festgestellt (Cox et al., 1991). In einer kleinen klinischen Studie mit 32 Personen mit ME/CFS wurde festgestellt, dass die intramuskuläre Anwendung von Magnesiumsulfat im Vergleich zu einer Placebogruppe einen positiven Einfluss auf das Energieniveau und eine Verringerung der Schmerzen hatte, obwohl die Auswirkungen auf den Schlaf nicht erwähnt wurden (Cox et al., 1991).

Einige Menschen mit ME/CFS berichten von Erfolgen mit Cannabis oder Cannabinoiden (Rowe et al., 2017), die eine therapeutische Wirkung auf Schlaflosigkeit haben können (Babson et al., 2017). Bisher gibt es noch keine klinischen Studien zu diesem Medikament in Bezug auf ME/CFS, und derzeit sind die Ergebnisse im Allgemeinen gemischt, so dass weitere Längsschnittstudien erforderlich sind (Rowe et al., 2017). Es ist wichtig zu beachten, dass jede pharmakologische Intervention Nebenwirkungen haben kann, insbesondere für Menschen mit ME/CFS, die eine größere Unverträglichkeit gegenüber bestimmten Medikamenten haben können.

9.3 Therapie der Health Professionals

In Anbetracht des Potenzials für einen gestörten Schlaf ist es wichtig, die **beste Tageszeit für einen Behandlungstermin** zu prüfen, um sicherzustellen, dass die Person Zeit hatte, vollständig aufzuwachen, aber auch, dass die Anstrengung eines Termins die Schlafqualität in der Nacht nicht weiter beeinträchtigt.

Die Einbeziehung der Schlafqualität in das **Assessment** kann zusätzliche Symptome aufzeigen, die sich möglicherweise erheblich auf die Lebensqualität auswirken. Weitere Informationen zur Einbeziehung von Fragen zur Schlafstörung in eine Beurteilung finden Sie in Kapitel 14. Es gibt Screening-Instrumente, darunter Fragebögen zur Untersuchung der Tagesschläfrigkeit und der Schlafgewohnheiten in der Nacht, die in Kapitel 18 ausführlicher behandelt werden.

Menschen mit ME/CFS können komorbide Erkrankungen haben, einschließlich Schlafstörungen. Wenn eine Person über erhebliche Schlafstörungen berichtet und nicht vollständig auf Schlafstörungen untersucht wurde, sollte eine **Überweisung an entsprechende Expert:innen** in Betracht gezogen werden. Zu den Hauptsymptomen der Schlafapnoe gehören Müdigkeit, Konzentrationsschwierigkeiten, Stimmungsschwankungen und morgendliche Kopfschmerzen (National Health Service (NHS), 2019). Angesichts der zahlreichen pharmakologischen Optionen, die die Schlafqualität verbessern können, könnte eine Person mit ME/CFS, die Schlafstörungen als Hauptsymptom angibt, zur Überprüfung ihrer Medikamente überwiesen werden.

Schlafhygiene ist ein Begriff, der beschreibt, was als „gute Schlafgewohnheiten" angesehen wird. In einem systematischen Review (Irish et al., 2015) wurde jedoch hervorgehoben, dass die meisten Empfehlungen für die Allgemeinbevölkerung nicht untersucht wurden, um ihre direkten Auswirkungen auf den Schlaf zu bewerten, und bei denjenigen, bei denen dies der Fall war, basieren die Evidenzen oft entweder auf Extremen, die nicht auf die Allgemeinbevölkerung übertragbar sind, oder sie stammen aus Studien, in denen die Auswirkungen dieser Praktiken auf den Schlaf nicht direkt untersucht wurden. In dem Bericht wird kritisiert, dass die Empfehlungen zur Schlafhygiene zu vage und uneinheitlich sind und dass es ihnen an konkreten Angaben zu ihrer Umsetzung mangelt. Typische Empfehlungen zur Schlafhygiene sind (American Sleep Association, 2022; Centers for Disease Control and Prevention, 2016):

- Konsequente Einhaltung der Schlafenszeiten
- Aufrechterhaltung einer anregungsarmen Schlafumgebung unter Berücksichtigung von Licht, Lärm und Temperatur
- Reduzierung der Nutzung elektronischer Geräte wie Fernseher und Handys vor dem Schlafengehen
- Vermeidung von großen Mahlzeiten, Koffein und Alkohol vor dem Schlafengehen
- Routine vor dem Schlafengehen wie eine warme Dusche oder ein Bad und Meditation.

Obwohl diese Empfehlungen häufig verwendet werden, gibt es keinen Konsens darüber, welche Parameter wesentlich oder spezifisch sind. Es gibt einige Überschneidungen zwischen Schlafhygienemaßnahmen und einigen Techniken der kognitiven Verhaltenstherapie (Stepanski & Wyatt, 2003), die sich bei Menschen mit chronischer Schlaflosigkeit als wirksam erwiesen haben (Trauer et al., 2015). Es gibt keine Untersuchungen über die Wirksamkeit von Schlafhygienemaßnahmen bei Menschen mit ME/CFS, daher sollten solche allgemeinen, nicht belegten Ratschläge mit Vorsicht gegeben werden. Einige Vorschläge können von Nutzen sein, aber jede Anpassung der Schlafroutine sollte genau auf Anzeichen einer weiteren Verschlimmerung der Symptome überwacht werden.

Es ist auch wichtig zu bedenken, dass für Menschen mit ME/CFS das Schlafzimmer ein Raum ist, der im Vergleich zur Allgemeinbevölkerung länger genutzt wird, insbesondere für Menschen mit schwerem oder sehr schwerem ME/CFS, so dass einige typische Vorschläge zur Schlafhygiene, die sich auf Veränderungen der Umgebung beziehen, möglicherweise nicht praktikabel sind.

Bewegung kann in vielen Bevölkerungsgruppen als vorteilhaft für die Schlafqualität angesehen werden (Chennaoui et al., 2015). So wurde Bewegung bei älteren Erwachsenen mit einer moderaten Verbesserung der subjektiven und objektiven Schlafqualität in Verbindung gebracht (King et al., 2008) und Menschen mit psychischen Erkrankungen (Lederman et al., 2019). Die Verallgemeinerbarkeit jeglicher Belege für Bewegung als Mittel zur Verbesserung des Schlafs wird durch die vielen beteiligten Variablen erschwert, z. B. die Art der Bewegung, die Tageszeit und die individuellen Merkmale der Person (Driver & Taylor, 2000).

Es gibt keine Belege dafür, dass körperliche Betätigung die Schlafqualität von Menschen mit ME/CFS verbessert, es scheint sogar das Gegenteil der Fall zu sein. Menschen mit ME/CFS haben über eine Verschlechterung der Schlafqualität nach körperlicher Anstrengung im Rahmen von PEM berichtet, was das charakteristische Merkmal von ME/CFS ist und in Kapitel 6 (Driver & Taylor, 2000; Holtzman et al., 2019) diskutiert wird. Daher ist es wahrscheinlicher, dass körperliche Betätigung zu weiteren Schlafstörungen führt und nicht als Mittel zur Verbesserung der Schlafqualität in Betracht gezogen werden sollte. Wenn eine Person mit ME/CFS Sport treibt, um ein nicht damit zusammenhängendes Problem zu behandeln, sollte die Schlafqualität überwacht werden, um sicherzustellen, dass die Intervention keine weitere Störung verursacht.

Zusammenfassung

Menschen mit ME/CFS können Schwierigkeiten mit dem Schlaf haben, aber es gibt keine einzige Schlafstörung, die die Erfahrungen aller Menschen abdeckt.
Die Schlafqualität kann sich auf die ME/CFS-Symptome einer Person auswirken – und der Schweregrad ihrer Symptome kann sich auf die Qualität ihres Schlafs auswirken.
Es gibt keine Forschungsergebnisse über die wirksamsten Behandlungen von Schlafstörungen bei Menschen mit ME/CFS, und obwohl einige Medikamente erfolgreich eingesetzt werden können, sind auch Nebenwirkungen zu berücksichtigen.

Anwendung in der Praxis

Ziehen Sie Fragen zur Schlafqualität in ein allgemeines Assessment ein, um ein besseres Verständnis dafür zu erlangen, wie sich ME/CFS-Symptome auf alle Aspekte des Lebens einer Person auswirken, und um mögliche Wege für eine Weiterüberweisung zu identifizieren.
Erwägen Sie die Verwendung der Schlafqualität als Outcome-Messung, um die Verträglichkeit oder den Erfolg einer Intervention zu ermitteln.
Es gibt viele pharmakologische Optionen, die die Schlafqualität verbessern können, daher

sollten Sie gegebenenfalls an eine Ärztin/einen Arzt überweisen.

Allgemeine Ratschläge zur Schlafhygiene könnten gegeben werden, aber mit Vorsicht, da es keine Evidenzbasis für ihre Wirksamkeit bei ME/CFS gibt. Jede Anpassung der Routine sollte auf ihre Auswirkungen auf die Gesamtsymptome und PEM überwacht werden.

10 Schmerz

Zweck dieses Kapitels

In diesem Kapitel werden die bekannte Pathophysiologie von Schmerzen bei ME/CFS und die häufigen Komorbiditäten von ME/CFS, die ebenfalls eine Ursache für Schmerzen sein können, erörtert und Möglichkeiten der Schmerzbehandlung beschrieben, die für Menschen mit ME/CFS geeignet sind.

Schmerzen sind ein häufiges Symptom bei Menschen mit ME/CFS (Jason, Richman et al., 1999), aber obwohl sie klinisch bedeutsam sind, gibt es keine einheitliche Definition von chronischen Schmerzen speziell im Zusammenhang mit ME/CFS (Meeus et al., 2007). Das Vorhandensein von Schmerzen ist bei Menschen mit ME/CFS mit einer verminderten Lebensqualität und einem eingeschränkten Funktionsstatus verbunden (Strand et al., 2019), so dass Health Professionals Schmerzen in dieser Bevölkerungsgruppe genauso ernsthaft behandeln sollten, wie sie es bei jeder anderen Erkrankung tun würden. Darüber hinaus müssen Health Professionals erkennen, wann Schmerzen ein von ME/CFS unabhängiges Symptom sind, und stets sicherstellen, dass andere Ursachen oder Quellen von Schmerzen in Betracht gezogen werden.

10.1 Diagnose und Pathophysiologie bei ME/CFS

Die International Association for the Study of Pain (IASP) definiert Schmerz als eine unangenehme sensorische und emotionale Erfahrung, die mit einer tatsächlichen oder potenziellen Gewebeschädigung verbunden ist oder dieser ähnelt (Raja et al., 2020). Schmerz ist eine persönliche Erfahrung, die durch biologische, psychologische und soziale Faktoren beeinflusst werden kann (International Association for the Study of Pain (IASP), 1994).

Schmerzen sind ein häufiges Merkmal von ME/CFS und in fast allen Diagnosekriterien enthalten, obwohl sie nur in einem als wesentlich für die Diagnose bezeichnet werden (kanadische klinische Kriterien: Carruthers et al., 2003). Schmerzen im Zusammenhang mit ME/CFS sind nicht an einen einzelnen Körperteil gebunden und werden in der Regel als weit verbreitet beschrieben (Bateman et al., 2021), da sie von Muskeln, Gelenken oder Nerven ausgehen; allerdings kann nicht jede Person mit ME/CFS Schmerzen als Teil ihrer ME/CFS-Kernsymptome erleben, und die Art der Schmerzen ist von Person zu Person unterschiedlich. Schmerzen können auch ein Symptom von Post-exertional Malaise (PEM) (Chu et al., 2018) sein, d.h. der Verschlimmerung bestehender Symptome oder dem Auftreten neuer Symptome, die durch Anstrengung verursacht werden (siehe Kapitel 6).

Eine Analyse der Falldefinitionen von ME/CFS legt nahe, dass Schmerzen nicht unbedingt ein unabhängiges Merkmal sind, sondern eine Manifestation anderer Symptome von ME/CFS sein können (Conroy et al., 2022). Darüber hinaus kann eine Reihe von Komorbiditäten, die mit ME/CFS in Verbindung stehen, ebenfalls Schmerzen verursachen, so dass es sehr schwierig sein kann, die primäre Ursache für dieses Symptom zu bestimmen.

Hyperalgesie ist eine erhöhte Schmerzempfindlichkeit, die mit Hilfe eines Druckschmerzschwellentests gemessen wird, der die klinische Situation gut widerspiegeln kann (Geisser et al., 2007). Mit dieser Technik wurde festgestellt, dass einige Menschen mit ME/CFS im Vergleich zu gesunden Kontrollpersonen (Meeus, Nijs, Huybrechts et al., 2010) und Menschen mit chronischen Schmerzen im unteren Rückenbereich (Meeus, Roussel et al., 2010) deutlich niedrigere Druckschmerzschwellen haben. Während die Schmerzschwellen in den Muskeln viel niedriger sind, scheinen sie in der Haut und Unterhaut von Menschen mit ME/CFS normal zu sein.

Neben einer herabgesetzten Schmerzschwelle wurde bei einigen Menschen mit ME/CFS eine verlangsamte Schmerzhemmung festgestellt, die von Bereichen des Gehirns und des zentralen Nervensystems gesteuert wird (Meeus et al., 2008). Die Ursache der verminderten Schmerzschwelle bei einigen Menschen mit ME/CFS ist noch nicht geklärt. Eine Theorie war Hypokortisolismus (Cushing-Syndrom), d.h. eine verringerte Aktivität der Nebenniere, aber es wurden keine Evidenzen gefunden, die dies unterstützen.

Die Forschung hat sich auch mit der Muskelzusammensetzung befasst, mit unterschiedlichen Ergebnissen. Eine Studie zeigte, dass die Art und Menge der Enzyme, die an der Energieproduktion eines Muskels beteiligt sind, bei Menschen, die über Schmerzen mit ME/CFS berichteten, normal waren (Byrne & Trounce, 1987), aber eine andere Studie entnahm Muskelbiopsien von bestimmten schmerzhaften Stellen und fand Anomalien in der Struktur, der Enzymaktivität und der mitochondrialen DNA (Vecchiet et al., 1996).

Schmerz ist ein komplexes Thema, zu dem solide Forschung betrieben werden muss, und die meisten Studien weisen eine kleine Stichprobengröße auf, zusammen mit dem in Kapitel 1 erörterten Problem der diagnostischen Diskrepanzen bei ME/CFS.

10.2 Verbindung mit Komorbiditäten von ME/CFS

Eine Reihe von Komorbiditäten von ME/CFS kann eine Ursache für die erlebten Schmerzen sein.

Die **Fibromyalgie** ist durch chronische, weit verbreitete Schmerzen gekennzeichnet (Bazzichi et al., 2020), weist jedoch einige Überschneidungen mit ME/CFS auf (Clauw & Chrousos, 1997). Die Hauptsymptome der Fibromyalgie sind weit verbreitete Muskelschmerzen, Müdigkeit, Morgensteifigkeit, nicht erholsamer Schlaf und kognitive Dysfunktion (Häuser et al., 2008). Fibromyalgie kann unabhängig von anderen Komorbiditäten, die ähnliche Symptome verursachen können, diagnostiziert werden (Wolfe et al., 2016) und kann daher neben ME/CFS bestehen (McManimen & Jason, 2017). Das Vorhandensein von Fibromyalgie kann die Häufigkeit und den Schweregrad von PEM deutlich erhöhen (McManimen & Jason, 2017). ME/CFS und Fibromyalgie sind diagnostisch unterschiedliche Erkrankungen (Nijs et al., 2012), so dass die Fibromyalgie nicht der einzige Grund für die Schmerzsymptome bei Menschen mit ME/CFS sein kann. Weitere Informationen zur Fibromyalgie finden Sie in Kapitel 2.

Hypermobilität der Gelenke beschreibt jedes Gelenk, das über den normalen Bewegungsumfang hinaus beweglich ist, und dies scheint bei Menschen mit ME/CFS häufig zu sein (Nijs, 2005). In einer retrospektiven Querschnittsstudie (Bragée et al., 2020) bei Personen in einer Spezialklinik für ME/CFS in Schweden wurde die Prävalenz von Hypermobilität untersucht. Von 229 Personen, bei denen ein schweres ME/CFS diagnostiziert wurde, wurde bei 115 (50 Prozent) eine allgemeine Hypermobilität der Gelenke festgestellt, wobei bei 20 Prozent bereits ein hypermobiles Ehlers-Danlos-Syndrom (EDS) diagnostiziert worden war. In anderen Studien wurde keine so hohe Prävalenz festgestellt, wobei Anzeichen für Hypermobilität bei 25 Prozent (Nijs, de Meirleir et al., 2004) oder 20 Prozent (Nijs, Meeus et al.,

2006) der Menschen mit ME/CFS im Vergleich zu 4 Prozent in der Allgemeinbevölkerung gefunden wurden (Nijs, Meeus et al., 2006) (weitere Informationen zur Hypermobilität finden Sie in Kapitel 2).

Schmerzen sind bei Hypermobilitätserkrankungen weit verbreitet. Chronische Schmerzen sind das vorherrschende Symptom des Syndroms der Gelenkhypermobilität (Grahame, 2009). Beim EDS korreliert der Schweregrad der Schmerzen stark mit dem Ausmaß der Hypermobilität (Voermans et al., 2010), und beim Marfan-Syndrom sind Rückenschmerzen aufgrund von Skoliose dreimal häufiger als in der Allgemeinbevölkerung (Dean, 2007). Da ein höherer Anteil der Menschen mit ME/CFS auch an Hypermobilität leidet, könnte diese als eine mögliche Ursache für die Schmerzen von Menschen mit ME/CFS in Betracht gezogen werden. Bislang wurden jedoch bei Menschen mit ME/CFS keine statistisch signifikanten Zusammenhänge zwischen dem Vorhandensein von Hypermobilität, selbstberichteten Schmerzen und Aktivitätseinschränkungen (Nijs et al., 2004) festgestellt, und es scheint keinen Zusammenhang zwischen muskuloskelettalen Schmerzen und Gelenkhypermobilität zu geben (Nijs, Meeus et al., 2006). Daher ist es unwahrscheinlich, dass Hypermobilität allein der Grund für die Schmerzen von Menschen mit ME/CFS ist (Nijs et al., 2012), aber Health Professionals sollten sich des Potenzials hypermobiler Gelenke bewusst sein, wenn sie mit Menschen mit ME/CFS arbeiten.

Ein bestimmtes Schmerzmuster im Nacken und in den Schultern wird als „Kleiderbügelschmerz“ bezeichnet (Khurana, 2012) und kann mit **orthostatischer Intoleranz**, d. h. einer Unverträglichkeit gegenüber einer aufrechten Haltung, in Verbindung gebracht werden. Eine mögliche Ursache für Kleiderbügelschmerzen ist die orthostatische Hypotonie, d. h. ein Blutdruckabfall beim Stehen, der zu einer verminderten Durchblutung und Ischämie in der oberen Rücken- und Nackenmuskulatur führen kann, was wiederum Schmerzen verursacht (Wieling & Schatz, 2009). Nacken- und Schulterschmerzen werden auch häufig beim posturalen orthostatischen Tachykardie-Syndrom (POTS) berichtet (Henry et al., 2015). Es wurde jedoch kein direkter Zusammenhang zwischen Kleiderbügelschmerzen und orthostatischer Intoleranz festgestellt, wobei die inter- und intraindividuelle Variabilität (Khurana, 2012) (weitere Informationen zur orthostatischen Intoleranz finden Sie in Kapitel 12).

Temporomandibuläre Dysfunktionen (TMD) beinhalten Schmerzen im Kiefergelenk und den damit verbundenen Strukturen wie Kiefer, Zähne, Ohren, Schläfen und Wangen (NICE, 2021b). Temporomandibuläre Dysfunktionen gelten als Komorbidität von ME/CFS (Carruthers et al., 2011) und können mit physiotherapeutischen Maßnahmen wirksam behandelt werden (Paço et al., 2016). Auf temporomandibuläre Dysfunktion wird in Kapitel 2 näher eingegangen.

Migräne ist eine häufige Komorbidität von ME/CFS (Carruthers et al., 2011). Eine Querschnittsstudie an 143 000 Menschen mit ME/CFS in England ergab, dass 76 Prozent über Kopfschmerzen und 39,2 Prozent über Migräne berichteten, im Vergleich zu 32,8 Prozent bzw. 21,3 Prozent bei gesunden Kontrollpersonen (Nacul et al., 2011). Eine pharmakologische Behandlung von Migräne und Kopfschmerzen ist bei Menschen mit ME/CFS möglich (Shepherd & Chaudhuri, 2019). Wenn eine Person mit Migräne- oder Kopfschmerzsymptomen noch nicht behandelt wurde, sollte sie zur medizinischen Abklärung und Diagnostik überwiesen werden. Weitere Informationen zur Migräne finden Sie in Kapitel 2.

Unterleibsschmerzen können zusammen mit anderen Symptomen, wie z. B. Veränderungen des Stuhlgangs, mit dem **Reizdarmsyndrom** in Verbindung gebracht werden, das in Kapitel 3 behandelt wird. Es kann eine Reihe anderer Ursachen für Unterleibsschmerzen geben, daher ist es wichtig, dass eine gründliche medizinische Untersuchung stattfindet, wenn dieses Symptom auftritt.

Die **zentrale Sensibilisierung**, bei der wiederholte schädliche Reize zu neuroplastischen Veränderungen im zentralen Nervensystem führen, wurde als mögliche Erklärung für die weit verbreiteten Schmerzen bei Menschen mit ME/CFS herangezogen (Meeus & Nijs, 2007). Die daraus resultierende Sensibilisierung kann zu einer übertriebenen Wahrnehmung schädlicher Reize, zu nozizeptiven Reaktionen auf nicht schädliche Reize und zur Entstehung weit verbreiteter, nicht näher bezeichneter Schmerzorte führen (Li et al., 1999).

Oliver: Ich bekomme Schmerzen in den Beinmuskeln als Teil von PEM, wenn ich es übertreibe. Eine Massage hilft, wenn sie sehr stark schmerzen.

Die zentrale Sensibilisierung wurde in Bezug auf Fibromyalgie, nicht aber auf ME/CFS, eingehend untersucht (Meeus & Nijs, 2007), und obwohl es Überschneidungen zwischen den beiden Erkrankungen geben kann, gibt es dennoch eine klare Unterscheidung (siehe Abschnitt Fibromyalgie in diesem Kapitel). Die zentrale Sensibilisierung bei Menschen mit ME/CFS zeigt sich durch das Vorhandensein von Hyperalgesie, das Fehlen von offensichtlichen peripheren Gewebeschäden und erniedrigte Schmerzschwellen nach körperlicher Betätigung, was alles auf ein gestörtes nozizeptives System hinweist (Meeus & Nijs, 2007). Derzeit gibt es jedoch keine direkten Beweise für eine zentrale Sensibilisierung speziell bei Menschen mit ME/CFS (Nijs, Aerts et al., 2006).

Ein weiteres Schmerzphänomen, das „**Katastrophisieren**“, wurde als ein Faktor vorgeschlagen, der zu chronischen Schmerzen bei ME/CFS beiträgt (Nijs et al., 2012). Katastrophisieren bei chronischen Schmerzzuständen ist eine Art, über eine Schmerzerfahrung nachzudenken, die durch Grübeln, Maximierung und Hilflosigkeit gekennzeichnet ist (Sullivan et al., 1995). Es gibt jedoch nur sehr wenige Belege dafür, dass Katastrophisieren bei ME/CFS auftritt (Nijs et al., 2008), und daher ist es unwahrscheinlich, dass es ein Faktor ist, der zu den Schmerzen bei ME/CFS beiträgt.

Das Konzept der „Angstvermeidung“ und „**Kinesiophobie**“ (eine irrationale Angst vor Bewegung) wurde mit chronischen Schmerzzuständen und einer damit verbundenen Zunahme der Behinderung in Verbindung gebracht (Luque-Suarez et al., 2019), und dies wurde auch bei Menschen mit ME/CFS untersucht, die Schmerzen haben. Es wurde jedoch kein Zusammenhang zwischen der körperlichen Leistungsfähigkeit und Aktivitätseinschränkungen einer Person und dem Vorhandensein von Kinesiophobie bei ME/CFS gefunden (Nijs, Vanherberghen et al., 2004).

10.3 Therapie der Health Professionals

Wenn eine Person mit ME/CFS über Schmerzen berichtet, ist es wichtig, ein gründliches Assessment vorzunehmen. Beispiele für Outcome-Messungen bei Schmerzen finden Sie in Kapitel 18. Schmerzen sind zwar ein häufiges Symptom von ME/CFS, aber sie können auch mit einer Komorbidität oder einem völlig anderen Problem zusammenhängen, so dass es wichtig ist, nicht jedes Schmerzsymptom sofort mit ME/CFS in Verbindung zu bringen.

Mo: Mein Schmerz ist im ganzen Körper und Medikamente werden nur die Schmerzen lindern.

Analgetika, ob rezeptfrei (Aspirin, Paracetamol, Ibuprofen) oder verschrieben, können in Bezug auf die Schmerzlinderung unterschiedliche Vorteile haben. Menschen mit ME/CFS können auf einige Medikamente empfindlich reagieren, so dass ein geeigneter Arzt hinzugezogen werden sollte, wenn die Person die Möglichkeiten von Analgetika erkunden möchte.

Es gibt viele nicht-pharmakologische Ansätze zur Schmerzbehandlung, aber es gibt keine allgemeingültige Behandlungsempfehlung für die Schmerzbehandlung bei ME/CFS. Eine Studie befragte beispielsweise Menschen mit ME/CFS, die unter chronischen Schmerzen litten, und von den 45 befragten Personen wurden 19 verschiedene Ansätze ausprobiert, alle mit unterschiedlichen Ergebnissen (Marshall et al., 2011).

Eine **Massagetherapie** kann bei Menschen mit ME/CFS Schmerzen sowie Depressionen und Angstzustände lindern (Field et al., 2011), und einige Arten von Massagen können körperliche Symptome verbessern (Wang et al., 2009); es ist jedoch nicht klar, ob die Wirkungen langfristig anhalten, und die Qualität der Nachweise ist gering (Porter et al., 2010). Während die Massage bei einigen Menschen mit ME/CFS die Schmerzen reduziert hat, hat sie bei anderen zu einer Zunahme der Schmerzen geführt (Marshall et al., 2011).

Wenn Health Professionals den Einsatz von Massagen als Teil der Schmerzbehandlung in Erwägung ziehen, ist es wichtig, daran zu denken, dass Menschen mit ME/CFS eine niedrigere Druckschmerzschwelle haben (Whiteside et al., 2004) und daher die Intensität der Massage entsprechend moderiert werden sollte. Menschen mit ME/CFS können auch Geruchsunverträglichkeiten haben (siehe Kapitel 11), so dass Gleitmittel mit starken Duftstoffen vermieden werden sollten. Jede Behandlung sollte ständig auf Anzeichen für neue Erkrankungen, Symptome oder Verschlimmerung der aktuellen Symptome, sowohl während der Intervention als auch in der Zeit nach der Intervention, angesichts der verzögerten Natur der PEM, überwacht werden.

Aus qualitativen Daten geht hervor, dass **Akupunktur** bei einigen Menschen mit ME/CFS eine Schmerzlinderung bewirkt (Marshall et al., 2011). Es wurde eine günstige Reaktion im Vergleich zur Scheinakupunktur festgestellt, aber die meisten Studien sind von geringer methodischer Qualität (Zhang et al., 2019) und es wurden Abbruchraten von bis zu 35 Prozent (Porter et al., 2010) verzeichnet, was darauf hindeutet, dass sie möglicherweise nicht von allen toleriert wird. Bei jeder Akupunkturanwendung sollte die Verträglichkeit sowohl während als auch in der Zeit nach dem Eingriff ständig überwacht werden, da es sich bei der PEM um eine verzögerte Erkrankung handelt.

Bei der **Mobilisierung der Wirbelsäule** in der Allgemeinbevölkerung wird davon ausgegangen, dass sie eine hypoalgetische Wirkung hat (Krouwel et al., 2010); es wurden jedoch nur sehr wenige Studien im Zusammenhang mit ME/CFS durchgeführt (Yee & Chellappan, 2013). In einer kleinen qualitativen Studie wurde berichtet, dass Mobilisierungen der Wirbelsäule bei Menschen mit ME/CFS keine Verbesserungen bewirken (Marshall et al., 2011). In Anbetracht der niedrigeren Druckschmerzschwellen bei Menschen mit ME/CFS (Whiteside et al., 2004) und der möglichen Hypermobilität sollte bei jeder Behandlung, die größere Druckamplituden erfordert, Vorsicht geboten sein.

Aufklärung über Schmerzen und zentrale Sensibilisierung kann sich bei Menschen mit chronischen Schmerzzuständen positiv auf den Schmerz auswirken (Louw et al., 2011) und könnte als Intervention für Menschen mit ME/CFS, die unter chronischen Schmerzen leiden, in Betracht gezogen werden (Nijs et al., 2012). Es konnte gezeigt werden, dass eine Schulung zur Schmerzphysiologie das Wissen über die Schmerzphysiologie verbessert und die Katastrophisierung bei Menschen mit ME/CFS unmittelbar nach einer 30-minütigen Sitzung verringert, aber es wurden keine langfristigen Auswirkungen oder eine Verringerung der Schmerzsymptome festgestellt (Meeus, Nijs, van Oosterwijck et al., 2010).

Allgemeine Aufklärung zum Schmerz ist nicht spezifisch für ME/CFS, und der Zeitpunkt und die Art der Vermittlung von Informationen sollten angesichts der potenziellen kognitiven Beeinträchtigungen einiger Menschen mit ME/CFS, insbesondere der Aufmerksamkeit und des Gedächtnisses, sorgfältig abgewogen werden. Darüber hinaus besteht das Risiko, dass ausführliche Aufklärungssitzungen zu kognitiver Ermüdung führen, was wiederum zu PEM und einer Verschlimmerung der Symptome führen kann, einschließlich des Potenzials um weitere Schmerzen zu verursachen. In Kapitel 8 werden kognitive Dysfunktionen ausführlicher behandelt und Methoden zur Anpassung der Kommunikation vorgestellt, um die Auswirkungen einer Intervention zu begrenzen.

Die Anwendung grundlegender Techniken wie **warme Bäder, Wärmekissen, elektrische Heizlüfter und Wärmflaschen** sind die am häufigsten berichteten Methoden zur Schmerzlinderung bei Menschen mit ME/CFS (Marshall et al., 2011), obwohl bei Bädern der Energieaufwand für das anschließende Abtrocknen des Körpers die Intervention kontraproduktiv machen kann. Wärme kann die Vasodilatation erhöhen und zu einer verbesserten Durchblutung führen, was bei Durchblutungsstörungen helfen könnte.

Die **transkutane elektrische Stimulation** (TENS) ist eine nichtinvasive Methode zur Schmerzlinderung, bei der ein schwacher elektrischer Strom verwendet wird. Eine umfassende Überprüfung von Reviews und Metaanalysen zur Anwendung von TENS bei akuten und chronischen Schmerzen in der Allgemeinbevölkerung ergab ausreichende Daten, die einen Nutzen von TENS zeigen, unzureichende Daten, die keinen Nutzen zeigen, aber auch viele Studien, die nicht schlüssig waren (Paley et al., 2021). Derzeit gibt es keine Forschung über den Nutzen von TENS speziell für Menschen mit ME/CFS, so dass, wie bei jeder Intervention, eine sorgfältige Überwachung der Symptomreaktion erfolgen sollte, wenn TENS erprobt wird.

Ana: Ich habe ständig Schmerzen. Akupunktur war anfangs hilfreich, aber es war zu anstrengend, zu den Terminen zu kommen.

In der Allgemeinbevölkerung kann sich **körperliche Betätigung und Bewegung** positiv auf den Schmerz auswirken und eine „bewegungsinduzierte Hypoalgesie“ verursachen (Wewege & Jones, 2021). Ein einziges Krafttraining kann bei Gesunden die Schmerzschwelle erhöhen und das Schmerzempfinden senken (Koltyn & Arbogast, 1998), und bei Menschen mit chronischen Rückenschmerzen wurde festgestellt, dass aerobes Training die Wahrnehmung von Druckschmerzen verringert (Hoffman et al., 2005) und die Schmerzschwelle erhöht (Meeus et al., 2008). Isometrische Übungen, bei denen die Muskeln ohne Bewegung der Gelenke angespannt werden, können die Schmerzen bei der Genesung von Frakturen der unteren Gliedmaßen (Khosrojerdi et al., 2018) und Tendinopathien (Rio et al., 2015) verringern, obwohl dies in der Forschung nicht durchgängig festgestellt wurde (van der Vlist et al., 2020).

Während Bewegung in der Allgemeinbevölkerung die Schmerzen reduzieren kann, scheint sie bei einigen Menschen mit ME/CFS die Schmerzen zu verstärken (Marshall et al., 2011), und es hat sich gezeigt, dass sie die Druckschmerzschwelle senkt (Meeus, Roussel et al., 2010; van Oosterwijck et al., 2010; Whiteside et al., 2004). Eine verringerte Schmerzschwelle kann mit PEM (van Oosterwijck et al., 2010) in Verbindung gebracht werden, die durch Anstrengung ausgelöst wird. In einer internationalen Umfrage unter mehr als 1500 Menschen mit ME/CFS (Holtzman et al., 2019) berichteten 87,9 Prozent über eine Verschlimmerung von Muskelschmerzen, 73 Prozent über Gelenkschmerzen und 63 Prozent über Nervenschmerzen nach körperlicher und kognitiver Anstrengung (weitere Informationen über PEM finden Sie in Kapitel 6).

Sportliche Betätigung kann in der Allgemeinbevölkerung Schmerzen in Form von verzögert einsetzendem Muskelkater (DOMS) verursachen, der typischerweise zwischen 24 und 48 Stunden nach der Belastung seinen Höhepunkt erreicht und innerhalb von 96 Stunden abklingt (Connolly et al., 2003). Obwohl dies auch bei Menschen mit ME/CFS auftreten kann, hat sich gezeigt, dass die Auswirkungen von Sport auf den Schmerz häufiger und stärker sind. Eine Studie ergab, dass 82 Prozent der Menschen mit ME/CFS über Muskel- oder Gelenkschmerzen und 53 Prozent über allgemeine Schmerzen nach maximalen Belastungstests berichteten, verglichen mit 40 Prozent bzw. 10 Prozent bei vergleichbaren sitzenden Kontrollpersonen. Die Forscher:innen stellten fest, dass die Schmerzen bei den gesunden Kontrollpersonen möglicherweise auf DOMS hinweisen und die Teilnehmenden schnell wieder zu ihrem Ausgangszustand zurückkehrten, während es bei Menschen mit ME/CFS einen erheblichen Unterschied in der Schwere und Dauer der Symptome nach der Belastung gab (Mateo et al., 2020).

Der Ursprung einer erniedrigten Schmerzschwelle nach körperlicher Betätigung kann auf eine zentrale Funktionsstörung zurückzuführen sein (Whiteside et al., 2004). Eine Theorie (Nijs & Ickmans, 2013) geht beispielsweise davon aus, dass der hypoalgetische Effekt von körperlicher Betätigung durch mehrere Bereiche des Gehirns hervorgerufen wird und dass die Durchblutung des Gehirns bei Menschen mit ME/CFS bekanntermaßen abnimmt, wenn sie aufrecht stehen (siehe Kapitel 12). Daher könnte sich die verminderte Durchblutung auf die Fähigkeit des Gehirns auswirken, den Hypoalgesie-Effekt bei Menschen mit ME/CFS zu erzeugen (Nijs & Ickmans, 2013).

Andere Befunde deuten darauf hin, dass periphere Faktoren zu verstärkten Schmerzen beitragen, z.B. wurde bei Menschen mit ME/CFS nach moderater körperlicher Betätigung eine erhöhte Genexpression für Rezeptoren, die Muskelmetaboliten erkennen, festgestellt (Light et al., 2009).

Während Bewegung in der Allgemeinbevölkerung zur Schmerzlinderung beitragen kann, scheint es für Menschen mit ME/CFS nicht die gleichen Vorteile zu geben, und tatsächlich kann die Einführung von Bewegung die Schmerzen in dieser Bevölkerungsgruppe verstärken. Der primäre Fokus jeder Intervention für eine Person mit ME/CFS sollte immer die Vermeidung von PEM sein. Daher muss jeder Ansatz zur Schmerzbehandlung bei ME/CFS regelmäßig überwacht und auf Anzeichen einer Verschlimmerung der Symptome untersucht werden.

Zusammenfassung

Menschen mit ME/CFS können Schmerzen in Muskeln und Gelenken haben, als Teil der PEM und in Verbindung mit anderen Komorbiditäten.
Anstrengung kann bei manchen Menschen mit ME/CFS die Druckschmerzschwelle weiter senken und eine PEM auslösen, die die Schmerzsymptome verstärken kann.

Anwendung in der Praxis

Schmerzen beeinträchtigen die Lebensqualität, daher sollte die Schmerzbehandlung vorrangig behandelt werden.
Schmerzen können ein von ME/CFS unabhängiges Symptom sein, daher ist es wichtig sicherzustellen, dass andere Ursachen oder Quellen von Schmerzen in Betracht gezogen werden.
Schmerzbehandlungsmethoden wie Massagetherapie und Akupunktur können in Betracht gezogen werden, aber die Behandlung sollte immer individuell angepasst und regelmäßig auf unerwünschte Wirkungen überwacht werden.
Bewegung verursacht bei Menschen mit ME/CFS eher Schmerzen als sie zu lindern.

11 Neurologische Dysfunktion

Zweck dieses Kapitels

Dieses Kapitel beschreibt die Art der neurologischen Dysfunktion bei Menschen mit ME/CFS und welche Überlegungen zur Anpassung von Praxis und Management angestellt werden sollten.

Neurologische Beeinträchtigungen sind in zwei der wichtigsten Diagnosekriterien für ME/CFS enthalten und werden als motorische Beeinträchtigungen und sensorische Störungen aufgeführt. Als Health Professional ist es wichtig, die möglichen neurologischen Beeinträchtigungen bei Menschen mit ME/CFS zu verstehen, denn:

- Die typische sportliche neurologische Rehabilitation kann ein Auslöser für Symptomverschlimmerung nach der Anstrengung (PEM) sein.
- Sensibilitätsstörungen können durch jede Interaktion verschlimmert werden, so dass Anpassungen in der Praxis erforderlich sein können.

11.1 Neurologische Dysfunktion bei ME/CFS

Die Weltgesundheitsorganisation (WHO) listet die „Myalgische Enzephalomyelitis (ME)" als Erkrankung des Nervensystems in der ICD-10 und ICD-11 unter dem Code G93.3 auf, neben dem postviralen Fatigue-Syndrom[9]. Die Symptome neurologischer Dysfunktionen bei ME/CFS, wie sie in den Diagnosekriterien beschrieben werden, umfassen motorische und sensorische Beeinträchtigungen. Es ist nicht geklärt, ob die neurologischen Symptome des ME/CFS ihren Ursprung in einer Schädigung des Nervensystems haben. Anomalien in Gehirnscans von Menschen mit ME/CFS wurden identifiziert, und eine systematische Überprüfung (Shan et al., 2020) aller bis 2018 berichteten bildgebenden Verfahren des Gehirns ergab häufige und konsistente Anomalien im Gehirn von Menschen mit ME/CFS im Vergleich zu gesunden Kontrollpersonen, einschließlich:

- Rekrutierung zusätzlicher Gehirnregionen für kognitive Aufgaben
- Strukturelle Anomalien im Hirnstamm
- Hinweis auf lokale Neuroinflammation im Hirnstamm
- Reduzierte Serotonin-Transporter.

Trotz dieser Ergebnisse weisen die Studien oft kleine Stichprobengrößen auf oder verwenden diagnostische Kriterien, die möglicherweise nicht wirklich repräsentativ für die Bevölkerung sind, wie in Kapitel 1 erörtert, und es ist schwierig, Schlussfolgerungen für die Diagnose und Behandlung zu ziehen. Obwohl eine neurologische Entzündung vermutet wird, ist die Technologie zur Untersuchung dieser Prozesse erst seit kurzem verfügbar (Johnson, 2018).

---

9 Zur Begriffsklärung nach ICD-10 und ICD-11 siehe auch die Unterlagen vom Bundesinstitut für Arzneimittel und Medizinprodukte (BfAM): https://multimedia.gsb.bund.de/BfArM/downloads/klassifikationen/icd-10-gm/vorschlaege/vorschlaege2023/icd2023-017-chronisches-fatigue-syndrom.pdf

Kim: Ich kann mit Dingen wie lauten Geräuschen, lebhaften Restaurants oder öffentlichen Veranstaltungen mit Musik und Gesprächen nicht lange zurechtkommen.

Häufige motorische Beeinträchtigungen im Zusammenhang mit ME/CFS sind Muskelschwäche, Ataxie und Faszikulationen (Bested & Marshall, 2015). Es ist wichtig, sich bewusst zu machen, dass dies auch Anzeichen und Symptome anderer neurologischer Erkrankungen sind. Daher sollte, falls angezeigt, eine gründliche neurologische Untersuchung durchgeführt werden oder eine Überweisung an einen entsprechenden Spezialisten zur Überprüfung erfolgen, um andere Ursachen auszuschließen.

Menschen mit ME/CFS leiden unter **Muskelschwäche**. Sie haben Muskeln, die im Vergleich zur Allgemeinbevölkerung schwächer sind und schneller ermüden (Nijs et al., 2012). Es ist jedoch nicht klar, ob die Muskelschwäche von Menschen mit ME/CFS durch eine neurologische Pathologie verursacht wird (Wirth et al., 2021). Andere Erklärungen für die Mechanismen, die hinter dieser Schwäche stehen, sind gestörte Stoffwechselvorgänge, periphere Ermüdung, zentrale Ermüdung oder Dekonditionierung, die in den Kapiteln 6 und 7 näher erläutert werden. Muskelschwäche kann auch ein Symptom von PEM sein. So berichteten 87,3 Prozent von 1500 Menschen mit ME/CFS, dass körperliche oder kognitive Anstrengung Muskelschwäche verursacht (Holtzman et al., 2019). Während in der Forschung über verminderte Muskelkraft berichtet wird, gibt es keine Berichte über Muskelschwund, der bei Menschen mit ME/CFS häufig vorkommt.

Ein signifikanter Muskelschwund ohne offensichtliche Ursache sollte weiter untersucht werden, um andere Erkrankungen oder Ursachen auszuschließen. Eine Folge der Muskelschwäche ist eine verminderte Kraft in den unteren Gliedmaßen, die zu einer Beeinträchtigung der Muskelpumpe und damit zu Unverträglichkeiten führt, den Körper in eine aufrechte Position zu bringen. Weitere Erläuterungen zur orthostatischen Intoleranz finden Sie in Kapitel 12.

Ataxie ist eine gestörte Koordinierung willkürlicher Bewegungen (Ashizawa & Xia, 2016). Ein Review (Bested & Marshall, 2015) berichtet, dass Menschen mit ME/CFS häufig Ungeschicklichkeit und Gleichgewichtsstörungen beschreiben. In einer internationalen Umfrage gaben 77,6 Prozent von 1500 Menschen mit ME/CFS an, dass die Ataxie durch körperliche oder kognitive Anstrengung verschlimmert wird (Holtzman et al., 2019). In einer kleinen Studie wurde festgestellt, dass 29 Prozent der Teilnehmer:innen mit ME/CFS einen instabilen Tandemgang haben und ihre Fähigkeit beeinträchtigt ist, mit geschlossenen Augen zu stehen, ohne zu schwanken, und auf einem Bein zu stehen, was auf eine Stammataxie hindeuten könnte (Miwa & Inoue, 2017). Es ist jedoch unklar, ob in der ME/CFS-Population eine echte axiale oder trunkale Ataxie vorliegt, da es nur wenige Belege dafür gibt und diese Erscheinung durch eine Reihe anderer Symptome wie Muskelschwäche und Müdigkeit erklärt werden könnte.

Eine **Faszikulation** ist eine spontane Entladung einer motorischen Einheit in einem Muskel, die als lokalisierte Muskelzuckungen beobachtet werden kann (Mills, 2010). Faszikulationen werden als mögliches Symptom von ME/CFS aufgeführt, können aber auch bei einer Reihe von Erkrankungen wie peripherer Neuropathie, Motoneuronen-Krankheit und Übererregbarkeit der peripheren Nerven auftreten und auch spontan in der Allgemeinbevölkerung vorkommen (Mills, 2010). Muskelzuckungen wurden von 68,1 Prozent der 1500 Personen mit ME/CFS in einer internationalen Umfrage über Symptome berichtet, die sich durch körperliche oder kognitive Anstrengung verschlimmern (Holtzman et al., 2019).

Menschen mit ME/CFS leiden unter **Störungen der Sinnesorgane**. Sie können überempfindlich auf sensorische Reize wie Licht, Lärm, Berührung, Geruch und Temperatur (Bested & Marshall, 2015; Carruthers et al., 2011) reagieren und werden als „sensorisch überlastet" beschrieben (Vedelago, 1997). Eine Studie (Eaton-Fitch et al., 2020) untersuchte die selbstberichteten Symptome von über 400 Menschen mit ME/CFS und fand heraus, dass mehr als die Hälfte von ihnen über mäßige bis schwere sensorische Störungen berichteten und reduzierten Werten für die körperliche Funktionsfähigkeit, den allgemeinen Gesundheitszustand, die soziale Funktionsfähigkeit und die mit einem höheren Grad an Arbeitslosigkeit verbunden waren. In einer internationalen Umfrage wurde sensorische Überlastung bei über 80 Prozent von 1500 Menschen mit ME/CFS als Auslöser für PEM angegeben (Holtzman et al., 2019).

Sensorische Symptome können auch eines der Symptome sein, die durch Auslöser von PEM verschlimmert werden. Menschen mit schwerem oder sehr schwerem ME/CFS können lähmende sensorische Störungen haben, die in Kapitel 3 ausführlicher behandelt werden.

Zu den **Sehstörungen** bei einigen Menschen mit ME/CFS gehören Photosensitivität, Schwierigkeiten beim Fokussieren, schlechte Tiefenwahrnehmung, ungenaue Augenbewegungen, Unbehagen mit visuellen Mustern, Augenschmerzen, visuelle Migräne, verminderte Tränensekretion und beeinträchtigte visuelle Aufmerksamkeit (Ahmed et al., 2018; Caffery et al., 1994; Vedelago, 1997; Wilson et al., 2018; Wilson et al., 2015) mit dem Hinweis, dass der Schweregrad der visuellen Symptome mit dem Schweregrad der ME/CFS-Symptome übereinstimmt (Vedelago, 1997). Die Tränenproduktion und die Kontraktion des Ziliarmuskels im Auge werden beide durch das parasympathische Nervensystem gesteuert (Wehrwein et al., 2016). Da eine beträchtliche Anzahl von Menschen mit ME/CFS eine Störung des autonomen Nervensystems haben, könnte dies die verminderte Tränenproduktion und die Sehschwäche erklären (weitere Informationen zur autonomen Dysfunktion finden Sie in Kapitel 12).

> **Ana**: Ich bin licht- und geräuschempfindlich, sodass ich mit Besuchern nicht zurechtkomme, da selbst die Bewegung einer Person in meinem Zimmer meine Symptome verschlimmert.

Sehstörungen können die Fähigkeit beeinträchtigen, Tätigkeiten auszuüben, die das tägliche Leben, einschließlich des Autofahrens (Potaznick & Kozol, 1992). Korrekturlinsen und Prismen könnten bei einigen Sehstörungen in Betracht gezogen werden (Vedelago, 1997). Wenn also visuelle Symptome gemeldet werden, sollte eine Überweisung an einen geeigneten Augenarzt in Betracht gezogen werden.

Einige Menschen mit ME/CFS können **überempfindlich gegenüber Berührungen** sein. Eine Erklärung dafür ist, dass bei einigen Menschen mit ME/CFS im Vergleich zur Allgemeinbevölkerung eine deutlich niedrigere Druckschmerzschwelle festgestellt wurde (Meeus, Nijs, Huybrechts et al., 2010). Weitere Informationen zur Schmerzverarbeitung bei Menschen mit ME/CFS sind in Kapitel 10 zu finden.

11.2 Therapie der Health Professionals

Unabhängig davon, ob Sie eine Person mit ME/CFS ambulant, stationär oder zu Hause betreuen, sollten Sie gemeinsam mit der Person prüfen, welche Anpassungen der Umgebung und Ihrer Vorgehensweise hilfreich sein könnten, um z. B. die sensorische Überlastung zu minimieren (Carruthers et al., 2011):

- Dämpfen Sie das Licht, ziehen Sie Jalousien und Vorhänge zu.
- Beschränken Sie die Hintergrundgeräusche auf ein Minimum.
- Achten Sie auf die Lautstärke Ihrer eigenen Stimme und die Geschwindigkeit, mit der Sie sprechen.
- Vermeiden Sie Parfüm oder Lufterfrischer.
- Berücksichtigen Sie bei der Anwendung eines praktischen Eingriffs die herabgesetzte Druckschmerzgrenze.

- Vermeiden Sie längere Sitzungen, um die Zeit, die sie sensorischen Reizen ausgesetzt sind, zu reduzieren.
- Überlegen Sie bei virtuellen Terminen, ob ein Videoanruf oder ein Telefongespräch im Hinblick auf die Seh- und Hörempfindlichkeit der Person am verträglichsten ist.

Ausführlichere Anpassungen an die Praxis in Bezug auf sensorische Stimulierung finden Sie in Kapitel 14.

Ein **therapeutisches Assessment** einer Person mit ME/CFS sollte auch eine neurologische Komponente beinhalten und auf Warnzeichen oder Anzeichen und Symptome weisen, die auf eine Differenzialdiagnose hindeuten könnten. Wenn es neurologische Symptome gibt, die nicht angemessen untersucht worden sind, kann eine Überweisung an einen Spezialisten zur weiteren Untersuchung angezeigt sein.

Bei anderen neurologischen Erkrankungen werden Muskelschwäche und Ataxie in der Regel mit einem Ansatz zum **Erlernen und Stärken der Motorik** behandelt (Zonta et al., 2017). Die der Muskelschwäche bei ME/CFS zugrunde liegende Ursache ist jedoch nicht notwendigerweise mit einer neurologischen Pathologie verbunden und spricht daher möglicherweise nicht in gleicher Weise auf eine neurologische Rehabilitation an.

Multiple Sklerose (MS) zum Beispiel ist eine degenerative neurologische Erkrankung, die Muskelschwäche und Müdigkeit verursacht. Es hat sich gezeigt, dass Menschen mit MS von intensiven Trainingsprogrammen profitieren, ohne dass sich ihre Müdigkeit verstärkt (Jonsdottir et al., 2018; Mark et al., 2013). Im Vergleich dazu zeigen Menschen mit ME/CFS bei wiederholten Übungen einen Leistungsabfall mit weiterer Schwäche und reduzierter Muskelkontrolle, was darauf hindeutet, dass die Muskelschwäche eine bioenergetische Ursache hat (Davenport et al., 2019; Davenport, Stevens et al., 2020; Nijs et al., 2012).

Wenn eine Person mit ME/CFS auch eine neurologische Komorbidität hat, die eine motorische Schwäche beinhaltet, dann sollte jedes Rehabilitationsprogramm so gestaltet sein, dass PEM vermieden wird, da die Muskeln schneller ermüden und länger brauchen, um sich zu erholen. Weitere Informationen über den Umgang mit Bewegung für Menschen mit ME/CFS finden Sie in Kapitel 17.

Die Überempfindlichkeit gegenüber Berührungen könnte mit einer **Desensibilisierungstherapie** behandelt werden, die darauf abzielt, die schmerzverursachenden Empfindungen zu normalisieren, indem der betroffene Bereich den Empfindungen ausgesetzt wird (Battesha et al., 2018). Man geht davon aus, dass eine längere Aussetzung von Empfindungen die peripheren Nerven desensibilisiert. So hat sich beispielsweise gezeigt, dass Vibrationen auf der Haut die Wahrnehmung von Empfindungen und das „Neuronal Firing" verringern (Graczyk et al., 2018).

Faith: Wenn ich mich in einer Umgebung mit mehreren Schallquellen aufhalten muss, dann muss ich Ohrstöpsel oder geräuschunterdrückende Kopfhörer verwenden.

Die Desensibilisierungstherapie umfasst die Anwendung sensorischer Stimulation, z. B. das sanfte Reiben der Haut mit Watte oder die Anwendung von Druck auf einen nicht betroffenen Bereich und dann auf den sensibilisierten Bereich über einen längeren Zeitraum, der täglich wiederholt wird. Die Desensibilisierungstherapie trägt nachweislich zur Schmerzlinderung bei durch Diabetes verursachten peripheren Neuropathien bei (Battesha et al., 2018) und wird für die Behandlung von Überempfindlichkeit an der Operationsstelle von Amputationen empfohlen (Inverarity, 2021). Es gibt jedoch kein standardisiertes Protokoll für die Desensibilisierungstherapie und keine Forschungsergebnisse in Bezug auf ihre Anwendung bei ME/CFS. Wenn die Überempfindlichkeit gegen Berührungen erhebliche Probleme verursacht, kann es sich lohnen, eine Desensibilisierungstherapie in Erwägung zu ziehen, wobei ein vorsichtiges Vorgehen und eine regelmäßige Überwachung der Symptomverschlechterung sowohl während als auch nach einer Periode von bis zu 48 Stunden danach, um sicherzustellen, dass es keine PEM verursacht hat.

Überempfindlichkeiten können **starke Schmerzen** verursachen. In diesem Fall können Medikamente wie Gabapentin und niedrig dosiertes Amitriptylin hilfreich sein (Shepherd & Chaudhuri, 2019); allerdings können unerwünschte Nebenwirkungen auftreten. Wenn Schmerzen ein wesentlicher Faktor sind und pharmakologische Optionen noch nicht erprobt wurden, sollten Sie sich an einen Facharzt wenden, um dieses Symptom zu behandeln.

Zusammenfassung

Menschen mit ME/CFS können neurologische Beeinträchtigungen in Form von motorischen und sensorischen Beeinträchtigungen aufweisen.

Es ist nicht klar, ob diese Beeinträchtigungen durch eine neurologische Pathologie verursacht werden oder ein Symptom einer anderen Komponente von ME/CFS sind.

Anwendung in der Praxis

Vermeiden Sie die Anwendung traditioneller neurologischer Rehabilitationsansätze bei motorischen Beeinträchtigungen bei ME/CFS, da diese unwirksam sein können und zu einer weiteren Verschlimmerung der Symptome führen können.

Wenn sensorische Störungen vorhanden sind, passen Sie jeden Aspekt einer Interaktion so an, dass die sensorische Stimulation minimiert wird.

Ziehen Sie andere Fachrichtungen zur Unterstützung bei Sehstörungen und Schmerzbehandlung hinzu.

Achten Sie auf Anzeichen anderer neurologischer Erkrankungen, die möglicherweise komorbid sind, und überweisen Sie gegebenenfalls an Spezialist:innen für weitere Untersuchungen.

12 Autonome Dysfunktion

Zweck dieses Kapitels

In diesem Kapitel werden die Komponenten der autonomen Dysfunktion in drei Abschnitte unterteilt: ein gestörtes Gleichgewicht zwischen Sympathikus und Parasympathikus, orthostatische Intoleranz und dysfunktionale Atmung.

Autonome Dysfunktionen sind in drei der verschiedenen Diagnosekriterien für ME/CFS enthalten (die internationalen Konsensus Kriterien, die kanadischen klinischen Kriterien und die Kriterien des Institute of Medicine (IOM)/National Academy of Medicine (NAM)), obwohl sie in keinem der Kriterien als wesentlich für die Diagnose eingestuft werden. Es ist für Health Professionals, die mit Menschen mit ME/CFS arbeiten, wichtig, sich des Potenzials einer autonomen Dysfunktion bewusst zu sein, denn:

- Health Professionals könnten ihre Beurteilungskompetenz nutzen, um Störungen des autonomen Systems zu erkennen, was eine wichtige Information für die weitere Überweisung oder Behandlungsplanung ist.
- Die orthostatische Intoleranz diktiert die Wahl der Position für jede Beurteilung und Behandlung.
- Eine therapeutische Intervention kann bei einigen Symptomen einer autonomen Dysfunktion von Vorteil sein, sie kann sich aber auch nachteilig auswirken. Das Wissen um den besten Ansatz ist in jedem Fachgebiet entscheidend.

12.1 Physiologie des Nervensystems

Das **autonome Nervensystem** (ANS) ist für die Regulierung von Körpersystemen wie Blutdruck, Herzfrequenz, Atmung, Thermoregulation sowie Blasen- und Darmfunktion verantwortlich (Low et al., 2013). Das ANS leitet Impulse vom Zentralnervensystem an die glatte Muskulatur der peripheren Organe weiter und bewirkt je nach Bedarf Kontraktion und Entspannung (z.B. zur Regulierung der Herzfrequenz) und kann die Verengung und Erweiterung von Blutgefäßen sowie Drüsensekretionen bewirken (van Cauwenbergh et al., 2014). Das ANS wird nicht bewusst gesteuert und wird daher auch als unwillkürliches Nervensystem bezeichnet (Wehrwein et al., 2016).

Die Hauptfunktion des ANS besteht darin, die Homöostase von Zellen, Geweben und Organen im gesamten Körper aufrechtzuerhalten. Wenn sich externe oder interne Anforderungen ändern, z.B. körperliche Aktivität, eine Bedrohung oder eine Entzündungsreaktion auf eine Infektion, passt das ANS Funktionen wie Herzleistung, Blutfluss und Atemfrequenz an, um den Anforderungen gerecht zu werden und die Homöostase wiederherzustellen (Wehrwein et al., 2016).

Das autonome Nervensystem (ANS) setzt sich aus drei Untersystemen zusammen (Wehrwein et al., 2016): das sympathische Nervensystem, das parasympathische Nervensystem, das enterische Nervensystem.

Das sympathische Nervensystem (SNS): Das sympathische Nervensystem, das gemeinhin als „Fight or flight" (Kampf oder Flucht) bekannt ist, wird zwar vor allem mit physiologischen Reaktionen auf Bedrohungen in Verbindung gebracht, funktioniert aber auch in Ruhezuständen weiter, indem es beispielsweise den Tonus der Arterienwände oder der Blase aufrechterhält.

Das parasympathische Nervensystem (PNS): Allgemein bekannt als „Rest and digest" (Ruhe und Verdauung), mit einer Rolle bei der Erhaltung der Energie, dem Verdauungsprozess und dem Abtransport von Abfallprodukten aus dem Körper. Neben dem Konzept der Ruhezustände bewirkt der Parasympathikus auch aktive Zustände wie die Kontraktion der Augenmuskeln, die Tränenproduktion und die Steuerung der Sexualorgane.

Enterisches Nervensystem (ENS): Das enterische Nervensystem arbeitet mit dem sympathischen und dem parasympathischen Nervensystem zusammen, um die Verdauung zu steuern. Eine Funktionsstörung dieses Systems wird mit dem Reizdarmsyndrom in Verbindung gebracht, einer häufigen Komorbidität von ME/CFS, die in Kapitel 2 besprochen wird.

Viele Organe, wie das Herz, die Bronchien, der Magen und die Blase, werden von mehr als einem Teilsystem des ANS innerviert, oft mit dem Sympathikus und Parasympathikus. Diese wirken als physiologische Agonisten und Antagonisten (Wehrwein et al., 2016). Andere Teile des Körpers werden möglicherweise nur von einem Teil des Systems gesteuert.

12.2 Autonome Dysfunktion und ME/CFS

Eine Funktionsstörung des ANS kann infolge vieler verschiedener Erkrankungen auftreten, und eine solche Funktionsstörung kann als „Dysautonomie" bezeichnet werden (Low et al., 2013). Auch viele Drogen und Medikamente können das ANS beeinträchtigen (Wehrwein et al., 2016). Eine Störung oder Dysfunktion des ANS kann mehrere Regionen betreffen, was als generalisierte autonome Störung bekannt ist und bei Krankheiten wie der Atrophie des multiplen Systems, der diabetischen autonomen Neuropathie und der autoimmunen autonomen Ganglionopathie beobachtet werden kann (Low et al., 2013). Dysfunktionen können auch bei spezifischen Funktionen des ANS auftreten, was als selektive autonome Insuffizienz bezeichnet wird (Low et al., 2013).

Zu den Symptomen einer autonomen Dysfunktion können orthostatische Intoleranz, Benommenheit, extreme Blässe, Übelkeit, Temperaturdysregulation, Reizdarmsyndrom, Blasenfunktionsstörungen, Palpitationen mit oder ohne Herzrhythmusstörungen und Belastungsdyspnoe gehören (Newton et al., 2007). Orthostatische Intoleranz ist ein Überbegriff, der Zustände wie orthostatische Hypotonie (OH), posturales orthostatisches Tachykardie-Syndrom (POTS) und neural vermittelte Hypotonie (NMH) umfasst, die später in diesem Kapitel behandelt werden.

Eine Störung des Gleichgewichts zwischen dem sympathischen und dem parasympathischen Nervensystem lässt sich durch eine erhöhte Ruheherzfrequenz erkennen (Nelson, Bahl et al., 2019). Sie kann auch durch die Bewertung der Herzfrequenzvariabilität (HRV) gemessen werden, bei der die Variabilität des Intervalls zwischen aufeinanderfolgenden Herzschlägen untersucht wird (Tracy et al., 2016). Die HRV hat sich als sehr zuverlässig bei der Messung der autonomen Funktion erwiesen (Bertsch et al., 2012), wobei eine geringe Herzfrequenzvariabilität auf ein Ungleichgewicht im autonomen Nervensystem hinweist. Andere haben jedoch behauptet, dass die HRV kein valides Maß für die kardiale autonome Funktion ist (Rahman, Pechnik et al., 2011; Hopf et al., 1995; Thomas et al., 2019).

Die Symptome der autonomen Dysfunktion bei ME/CFS sind in den Diagnosekriterien aufgeführt (Carruthers et al., 2011; Carruthers et al., 2003):

- Orthostatische Intoleranz
- Herzklopfen, mit oder ohne Herzrhythmusstörungen
- Schwindelgefühle

- Mühsames Atmen
- Dyspnoe bei Anstrengung (Atemnot)
- Übelkeit
- Funktionsstörungen der Blase oder des Darms.

Bei einigen Menschen mit ME/CFS wurde im Vergleich zu gesunden Kontrollpersonen eine veränderte Herzregulation festgestellt, einschließlich einer höheren Ruheherzfrequenz, einer niedrigeren maximalen Spitzenherzfrequenz, einer höheren Herzfrequenzreaktion auf Kopfneigungstests und einer niedrigeren Herzfrequenz an der submaximalen Belastungsgrenze (Nelson, Buckley et al., 2019). Diese Ergebnisse deuten auf eine erhöhte Aktivität des sympathischen Nervensystems bei der Modulation der Herzfunktion hin.

Die Herzfrequenzvariabilität (HRV) wurde zur Messung der autonomen Funktion bei Menschen mit ME/CFS verwendet, wobei eine geringe Variabilität auf eine Störung des autonomen Nervensystems hinweist (Bertsch et al., 2012). Die HRV ist bei Menschen mit ME/CFS im Vergleich zu gesunden Kontrollpersonen (Stewart, 2000) niedriger (Nelson, Buckley et al., 2019), was auch während des Schlafs anhält (Boneva et al., 2007). Dies deutet auf ein Ungleichgewicht zwischen dem sympathischen und dem parasympathischen Nervensystem hin, was eine Erklärung für einige der körperlichen und kognitiven Symptome von Menschen mit ME/CFS sein könnte (Murga Gandasegui et al., 2021). Eine niedrige HRV kann jedoch auch mit POTS (Swai et al., 2019) in Verbindung gebracht werden (siehe weiter unten in diesem Kapitel) und wird nicht ausschließlich vom autonomen Nervensystem gesteuert (Stauss, 2003).

Darüber hinaus wurden bei der Bildgebung des Gehirns von Menschen mit ME/CFS potenzielle Nervenleitungsdefizite im Hirnstamm und im Mittelhirn festgestellt, also in Bereichen, die eine Schlüsselrolle für das autonome Nervensystem spielen (Barnden et al., 2016).

12.2.1 Hinweise für die Praxis

Ein **Assessment** einer Person mit ME/CFS sollte Fragen zu den Symptomen der autonomen Dysfunktion beinhalten, um herauszufinden, ob diese die Lebensqualität beeinträchtigen. Eine objektive Messung wie die Herzfrequenzvariabilität könnte in Betracht gezogen werden. Weitere Informationen zur Beurteilung finden Sie in Kapitel 14.

Bei autonomen Funktionsstörungen können verschiedene Medikamente eingesetzt werden, darunter Midodrin, das zur Behandlung von Hypotonie eingesetzt werden kann (Shepherd & Chaudhuri, 2019). Wenn die Symptome einer autonomen Dysfunktion einen erheblichen Einfluss haben und die Person noch nicht medizinisch untersucht wurde, sollte eine Überweisung an einen geeigneten Arzt in Betracht gezogen werden.

12.2.2 Therapie der Health Professionals

Die **Stimulation des Vagusnervs** ist erforscht: Der Vagusnerv ist der zehnte Hirnnerv und die wichtigste neurale Komponente des parasympathischen Nervensystems (Farmer et al., 2021). Die Idee, das Gleichgewicht innerhalb des autonomen Nervensystems durch die Stimulation des Vagusnervs zu verbessern, um den Parasympathikus zu aktivieren, ist weithin erforscht (Yuen & Sander, 2017). Die direkte Stimulation des Vagusnervs ist eine Methode, die zur Behandlung einer Vielzahl von Krankheiten erforscht wurde, darunter Epilepsie, Depression, Angstzustände, Schmerzen und Migräne (Farmer et al., 2021). Die Stimulation des Vagusnervs wurde in einer kleinen Studie mit 31 Personen mit ME/CFS in einer randomisierten, placebokontrollierten Studie unter Verwendung einer intranasalen mechanischen Stimulation untersucht, bei der ein Gerät in die Nase eingeführt wird (Rodriguez et al., 2020). Die Stimulation erfolgte zweimal wöchentlich für

20 Minuten, und die Ergebnisse wurden mit einer durchschnittlichen 30-prozentigen Verringerung der subjektiv berichteten Gesamtsymptome nach acht Wochen im Vergleich zu einem Placebo angegeben.

Bei der **transkutanen aurikulären Stimulation des Vagusnervs** (taVNS) wird der Vagusnerv über Elektroden stimuliert, die an einem Teil des Ohrs angebracht werden. In einer Studie zur taVNS, an der 11 Personen mit ME/CFS teilnahmen, wurde eine signifikante Verringerung der berichteten Tagesschläfrigkeit, der abnormen Müdigkeit, der Angst und der Depression festgestellt (Traianos et al., 2021), obwohl es in dieser Studie keine Kontrollgruppe gab, so dass es schwierig ist, festzustellen, ob die Ergebnisse auf den Placebo-Effekt zurückzuführen sind. Die Ergebnisse dieser Studien zeigen zwar vielversprechende Wirkungen der Stimulation des Vagusnervs, doch sind größere Studien erforderlich, um sichere und wirksame Behandlungsparameter zu bestimmen.

Es gibt viele **nicht-invasive Methoden zur Stimulierung des Vagusnervs** und des sympathischen Nervensystems (Traianos et al., 2021), obwohl nur sehr wenige dieser Methoden direkt in Bezug auf Menschen mit ME/CFS erforscht worden sind. Eine systematische Übersicht über „Mind-Body-Interventionen" bei ME/CFS (Khanpour Ardestani et al., 2021) fand 12 Studien, von denen sieben randomisierte kontrollierte Studien und die übrigen nicht randomisierte Studien waren. Während subjektive Erschöpfung, Angst und Lebensqualität in einigen Studien verbessert wurden, stellte der Review fest, dass keine der Studien die Symptomverschlimmerung nach Anstrengung (PEM), das Hauptmerkmal von ME/CFS, gemessen hat und die meisten Studien diagnostische Kriterien verwendeten, die PEM nicht berücksichtigten.

Der Review kam zu dem Schluss, dass Praktiken wie Achtsamkeit, kognitive Verhaltenstherapie und Yoga zwar den Schweregrad der Fatigue und die Angst bei Menschen mit ME/CFS verbessern können, dass diese Ergebnisse jedoch aufgrund schlechter Berichterstattung, kleiner Stichprobengrößen und diagnostischer Probleme verzerrt sein könnten. Es gibt eine Reihe von Methoden zur Stimulierung des Vagusnervs bei Gesunden und bei anderen chronischen Krankheiten. Viele von ihnen sind unaufwendige und einfache Techniken, die für Menschen mit ME/CFS, die eine Dysfunktion des autonomen Nervensystems aufweisen, in Betracht gezogen werden könnten; allerdings wurde keine der Methoden bei Menschen mit ME/CFS gründlich untersucht, so dass sorgfältig auf Anzeichen von PEM geachtet werden sollte.

- Eine Reihe von **Massagetechniken** erhöht nachweislich die Herzfrequenzvariabilität, was auf eine Beeinflussung des parasympathischen Nervensystems schließen lässt (Yuen & Sander, 2017). Wenn eine Massage in Betracht gezogen wird, ist es wichtig, das Potenzial einer reduzierten Druckschmerzschwelle bei Menschen mit ME/CFS zu berücksichtigen. Massage wird in Kapitel 10 ausführlicher behandelt.
- Langsame **Atemübungen** mit verlängerter Ausatmung senken nachweislich den Blutdruck und die Herzfrequenz (Pramanik et al., 2009).
- **„OM"-Gesänge** können die Aktivität des limbischen Systems reduzieren, was den Ergebnissen der Stimulation des Vagusnervs entspricht (Kalyani et al., 2011).
- **Musiktherapie** (Chuang et al., 2010) und das Hören von Mozart (Lin & Yang, 2015) beeinflussen nachweislich die parasympathische Aktivität.
- Es hat sich gezeigt, dass **positive Emotionen**, soziale Kontakte (Kok et al., 2013) und sogar Lachen (Dolgoff-Kaspar et al., 2012) den Vagustonus erhöhen.
- Die Praxis der **Achtsamkeit** kann die parasympathischen Einflüsse auf die Herzfrequenz verstärken (Mankus et al., 2013).
- Das **Eintauchen des Gesichts in kaltes Wasser** nach dem Sport kann zu einer stärkeren Reaktivierung des parasympathischen Nervensystems führen (Al et al., 2010).

- Ein hoher Fischkonsum oder eine Supplementierung mit Omega-3-Fettsäuren kann die Aktivität des parasympathischen Nervensystems erhöhen (Mozaffarian et al., 2008).

Bei gesunden Menschen und Menschen mit anderen chronischen Krankheiten wird **Bewegung** mit einer Verbesserung der Herzfrequenzvariabilität und des Vagustonus in Verbindung gebracht (Yuen & Sander, 2017). Die Art des Trainings, die erforderlich ist, um das parasympathische Nervensystem zu stimulieren, scheint nicht begrenzt zu sein, da Forschungsergebnisse sowohl von anstrengenden Übungen (Soares-Miranda et al., 2009), Dehnübungen (Farinatti et al., 2011) und Krafttraining (Caruso et al., 2015) als auch von verschiedenen Formen des Yoga (Vinay et al., 2016) vorliegen.

Leider hat sich herausgestellt, dass körperliche Betätigung bei Menschen mit ME/CFS den gegenteiligen Effekt hat und in einer Fall-Kontroll-Studie eine verminderte Reaktivierung des parasympathischen Nervensystems verursacht (van Oosterwijck et al., 2017). Ebenso würde die Möglichkeit, dass körperliche Anstrengung PEM auslöst, wahrscheinlich jede beabsichtigte Symptomverbesserung zunichte machen. In Kapitel 17 wird die sichere Verschreibung von Bewegung für Menschen mit ME/CFS ausführlicher behandelt.

12.3 Orthostatische Intoleranz und ME/CFS

Orthostatische Intoleranz ist der Oberbegriff für Erkrankungen, die verbunden sind mit einer Intoleranz, auf eine aufrechte Position zu reagieren (Freeman et al., 2011). Wenn der Körper eine aufrechte Haltung einnimmt, kommt es zu einer plötzlichen gravitationsbedingten Umverteilung des Blutvolumens in Richtung der unteren Extremitäten (Freeman et al., 2011). Die Aufrechterhaltung einer ausreichenden Durchblutung des Oberkörpers, insbesondere des Gehirns, erfordert eine schnelle kardiovaskuläre Reaktion, die von einem ausreichenden Blutvolumen, einer intakten Skelett- und Atemmuskelpumpe sowie der Regulierung von Blutdruck und Herzfrequenz durch das autonome Nervensystem abhängt (Stewart, 2013).

> **Kim**: Nach einer Sekundärinfektion mit COVID-19 bekam ich orthostatische Intoleranzsymptome. Ich musste mich hinlegen, nachdem ich eine Weile gesessen oder gestanden hatte. Die richtigen Medikamente haben meine Symptome enorm verbessert.

Eine leichte orthostatische Intoleranz ist durch Benommenheit gekennzeichnet und kann bei jedem auftreten, der einfach zu schnell aufsteht, oder episodisch in Form einer Ohnmacht, die als posturale vasovagale Synkope bezeichnet wird (Stewart, 2013). Chronische Unverträglichkeiten wie die orthostatische Hypotonie (OH) oder das posturale orthostatische Tachykardie-Syndrom (POTS) bestehen seit langem und haben einen erheblichen Einfluss auf die Lebensqualität der Betroffenen (Stewart, 2013). Zu den allgemeinen Symptomen orthostatischer Unverträglichkeiten gehören Schwindel, Schwäche, Müdigkeit, kognitive Störungen und in extremen Situationen auch Bewusstseinsverlust (Freeman et al., 2011). Schmerzen im Nacken und in den Schultern, der so genannte „Kleiderbügelschmerz", können ebenfalls mit orthostatischer Intoleranz einhergehen (Wieling & Schatz, 2009) und werden in Kapitel 10 behandelt.

Orthostatische Hypotonie (OH) beschreibt einen anhaltenden objektiven Blutdruckabfall (mindestens 20 mm Hg systolisch oder 10 mm Hg diastolisch) innerhalb von drei Minuten nach dem Aufstehen (Freeman et al., 2011). Das Auftreten von OH wurde mit zunehmendem Alter und bei Menschen mit chronischen Krankheiten in Verbindung gebracht wie Bluthochdruck und Diabetes sowie neurodegenerativen Erkrankungen wie die Parkinson-Krankheit

(Freeman et al., 2011). Wenn der Blutdruckabfall durch eine Veränderung des autonomen Nervensystems verursacht wird, spricht man von „neural verursachter Hypotonie“ (NMH) (Rowe et al., 1995).

Das posturale orthostatische Tachykardie-Syndrom (POTS) zeichnet sich durch einen deutlichen Anstieg der Herzfrequenz beim Stehen aus, wobei die Diagnosekriterien bei Erwachsenen einen Anstieg von über 30 Schlägen pro Minute oder über 120 Schlägen pro Minute innerhalb der ersten zehn Minuten nach dem Stehen vorsehen (Fedorowski, 2019). POTS kann auch bei Kindern und Jugendlichen auftreten, wobei die Kriterien mit über 40 Schlägen pro Minute oder einer maximalen Herzfrequenz von über 130 Schlägen pro Minute leicht verändert sind (Chen et al., 2020). POTS tritt häufiger in der jüngeren Bevölkerung (15 bis 40 Jahre) und überwiegend bei Frauen (80 Prozent) auf. POTS wird in Kapitel 2 ausführlicher behandelt.

Symptome einer orthostatischen Intoleranz können in der Allgemeinbevölkerung auch ohne messbare Veränderungen der Herzfrequenz oder des Blutdrucks auftreten (Bourne et al., 2021). In einer Reihe von Studien wurde dies durch die Untersuchung des zerebralen Blutflusses, d.h. der Geschwindigkeit, mit der arterielles Blut zum Gehirn gelangt, weiter untersucht. Eine Verringerung des zerebralen Blutflusses bei aufrechter Körperhaltung könnte Schwindel, Schwäche und gelegentlichen Bewusstseinsverlust erklären, die auf orthostatische Unverträglichkeiten hinweisen. Der zerebrale Blutfluss kann mit Hilfe des Doppler-Scans der Karotis- und Vertebralarterien gemessen werden, während ein Proband auf einem Kipptisch allmählich in die aufrechte Position gebracht wird (Shin et al., 2016). Die Autoregulation des zerebralen Blutflusses beim Einnehmen einer aufrechten Position scheint bei Menschen mit POTS weniger effektiv zu sein als in der Allgemeinbevölkerung (Ocon et al., 2009).

Bei einigen Personen können Symptome einer orthostatischen Intoleranz auftreten, ohne dass sich der Blutdruck oder die Herzfrequenz bei Tests in aufrechter Position verändern. Bei diesen Personen wurde jedoch durchweg ein vergleichbarer Abfall des zerebralen Blutflusses festgestellt (Shin et al., 2016; Novak, 2018; Park et al., 2017), was darauf hindeutet, dass orthostatische Intoleranz auch ohne Veränderungen der Herzfrequenz oder des Blutdrucks bestehen kann und möglicherweise allein auf einen verringerten zerebralen Blutfluss zurückzuführen ist.

Das genaue Auftreten von orthostatischer Intoleranz bei Menschen mit ME/CFS ist schwer zu bestimmen, da die Forschung auf diesem Gebiet widersprüchlich ist, wobei die Prävalenz von POTS bei Menschen mit ME/CFS zwischen 19 Prozent und 70 Prozent liegt (Freeman, 2002). Eine Studie schätzt, dass POTS bei Menschen mit ME/CFS im Vergleich zu gesunden Kontrollpersonen doppelt so häufig vorkommt (Freeman, 2002), während eine andere Studie mit 179 Personen mit ME/CFS feststellte, dass nur 13 Prozent ein POTS aufwiesen. Diese schienen eine deutliche Untergruppe zu bilden, die jünger war, weniger über Müdigkeit und Depressionen berichtete und deutlich mehr orthostatische Symptome aufwies (Lewis et al., 2013). Die Unfähigkeit, einen Konsens zu finden, ist zum Teil auf die in Kapitel 1 erörterte Frage zurückzuführen, welche diagnostischen Kriterien für ME/CFS für die Auswahl der Teilnehmer:innen verwendet werden, und viele Studien sind von geringem Umfang bei unterschiedlichen Bewertungsmodalitäten für orthostatische Intoleranz (Newton et al., 2007). Bei Menschen mit ME/CFS wurde durchweg eine Verringerung des zerebralen Blutflusses bei aufrechter Haltung festgestellt. Bei gesunden Menschen verringert sich der zerebrale Blutfluss um bis zu 6 Prozent, wenn sie sich vollständig aufrecht halten (van Campen, Rowe et al., 2018). Bei Menschen mit ME/CFS wurde eine Verringerung des zerebralen Blutflusses um 19 bis 26 Prozent bei einer Neigung von 45 Grad und um 24 bis 29 Prozent bei einer Neigung von 70 Grad festgestellt (van Campen,

Verheugt et al., 2020). Diese Feststellung wurde bei Menschen mit schwerem ME/CFS wiederholt, bei denen eine Reduzierung um 27 Prozent nach nur einer Neigung von 20 Grad (van Campen, Rowe et al., 2020a) und eine Reduzierung um 24,5 Prozent durch einfaches aufrechtes Sitzen (van Campen, Rowe et al., 2020b) festgestellt wurde.

In Replikation anderer Studien war der zerebrale Blutfluss bei Menschen mit ME/CFS, die während eines Kipptests keine Veränderungen der Herzfrequenz oder des Blutdrucks aufwiesen, vergleichbar reduziert (van Campen, Verheugt et al., 2020). Die Anomalien des zerebralen Blutflusses wurden auch noch bis zu fünf Minuten nach Beendigung des Kipptests beobachtet, obwohl sich der Körper in Rückenlage befand und die Herzfunktion zum Ausgangsniveau zurückgekehrt war (van Campen et al., 2021a).

12.3.1 Hinweise für die Praxis

Das **Assessment** von Menschen mit ME/CFS sollte Fragen zum Symptomverhalten in aufrechter Haltung beinhalten. Bei Verdacht auf POTS sind der Active Stand Test oder der NASA-Lean-Test beides valide diagnostische Tests (Plash et al., 2013) und werden in Kapitel 18 besprochen. Obwohl die Health Professionals in der Lage sein können, einen dieser Tests recht einfach durchzuführen, sollte die Interpretation der Ergebnisse als Screening-Instrument und nicht als diagnostisches Hilfsmittel verwendet werden, und eine Person mit Verdacht auf POTS sollte für eine ärztliche Diagnostik überwiesen werden (Bourne et al., 2021). Health Professionals sollten bedenken, dass eine orthostatische Intoleranz nicht ausgeschlossen werden kann, wenn keine veränderte Herzfrequenz oder kein veränderter Blutdruck vorhanden sind, da die zerebrale Durchblutung, wie weiter oben in diesem Kapitel beschrieben, beeinträchtigt sein kann.

Wenn eine Person ihre orthostatische Intoleranz nicht überprüft, wäre eine Überweisung angebracht, da pharmakologische Therapien bei POTS von Nutzen sein können (Shepherd & Chaudhuri, 2019).

12.3.2 Therapie der Health Professionals

Da bei einigen Menschen mit ME/CFS die Durchblutung des Gehirns in aufrechter Position vermindert sein kann, sollten Sie bei der Beurteilung und bei jeder Behandlung die Position der Person berücksichtigen. Besprechen Sie, welche Position für die Person am angenehmsten ist, und seien Sie darauf vorbereitet, Ihre Umgebung entsprechend anzupassen.

Nur sehr wenige nicht-pharmakologische Interventionen gegen orthostatische Intoleranz wurden in großen klinischen Studien validiert (Miller & Bourne, 2020), ganz zu schweigen von Menschen mit ME/CFS.

Der venöse Rückfluss kann durch Kompressionskleidung wie Strümpfe oder Bauchbinden verbessert werden (Mar & Raj, 2020). Herzfrequenz und Symptome können durch Kompression entweder in den Beinen oder im Bauchraum reguliert werden, wobei Blutdruck und Schlagvolumen besser aufrechterhalten werden, wenn beide Bereiche zusammen komprimiert werden (Bourne et al., 2021). Es hat sich gezeigt, dass ein aufblasbares Bauchkompressionsgerät die POTS-Symptome verbessert; die tatsächlichen physiologischen Auswirkungen sind jedoch noch ungewiss, und die Studien wurden noch nicht auf die Umgebung außerhalb einer Klinik übertragen (Miller & Bourne, 2020).

Mo: Wenn ich aufrecht in der Dusche stand, um mir die Haare zu waschen, hatte ich das Gefühl, als würden meine Beine zusammenbrechen und ich bräuchte meine Frau, um mich zu stützen. Jetzt muss ich einen Duschhocker benutzen.

Es ist wichtig zu beachten, dass Menschen mit ME/CFS, insbesondere solche mit schwererem ME/CFS, sensorische Unverträglichkeiten haben können, die durch Kompression ausgelöst werden können (siehe Kapitel 10). Außerdem ist ein gewisses Maß an körperlicher Anstrengung erforderlich, um die Kompressionskleidung an- und auszuziehen. Eine solche sensorische und körperliche Anstrengung kann ausreichen, um PEM auszulösen, so dass das Tragen von Kompressionskleidung kontraproduktiv sein kann.

In einer kleinen Studie (Nardone et al., 2020) mit zehn POTS-Patient:innen wurde festgestellt, dass die Symptome der orthostatischen Intoleranz bei Verwendung eines **Q-Kragens** abnahmen. Die Theorie war, dass der Kragen dazu beitrug, den Blutfluss zum Gehirn zu erhöhen. In dieser Studie wurde nicht angegeben, ob die Teilnehmer:innen auch eine Diagnose von ME/CFS hatten. Obwohl einige Menschen mit ME/CFS anekdotisch über eine Verbesserung ihrer allgemeinen Symptome durch das Tragen einer Halskrause berichtet haben (Johnson, 2019), gibt es derzeit keine weiteren Belege dafür, ob Halskrausen bei der Behandlung orthostatischer Intoleranz in dieser Bevölkerungsgruppe wirksam sind.

Eine vorgeschlagene Methode zur Behandlung der orthostatischen Intoleranz ist das **Kipptraining**, bei dem mit Hilfe eines Kipptisches eine immer aufrechtere Haltung eingenommen wird (Sutcliffe et al., 2010). Eine kleine Studie verglich das Kipptraining mit einer Scheinintervention bei Menschen mit ME/CFS und stellte nach vier Wochen eine Verringerung der orthostatischen Intoleranz fest, die auch nach sechs Monaten anhielt (Sutcliffe et al., 2010). Die Intervention führte jedoch nicht zu einer Verbesserung der Fatigue, was andere Forscher:innen dazu veranlasste, die klinische Bedeutung des Behandlungseffekts in Frage zu stellen (Nijs & Ickmans, 2013), und die Teilnehmenden wurden anhand eines diagnostischen Kriteriums ausgewählt, das keine PEM voraussetzt, so dass die Anwendung auf alle Menschen mit ME/CFS fraglich ist.

Einer der Faktoren, die für eine adäquate Reaktion auf das Einnehmen einer aufrechten Position erforderlich sind, ist ein ausreichendes Blutvolumen. Bei Erwachsenen mit ME/CFS, die auch klinische Anzeichen einer orthostatischen Intoleranz aufwiesen, wurde ein signifikant niedrigeres Blutvolumen festgestellt, sowohl im Vergleich zum erwarteten Wert als auch im Vergleich zu Menschen mit ME/CFS, die keine Intoleranzen aufwiesen (van Campen, Rowe et al., 2018). Eine in der Forschung untersuchte Strategie zur Bekämpfung des niedrigen Blutvolumens ist die **Verwendung von Kochsalzinfusionen** über einen intravenösen Zugang. Bei Menschen mit POTS haben sich intermittierende Kochsalzinfusionen als signifikant symptomlindernd erwiesen (Ruzieh et al., 2017), und in einer kleinen Studie wurde festgestellt, dass sogar das schnelle Trinken von 500 ml Wasser das Arbeitsgedächtnis in aufrechter Position verbessert (Rodriguez et al., 2019). Es wurde über eine einzige Fallstudie zu ME/CFS (Davenport, Ward et al., 2020) berichtet, bei der eine Person 678 Tage lang einmal täglich eine Kochsalzinfusion über einen zentralen Venenkatheter erhielt. Zur Überwachung der objektiven Reaktionen wurden kardio-pulmonale Belastungstests durchgeführt, die eine Verbesserung der Stoffwechselreaktionen während der Anstrengung, eine Verkürzung der Erholungszeit nach dem Test, eine Verringerung der Gesamtzahl der berichteten Symptome und eine Verbesserung der subjektiven kognitiven Fähigkeiten (Funktionsstörung „Gehirnnebel") belegten. Bevor diese Behandlung in Betracht gezogen werden kann, müssen größere Studien durchgeführt werden, zumal die Risiken einer Infektion durch einen zentralen Venenkatheter und die noch nicht definierte angemessene Dosierung oder Dauer von Kochsalzinfusionen bestehen.

Da ein niedriges Blutvolumen zu den POTS-Symptomen beiträgt, wird eine hohe **Salz- und Flüssigkeitszufuhr** empfohlen (Shepherd & Chaudhuri, 2019), obwohl hohe Salzmengen für manche Menschen gefährlich sein können, weshalb eine ärztliche Beratung empfohlen wird.

Krafttraining für die unteren Gliedmaßen und die Körpermitte wird empfohlen, um die Muskelpumpe zu verbessern und den venösen Rückfluss in aufrechter Haltung zu fördern (Fu & Levine, 2018), so wie auch Kompressionskleidung die Symptome verbessern kann. Isometrische Übungen für die unteren Gliedmaßen in Rückenlage könnten für einige Menschen mit ME/CFS erträglich sein, aber wenn man die Einführung von Bewegungsübungen in Erwägung zieht, ist es unerlässlich, eine Methode zur Überwachung der PEM zu entwickeln. Wichtige Überlegungen für ein Bewegungsprogramm werden in Kapitel 17 erörtert.

Aerobes Training wurde als mögliche Behandlung von POTS untersucht. Eine Forschergruppe (Fu & Levine, 2018) empfiehlt zur Behandlung von POTS aerobes Konditionstraining im Liegen, z. B. Rudern, Schwimmen oder Liegeradfahren, und brachte dies mit einer vollständigen Remission des POTS bei Personen in Verbindung, die ein dreimonatiges Trainingsprogramm absolvierten. In einer Forschungsumgebung waren jedoch 76 Prozent der Teilnehmer:innen in der Lage, das Programm abzuschließen, in der gesamten Population waren es jedoch nur 41 Prozent. Für die mangelnde Teilnahme wurden zahlreiche Gründe angeführt, darunter mitochondriale Dysfunktionen und die Tatsache, dass einige Teilnehmer:innen das Training als zu schwierig empfanden. Es wurde nicht erwähnt, ob bei den Teilnehmer:innen gleichzeitig eine ME/CFS-Diagnose vorlag, aber aerobes Training könnte bei Menschen mit ME/CFS eine ausreichende körperliche Anstrengung beinhalten, um PEM auszulösen, was sogar zu einer weiteren Zunahme der orthostatischen Intoleranzsymptome führen könnte. Daher ist jede Art von aerobem Training, unabhängig von der Position für Menschen mit ME/CFS wahrscheinlich nicht geeignet, und es gibt keinen Beweis dafür, dass aerobes Training im Liegen für Menschen mit ME/CFS verträglich oder vorteilhaft ist.

Orthostatische Intoleranz wurde auch mit Dekonditionierung von längerer Bettruhe in Verbindung gebracht (Bourne et al., 2021). Eine Studie ergab, dass 90 Prozent der mit POTS diagnostizierten Personen eine reduzierte maximale VO_2 aufwiesen, was auf eine Dekonditionierung schließen lässt (Parsaik et al., 2012). Dieser Zusammenhang ist jedoch widersprüchlich, da in einer anderen Studie (Loughnan et al., 2021) mit Hilfe von kardiopulmonalen Belastungstests bei Menschen mit POTS nachgewiesen wurde, dass die Spitzen-Sauerstoffaufnahme und die Herzfrequenz zwar deutlich reduziert waren, die meisten Personen jedoch eine als normal angesehene Belastungsfähigkeit aufwiesen und dass eine etwaige Beeinträchtigung eher auf ein dysfunktionales Atemmuster als auf eine kardiovaskuläre Dekonditionierung zurückzuführen sein könnte.

Da Menschen mit ME/CFS ein reduziertes Aktivitätsniveau haben, das manchmal so weit geht, dass sie bettlägerig sind, wäre es logisch zu schließen, dass eine Dekonditionierung auftreten kann und daher die Ursache für orthostatische Intoleranzsymptome sein könnte. Um diese Hypothese zu testen, untersuchte eine Studie (van Campen et al., 2021b) die Verringerung des zerebralen Blutflusses während eines Kipptests bei Gruppen von Menschen mit ME/CFS, die keine, eine leichte oder eine schwere Dekonditionierung aufwiesen, gemessen mit kardiopulmonalen Belastungstests. Die Studie ergab, dass alle Teilnehmer:innen mit ME/CFS eine signifikante Verringerung des zerebralen Blutflusses aufwiesen, unabhängig vom Grad ihrer Dekonditionierung. Es gibt einen wichtigen Unterschied zwischen orthostatischen Intoleranzsymptomen, die durch Dekonditionierung verursacht wurden, und Dekonditionierung, die durch Inaktivität als Folge orthostatischer Intoleranz verursacht wurde (Bourne et al., 2021). Unabhängig davon beinhaltet die typische Behandlung der Dekonditionierung eine schrittweise Steigerung der körperlichen Aktivität, die bei Menschen mit ME/CFS unweigerlich eine PEM auslösen wird und daher eine ungeeignete Behandlungsmethode darstellt. Weitere Diskussionen über Dekonditionierung und ME/CFS finden Sie in Kapitel 6.

12.4 Dysfunktionale Atmung und ME/CFS

Eines der Systeme, die durch das autonome Nervensystem (ANS) reguliert werden, ist die Atmung (Low et al., 2013). „Dysfunktionale Atmung“ oder „Atemmusterstörung“ (BPD) sind Begriffe, die ein dysfunktionales Atemmuster beschreiben, das symptomatisch ist (Cliftonsmith & Rowley, 2011). Die Ursachen für dysfunktionale Atemmuster sind vielfältig und umfassen physiologische, psychologische und biomechanische Komponenten (Cliftonsmith & Rowley, 2011). Zu den Symptomen einer dysfunktionalen Atmung können gehören:

- Dyspnoe (Kurzatmigkeit)
- Häufiges Gähnen oder Seufzen
- Lufthunger (nicht tief genug einatmen können)
- Schwindelgefühl
- Brustschmerzen
- Veränderte Sicht
- Allgemeine Ermüdung
- Übelkeit
- Konzentrationsschwierigkeiten.

Die Beurteilung der Atmung umfasst die Beobachtung und praktische Beurteilung der Atemtechnik sowie subjektive Outcome-Messungen (siehe Kapitel 18) und die Pulsoxymetrie (Cliftonsmith & Rowley, 2011).

Atemnot ist ein Symptom, das in zwei der Diagnosekriterien für ME/CFS unter autonomer Dysfunktion aufgeführt ist. Atemlosigkeit ist auch ein weit verbreitetes Symptom von POTS (Reilly et al., 2020). Bisher wurden nur sehr wenige Untersuchungen zu Atemstörungen bei Menschen mit ME/CFS durchgeführt. Eine kleine Pilotstudie (Nijs, Adriaens et al., 2008) untersuchte 20 Menschen mit ME/CFS auf Atemmuster und fand bei fünf Personen (25 Prozent) eine Störung des Atemmusters, aber keine Unterschiede in der Atemmuskelstärke oder Lungenfunktion. Atemstörungen sind eindeutig ein Bereich, der für Menschen mit ME/CFS weiter erforscht werden muss, bevor irgendwelche Schlussfolgerungen gezogen werden können.

12.4.1 Hinweise für die Praxis

Angesichts der Vorteile einer Optimierung der Atemfrequenz für jede Bevölkerungsgruppe sollten Health Professionals das Assessment des Atemmusters für jede Person, mit der sie arbeiten, in Betracht ziehen, auch für Menschen mit ME/CFS (Cliftonsmith & Rowley, 2011). Eine Kurzbeurteilung kann Fragen zu Atemsymptomen und die Beobachtung der Person während einer Interaktion auf offensichtliche Anzeichen einer Dysfunktion beinhalten, und falls angezeigt, sollte eine detailliertere Beurteilung in Betracht gezogen werden. Weitere Informationen zur Einbeziehung des Atemmusters in die Beurteilung von Personen mit ME/CFS finden Sie in Kapitel 14.

12.4.2 Therapie der Health Professionals

Das **Atemtraining** umfasst das Erlernen der Atemkontrolle mit dem Ziel, die Nasenatmung und den Einsatz des Zwerchfells zu erreichen und eine normale Atemfrequenz mit einem angemessenen Inspirations-/Exspirationsverhältnis zu erreichen (Reilly et al., 2020). Eine retrospektive Beobachtungs-Kohortenstudie mit 66 Personen, bei denen POTS diagnostiziert wurde und die aufgrund ihrer Symptome zur Physiotherapie überwiesen worden waren, ergab, dass die Atmung bei diesen Personen nicht mehr normal ist.

> **Ana**: Mein Verdauungssystem meine Blase und mein Darm sind alle von ME/CFS betroffen. Dies führt zu Inkontinenz, Erbrechen und Phasen von Verstopfung oder Durchfall.

Bei der Untersuchung von Symptomen der Kurzatmigkeit wurde festgestellt, dass Atemtraining zu signifikanten Verbesserungen des Atemmusters und der Symptombelastung führte (Reilly et al., 2020). Zur Atemschulung bei Menschen mit ME/CFS gibt es nur sehr wenige Untersuchungen. Eine kleine Pilotstudie (Nijs, van De Putte et al., 2008) fand heraus, dass das Atemtraining bei Menschen mit ME/CFS zu einer verringerten Atemfrequenz und einem erhöhten Tidalvolumen führte, enthielt jedoch keine Informationen über die Auswirkungen auf die ME/CFS-Symptome oder die Langzeitwirkung. Wenn der Verdacht auf eine Atemstörung besteht, das Atemtraining aber nicht in den Bereich der Praxis fällt, sollten Health Professionals in Erwägung ziehen, an Pulmolog:innen zur Behandlung zu überweisen.

Zusammenfassung

Menschen mit ME/CFS können eine Störung des autonomen Nervensystems haben, die zu einem dominanten sympathischen Nervensystem führt.
Menschen mit ME/CFS können eine orthostatische Intoleranz haben, die sich in Schwindel, Benommenheit, kognitiven Störungen und Erschöpfung in aufrechter Position äußert.
Orthostatische Intoleranz kann auch ohne Veränderungen der Herzfrequenz und des Blutdrucks auftreten und ist auf einen verminderten zerebralen Blutfluss zurückzuführen.
Dekonditionierung kann zwar mit orthostatischen Unverträglichkeiten in Verbindung gebracht werden, ist aber nicht die Hauptursache, und typische trainingsbasierte Rehabilitationsansätze sind aufgrund ihrer Auswirkungen auf PEM unwirksam.
Menschen mit ME/CFS können aufgrund von Veränderungen in ihrem autonomen Nervensystem ein gestörtes Atemmuster haben.

Anwendung in der Praxis

Beziehen Sie autonome Funktionsstörungen, orthostatische Intoleranz und Atembeschwerden in die Bewertung ein, da sie sich auf die Symptome auswirken und die Behandlungsentscheidungen beeinflussen.
Es gibt viele nicht-invasive Techniken zur Stimulierung des parasympathischen Nervensystems, von denen jedoch keine speziell für die Anwendung bei ME/CFS geprüft wurde.
Die Behandlungsmöglichkeiten für orthostatische Intoleranzen sind bei Menschen mit ME/CFS aufgrund der PEM begrenzter. Erwägen Sie leichte Kräftigungsübungen für die Beine und die Körpermitte sowie Kompressionskleidung oder Lagerungsberatung zur Verbesserung des venösen Rückflusses.
Ein Atemtraining könnte in Betracht gezogen werden, wenn eine Störung des Atemmusters angezeigt ist.

13 Immunsystem und neuroendokrine Dysfunktion

Zweck dieses Kapitels

Dieses Kapitel bietet eine kurze Zusammenfassung der aktuellen Erkenntnisse über das Immunsystem und das neuroendokrine System von Menschen mit ME/CFS und zeigt auf, welche Symptome für Health Professionals von besonderer Bedeutung sein sollten.

Die Auswirkungen und der Einfluss des Immunsystems und des neuroendokrinen Systems im Zusammenhang mit ME/CFS sind wohl der detaillierteste Bereich der aktuellen Forschung, aber sie sind auch die Systeme, die am wenigsten von Behandlungsstrategien der Health Professionals profitieren. Health Professionals sollten sich jedoch der Symptome bewusst sein, die mit der immunologischen und der neuroendokrinen Dysfunktion zusammenhängen, da sie mit der Symptomverschlimmerung nach der Anstrengung (PEM) in Verbindung gebracht werden können.

13.1 Immunsystem und neuroendokrine Dysfunktion bei ME/CFS

Eine wichtige Aufgabe des Immunsystems ist die Abwehr von Infektionen. Symptome einer Störung des Immunsystems sind in mehreren Diagnosekriterien für ME/CFS enthalten (Carruthers et al., 2011; Carruthers et al., 2003; Fukuda et al., 1994), obwohl sie für die Diagnose nicht unbedingt erforderlich sind. Symptome des Immunsystems, die für die Diagnose von ME/CFS sind:

- Grippeähnliche Symptome
- Anfälligkeit für virale Infektionen
- Empfindlichkeiten gegenüber Lebensmitteln
- Empfindliche oder geschwollene Lymphknoten
- Rezidivierende Halsentzündung
- Wiederkehrende grippeähnliche Symptome, z. B. allgemeines Unwohlsein.

Bei Menschen mit ME/CFS wurde ein veränderter immunologischer Zustand festgestellt, insbesondere bei Menschen mit schwereren Symptomen (Cliff et al., 2019). Es ist noch nicht klar, ob solche Veränderungen des Immunsystems die Ursache für ME/CFS sind, ein Ausdruck einer laufenden oder kürzlich erfolgten Infektion oder ein Hinweis darauf, dass eine Person mit ME/CFS anfälliger für zukünftige Infektionen ist (Cliff et al., 2019; Klimas & Koneru, 2007).

Der Begriff „neuroendokrin" beschreibt die Interaktion zwischen dem Nervensystem und dem endokrinen System. Das **endokrine System** umfasst die Sekretion von Hormonen in den Blutkreislauf, um metabolische Prozesse wie das Wachstum und die Entwicklung des Skelettgewebes zu regulieren. Insgesamt ermöglicht das **neuroendokrine System** dem Körper, auf Veränderungen zu reagieren und die Homöostase aufrechtzuerhalten (Levine, 2012), einschließlich einer Rolle bei der Thermoregulation (Gale, 1973).

Neuroendokrine Symptome sind in mehreren Diagnosekriterien für ME/CFS enthalten (Carruthers et al., 2011; Carruthers et al., 2003; Centers for Disease Control and Prevention, 2021), obwohl sie für die Diagnose nicht unbedingt erforderlich sind. Zu den neuroendokrinen Symptomen, die zur Diagnose von ME/CFS gehören, gehören:

- Schüttelfrost oder nächtliche Schweißausbrüche
- Verlust der thermostatischen Stabilität
- Intoleranz gegenüber Hitze oder Kälte.

Mehrere Bereiche des Immunsystems und des neuroendokrinen Systems sind in der Forschung untersucht worden und haben Störungen bei Menschen mit ME/CFS aufgezeigt. Dieses Kapitel fasst nur zusammen, und Health Professionals mit einem speziellen Interesse an diesen Bereichen wird empfohlen, das Quellenmaterial zu lesen.

Eine **erhöhte Immunaktivität** wurde mit ME/CFS (Klimas & Koneru, 2007; Shepherd & Chaudhuri, 2019) in Verbindung gebracht, daher haben sich einige Forschungsarbeiten mit den potenziellen Vorteilen immunologischer Behandlungen befasst. So wurden beispielsweise einige Behandlungen für Krebs, Autoimmunerkrankungen und entzündliche Erkrankungen, die das Immunsystem unterdrücken, an Menschen mit ME/CFS getestet. Es wurde zwar über einige Vorteile berichtet, aber nicht bei allen Teilnehmenden, und bei anderen traten schwerwiegende unerwünschte Ereignisse auf (Fluge et al., 2019; Rekeland et al., 2020). Derzeit gibt es keine eindeutigen Belege für die Wirksamkeit immunologischer Behandlungen für Menschen mit ME/CFS (Shepherd & Chaudhuri, 2019).

Mastzellen sind eine Art weißer Blutkörperchen, die am Immunsystem beteiligt sind (Selleck & Selleck, 2021). Wenn sie als Reaktion auf eine Infektion oder Umweltbedrohungen aktiviert werden, wandern Mastzellen in periphere Gewebe, wo sie Mediatoren freisetzen (Selleck & Selleck, 2021). Bei gesunden Menschen ist ihre Aktivität üblich und notwendig (Akin, 2017). Es gibt mehr als 200 Mediatoren, darunter Chemikalien wie Histamin und Zytokine, die häufig an allergischen Reaktionen beteiligt sind, aber Mastzellen reagieren sowohl auf allergische als auch auf nicht allergische Auslöser (Selleck & Selleck, 2021). Mastzellen können überproduziert oder überaktiv werden (Akin, 2017), und diese Funktionsstörung ist als **Mastzellenaktivierungskrankheit** (Selleck & Selleck, 2021) bekannt, ein Oberbegriff, des Mastzellenaktivierungssyndrom (MCAS), einer häufigen Komorbidität von ME/CFS, auf die in Kapitel 2 näher eingegangen wird.

Ana: Die Auswirkungen von ME/CFS sind systemisch und es ist fast unmöglich, die Immunsymptome von den neuroendokrinen Symptomen zu trennen, die ich erlebe, wie Fieber, Schwitzen, geschwollene Drüsen, Gelenk- und Muskelschmerzen, starke Müdigkeit, Temperaturdysregulation und Hautausschläge.

Die Rolle, die Mastzellen bei ME/CFS spielen, wurde untersucht. In einer kleinen Studie (Nguyen et al., 2017), in der 18 Menschen mit ME/CFS mit 13 gesunden Kontrollpersonen verglichen wurden, wurde eine signifikant erhöhte Anzahl von Mastzellen bei Menschen mit ME/CFS festgestellt, wobei die Anzahl mit dem Schweregrad der ME/CFS-Symptome zunahm. Dieser Bereich der Forschung steckt jedoch noch in den Kinderschuhen und bedarf weiterer Untersuchungen, bevor Schlussfolgerungen gezogen werden können.

Bei Menschen mit ME/CFS wurde ein **Ungleichgewicht der Darmmikrobiota** und eine erhöhte mikrobielle Translokation festgestellt (Giloteaux et al., 2016). In einer Studie wurde festgestellt, dass Menschen mit ME/CFS im Vergleich zu gesunden Kontrollpersonen erhöhte Werte von Antikörpern gegen häufige Darmbakterien aufwiesen und dass die hohe Anzahl der Antikörper mit dem Schweregrad der von ihnen berichteten Müdigkeit sowie mit anderen Symptomen wie Muskelverspannungen und kognitiven Störungen korrelierte (Maes et al., 2007).

Eine kleine Studie (Shukla et al., 2015) untersuchte die Blut- und Stuhlproben von zehn Menschen mit ME/CFS und zehn gesunden Kontrollpersonen, die in Ruhe und in Abständen nach einem maximalen Belastungstest entnommen wurden. Die Mikrobiome in Stuhlproben unterschieden sich zwischen den Gruppen zu Beginn, und bei Menschen mit ME/CFS gab es eine Zunahme von sechs der neun wichtigsten Bakterien unmittelbar nach dem Training und bis zu 72 Stunden nach der Anstrengung, die bei gesunden Kontrollpersonen nicht beobachtet wurde. Die Ausscheidung von Bakterien aus dem Blut war bei Menschen mit ME/CFS ebenfalls verzögert, was darauf hindeutet, dass die Durchlässigkeit des Darms während der PEM erhöht sein könnte. Eine erhöhte Durchlässigkeit der Magen-Darm-Schranke könnte zu einer Immunreaktion oder einer verstärkten Entzündung führen (Klimas & Koneru, 2007). Mögliche Managementstrategien für die Darmgesundheit sind im Abschnitt über das Reizdarmsyndrom in Kapitel 2 enthalten.

Die **Hypothalamus-Hypophysen-Nebennieren-Achse** (HPA-Achse) bezeichnet das Zusammenspiel zwischen dem Hypothalamus (unterhalb des Thalamus im Gehirn), der Hypophyse (direkt oberhalb des Hirnstamms) und den Nebennieren (oberhalb der Nieren) (Chrousos, 2009). Die HPA-Achse dient der Aufrechterhaltung der Homöostase, indem sie neurale, endokrine und immunologische Reaktionen koordiniert (Fulford & Harbuz, 2005). Zu den Hormonen, die an der HPA-Achse beteiligt sind, gehören Glukokortikoide wie Cortisol, die für Stoffwechsel- und homöostatische Prozesse wichtig sind (Akalestou et al., 2020). Diese Hormone modulieren auch Immun- und Entzündungsprozesse (Cruz-Topete & Cidlowski, 2015), und ihre Wirkungen wurden in der Arzneimittelentwicklung vor allem als Entzündungshemmer genutzt (Akalestou et al., 2020).

Einige Studien haben ergeben, dass die HPA-Achse bei Menschen mit ME/CFS unteraktiv ist (Tanriverdi et al., 2007), wobei eine Reihe von Defiziten im Zusammenhang mit reduzierten oder veränderten Cortisolspiegeln und einer abgestumpften Reaktionsfähigkeit des gesamten Systems festgestellt wurden (Papadopoulos & Cleare, 2012). Bei Menschen mit ME/CFS wurden im Vergleich zu gesunden Kontrollpersonen niedrigere Cortisolspiegel (Demitrack et al., 1991; Tanriverdi et al., 2007) und ein niedrigerer Spiegel eines anderen Hormons, das an der HPA-Achse beteiligt ist (Gaab et al., 2004), festgestellt. Der genaue Mechanismus, der zu niedrigen Cortisolspiegeln führt, ist jedoch noch nicht vollständig geklärt (Demitrack et al., 1991), und diese Befunde sind bei Menschen mit ME/CFS nicht universell (Papanicolaou et al., 2004). Ein zu niedriger Cortisolspiegel kann durch eine Störung der Nebennieren verursacht werden, die als Morbus Addison bezeichnet wird und bei der zu den ersten Symptomen Müdigkeit und Muskelschwäche sowie Appetitlosigkeit und vermehrter Durst gehören (National Health Service (NHS), 2021). Morbus Addison kann eine Differenzialdiagnose für ME/CFS sein (Shepherd & Chaudhuri, 2019).

Oliver: Früher hatte ich oft eine Erkältung und Halsschmerzen, aber das hat sich gelegt, seit ich antivirale Medikamente nehme.

Da Schlafstörungen ein Schlüsselsymptom von ME/CFS sind (siehe Kapitel 9), ist es möglich, dass Veränderungen der HPA-Achse sekundäre Komplikationen und nicht primäre Ursachen von ME/CFS sind.

Pharmakologische Interventionen zur Senkung des Cortisolspiegels wurden in mehreren Studien untersucht, die sich mit der Verwendung eines synthetischen Cortisolpräparats namens Hydrocortison befassten. Die berichtete Wirksamkeit von Hydrocortison variierte zwischen „mäßig", „leicht", „gering" und „überhaupt nicht wirksam" (Collatz et al., 2016), aber es ist bemerkenswert, wie Studien die „Wirksamkeit" bei einer so komplexen Erkrankung wie ME/CFS messen. In einer randomisierten, doppelblinden, placebokontrollierten Studie mit Hydrocortison (McKenzie et al., 1998) war das Hauptergebnis eine allgemeine „Wohlbefindensskala", und während sich die Werte der

Teilnehmer:innen, die Hydrocortison einnahmen, im Vergleich zu denen, die ein Placebo erhielten, stärker verbesserten, gab es keine statistisch signifikanten Veränderungen bei anderen verwendeten Selbstbewertungsskalen. Derzeit gibt es nicht genügend Beweise, um die routinemäßige Anwendung von Kortikosteroiden wie Hydrocortison bei ME/CFS zu unterstützen (Tanriverdi et al., 2007).

Menschen mit ME/CFS haben über Probleme mit der **Thermoregulation** berichtet, z. B. über ein ungewöhnliches Wärme- oder Kälteempfinden und plötzliche Veränderungen der Hautfarbe (Wyller et al., 2007). Eine kleine Studie mit 15 jungen Menschen mit ME/CFS ergab, dass Menschen mit ME/CFS im Vergleich zu gesunden Kontrollpersonen abnorme thermoregulatorische Reaktionen während einer Hautkühlung zeigten (Wyller et al., 2007).

Kim: Jede Viruserkrankung hat mich schwer getroffen und es dauert zwei Wochen oder länger, bis ich mich davon erholt habe. Ich vertrage keine übermäßige Hitze, was meine orthostatischen Intoleranzsymptome noch verschlimmert.

Die **PEM** ist das charakteristische Merkmal von ME/CFS und beinhaltet die Addition von Symptomen oder die Verschlimmerung bestehender Symptome als Reaktion auf eine Anstrengung (Bateman et al., 2021) (weitere Informationen zu PEM sind in Kapitel 6 zu finden). In einer internationalen Umfrage bei über 1500 Menschen mit ME/CFS (Holtzman et al., 2019) wurden Symptome erfasst, die sich durch körperliche oder kognitive Anstrengung verschlimmern. In Bezug auf das **Immunsystem und das neuroendokrine System** wurden die folgenden Symptome gemeldet:

- Grippeähnliche Symptome (86,6 Prozent)
- Halsentzündung (70,9 Prozent)
- Nachtschweiß und Schüttelfrost (67,7 Prozent)
- Empfindliche Lymphknoten (62,9 Prozent).

Health Professionals sollten bei der Untersuchung von Personen mit ME/CFS nach dem Vorkommen dieser Arten von Symptomen fragen, da diese Informationen ihnen helfen können, PEM zu erkennen. Weitere Informationen zur Beurteilung finden Sie in Kapitel 14.

13.2 Therapie der Health Professionals

Bei persönlichen Interaktionen sollten in Anbetracht der möglichen Störung des Immunsystems strenge Infektionskontrollverfahren eingehalten werden:

- Prüfen Sie vor einem Termin, welche Temperaturen für jeden Einzelnen am angenehmsten sind, und passen Sie die Umgebung entsprechend an.
- Nehmen Sie Fragen zu immunologischen und neuroendokrinen Symptomen in die Beurteilung von Menschen mit ME/CFS auf, um ein Bild aller möglichen Indikatoren für PEM zu erhalten.
- Ziehen Sie bei anhaltenden Symptomen einer Virusinfektion eine Überweisung zur ärztlichen Untersuchung in Betracht.

Zusammenfassung

Das Immunsystem und das neuroendokrine System spielen möglicherweise eine Rolle bei den laufenden physiologischen Prozessen des ME/CFS.
Menschen mit ME/CFS können eine Störung des Immunsystems und des neuroendokrinen Systems haben.

Anwendung in der Praxis

Endokrine Symptome können als Teil der PEM-Erfahrung einer Person auftreten. Der Schweregrad und das Verhalten dieser Symptome können dem Physiotherapeuten helfen, Auslöser der PEM zu erkennen und zu vermeiden.

Literatur

Abd-Elfattah, H.M., Abdelazeim, F.H. & Elshennawy, S. (2015). Physical and Cognitive Consequences of Fatigue: A Review. *Journal of Advanced Research, 6*(3), 351–358. https://doi.org/10.1016/j.jare.2015.01.011

Afari, N. & Buchwald, D. (2003). Chronic Fatigue Syndrome: A Review. *American Journal of Psychiatry, 160*(2), 221–236. https://doi.org/10.1176/appi.ajp.160.2.221

Aguilar-López, B.A., Moreno-Altamirano, M.M.B., Dockrell, H.M., Duchen, M.R. & Sánchez-García, F.J. (2020). Mitochondria: An Integrative Hub Coordinating Circadian Rhythms, Metabolism, the Microbiome, and Immunity. *Frontiers in Cell and Developmental Biology, 8,* 51. https://doi.org/10.3389/fcell.2020.00051

Ahmed, N.S., Gottlob, I., Proudlock, F.A. & Hutchinson, C.V. (2018). Restricted Spatial Windows of Visibility in Myalgic Encephalomyelitis (ME). *Vision (Basel), 2*(1), 2. https://doi.org/10.3390/vision2010002

Akalestou, E., Genser, L. & Rutter, G.A. (2020). Glucocorticoid Metabolism in Obesity and Following Weight Loss. *Frontiers in Endocrinology (Lausanne), 11,* 59. https://doi.org/10.3389/fendo.2020.00059

Akin, C. (2017). Mast Cell Activation Syndromes. *Journal of Allergy and Clinical Immunology, 140*(2), 349–355. https://doi.org/10.1016/j.jaci.2017.06.007

Al, H.H., Laursen, P.B., Ahmaidi, S. & Buchheit, M. (2010). Influence of Cold Water Face Immersion on Post-Exercise Parasympathetic Reactivation. *European Journal of Applied Physiology, 108*(3), 599–606. https://doi.org/10.1007/s00421-009-1253-9

Albouaini, K., Egred, M., Alahmar, A. & Wright, D.J. (2007). Cardiopulmonary Exercise Testing and Its Application. *Postgraduate Medical Journal, 83*(985), 675–682. https://doi.org/10.1136/hrt.2007.121558

American Sleep Association. (2022). *Get Better Sleep.* https://www.sleepassociation.org/about-sleep/get-better-sleep

Aoun Sebaiti, M., Hainselin, M., Gounden, Y., Sirbu, C.A., Sekulic, S., Lorusso, L., Nacul, L. & Authier, F.J. (2022). Systematic Review and Meta-Analysis of Cognitive Impairment in Myalgic Encephalomyelitis/Chronic Fatigue Syndrome (ME/CFS). *Scientific Reports, 12*(1), 2157. https://doi.org/10.1038/s41598-021-04764-w

Arab, A., Rafie, N., Amani, R. & Shirani, F. (2023). The Role of Magnesium in Sleep Health: A Systematic Review of Available Literature. *Biological Trace Element Research, 201*(1), 121–128. https://doi.org/10.1007/s12011-022-03162-1

Arduini, A., Serviddio, G., Tormos, A.M., Monsalve, M. & Sastre, J. (2012). Mitochondrial Dysfunction in Cholestatic Liver Diseases. *Frontiers in Bioscience, 4*(6), 2233–2252. https://doi.org/10.2741/e539

Ashizawa, T. & Xia, G. (2016). Ataxia. *Continuum, 22*(4), 1208–1226.

Babson, K.A., Sottile, J. & Morabito, D. (2017). Cannabis, Cannabinoids, and Sleep: A Review of the Literature. *Current Psychiatry Reports, 19*(4), 23. https://doi.org/10.1007/s11920-017-0775-9

Baker, L.D., Frank, L.L., Foster-Schubert, K., Green, P.S., Wilkinson, C.W., McTiernan, A., Plymate, S.R., Fishel, M.A., Watson, G.S., Cholerton, B.A., Duncan, G.E., Mehta, P.D. & Craft, S. (2010). Effects of Aerobic Exercise on Mild Cognitive Impairment: A Controlled Trial. *Archives of Neurology, 67*(1), 71–79. https://doi.org/10.1001/archneurol.2009.307

Barhorst, E.E., Andrae, W.E., Rayne, T.J., Falvo, M.J., Cook, D.B. & Lindheimer, J.B. (2020). Elevated Perceived Exertion in People With Myalgic Encephalomyelitis/Chronic Fatigue Syndrome and Fibromyalgia: A Meta-Analysis. *Medicine & Science in Sports & Exercise, 52*(12), 2615–2627. https://doi.org/10.1249/MSS.0000000000002421

Barnden, L.R., Kwiatek, R., Crouch, B., Burnet, R. & Del Fante, P. (2016). Autonomic Correlations With MRI Are Abnormal in the Brainstem Vasomotor Centre in Chronic Fatigue Syndrome. *Neuroimage: Clinical, 11,* 530–537. https://doi.org/10.1016/j.nicl.2016.03.017

Barnden, L.R., Shan, Z.Y., Staines, D.R., Marshall-Gradisnik, S., Finegan, K., Ireland, T. & Bhuta, S. (2019). Intra Brainstem Connectivity Is Impaired in Chronic Fatigue Syndrome. *Neuroimage: Clinical, 24,* 102045.

Bateman, L., Bested, A.C., Bonilla, H.F., Chheda, B.V., Chu, L., Curtin, J.M., Dempsey, T.T., Dimmock, M.E., Dowell, T.G., Felsenstein, D., Kaufman, D.L., Klimas, N.G., Komaroff, A.L., Lapp, C.W., Levine, S.M., Montoya, J.G., Natelson, B.H., Peterson, D.L., Podell, R.N., Rey, I.R., ... Yellman, B.P. (2021). Myalgic Encephalomyelitis/Chronic Fatigue Syndrome: Essentials of Diagnosis and Management. *Mayo Clinic Proceedings, 96*(11), 2861–2878.

Battesha, H.H.M., Ahmed, G.M., Amer, H.A., Gohary, A.M.E. & Ragab, W.M. (2018). Effect of Core Stability Exercises and Desensitisation Therapy on Limit of Stability in Diabetic Peripheral Neuropathy Patients. *International Journal of Therapy and Rehabilitation, 25*(3), 128–134. https://doi.org/10.12968/ijtr.2018.25.3.128

Bazelmans, E., Bleijenberg, G., van der Meer, J.W. & Folgering, H. (2001). Is Physical Deconditioning a Perpetuating Factor in Chronic Fatigue Syndrome? A Controlled Study on Maximal Exercise Performance and Relations With Fatigue, Impairment and Physical Activity. *Psychological Medicine, 31*(1), 107–114. https://doi.org/10.1017/S0033291799003189

Bazzichi, L., Giacomelli, C., Consensi, A., Giorgi, V., Batticciotto, A., Di Franco, M. & Sarzi-Puttini, P. (2020). One Year in Review 2020: Fibromyalgia. *Clinical and Experimental Rheumatology, 123*(1), 3–8.

Becker, P.M. (2006). Treatment of Sleep Dysfunction and Psychiatric Disorders. *Current Treatment Options in Neurology, 8*(5), 367–375. https://doi.org/10.1007/s11940-006-0026-6

Berchicci, M., Menotti, F., Macaluso, A. & Di Russo, F. (2013). The Neurophysiology of Central and Peripheral Fatigue During Sub-Maximal Lower Limb Isometric Contractions. *Frontiers of Human Neuroscience, 7,* 135. https://doi.org/10.3389/fnhum.2013.00135

Bertsch, K., Hagemann, D., Naumann, E., Schachinger, H. & Schulz, A. (2012). Stability of Heart Rate Variability Indices Reflecting Parasympathetic Activity. *Psychophysiology, 49*(5), 672–682. https://doi.org/10.1111/j.1469-8986.2011.01341.x

Bested, A.C. & Marshall, L.M. (2015). Review of Myalgic Encephalomyelitis/Chronic Fatigue Syndrome: An Evidence-Based Approach to Diagnosis and Management by Clinicians. *Reviews on Environmental Health, 30*(4), 223–249. https://doi.org/10.1515/reveh-2015-0026

Blackwood, S.K., MacHale, S.M., Power, M.J., Goodwin, G.M. & Lawrie, S.M. (1998). Effects of Exercise on Cognitive and Motor Function in Chronic Fatigue Syndrome and Depression. *Journal of Neurology, Neurosurgery and Psychiatry, 65*(4), 541–546. https://doi.org/10.1136/jnnp.65.4.541

Bloomfield, S.A. (1997). Changes in Musculoskeletal Structure and Function With Prolonged Bed Rest. *Medicine & Science in Sports & Exercise, 29*(2), 197–206. https://doi.org/10.1097/00005768-199702000-00006

Bogdanis, G.C. (2012). Effects of Physical Activity and Inactivity on Muscle Fatigue. *Frontiers in Physiology, 3,* 142. https://doi.org/10.3389/fphys.2012.00142

Boneva, R.S., Decker, M.J., Maloney, E.M., Lin, J.M., Jones, J.F., Helgason, H.G., Heim, C.M., Rye, D.B. & Reeves, W.C. (2007). Higher Heart Rate and Reduced Heart Rate Variability Persist During Sleep in Chronic Fatigue Syndrome: A Population-Based Study. *Autonomic Neuroscience: Basic and Clinical, 137*(1–2), 94–101. https://doi.org/10.1016/j.autneu.2007.08.002

Booth, N.E., Myhill, S. & McLaren-Howard, J. (2012). Mitochondrial Dysfunction and the Pathophysiology of Myalgic Encephalomyelitis/Chronic Fatigue Syndrome (ME/CFS). *International Journal of Clinical and Experimental Medicine, 5*(3), 208–220.

Bourne, K.M., Lloyd, M.G. & Raj, S.R. (2021). Diagnostic Criteria for Postural Tachycardia Syndrome: Consideration of the Clinical Features Differentiating Pots From Other Disorders of Orthostatic Intolerance. In N. Gall, L. Kavi & M.D. Lobo (Eds.), *Postural Tachycardia Syndrome* (pp. 19–28). Springer International. https://doi.org/10.1007/978-3-030-54165-1_4

Bourne, K.M., Sheldon, R.S., Hall, J., Lloyd, M., Kogut, K., Sheikh, N., Jorge, J., Ng, J., Exner, D.V., Tyberg, J.V. & Raj, S.R. (2021). Compression Garment Reduces Orthostatic Tachycardia and Symptoms in Patients With Postural Orthostatic Tachycardia Syndrome. *Journal of the American College of Cardiology, 77*(3), 285–296. https://doi.org/10.1016/j.jacc.2020.11.040

Bragée, B., Michos, A., Drum, B., Fahlgren, M., Szulkin, R. & Bertilson, B.C. (2020). Signs of Intracranial Hypertension, Hypermobility, and Craniocervical Obstructions in Patients With Myalgic Encephalomyelitis/Chronic Fatigue Syndrome. *Frontier of Neurology, 11,* 828. https://doi.org/10.3389/fneur.2020.00828

Brkic, S., Tomic, S., Maric, D., Novakov, M.A. & Turkulov, V. (2010). Lipid Peroxidation Is Elevated in Female Patients With Chronic Fatigue Syndrome. *Medical Science Monitor, 16*(12), CR628–CR632.

Burton, A.R., Rahman, K., Kadota, Y., Lloyd, A. & Vollmer-Conna, U. (2010). Reduced Heart Rate Variability Predicts Poor Sleep Quality in a Case-Control Study of Chronic Fatigue Syndrome. *Experimental Brain Research, 204*(1), 71–78. https://doi.org/10.1007/s00221-010-2296-1

Byrne, E. & Trounce, I. (1987). Chronic Fatigue and Myalgia Syndrome: Mitochondrial and Glycolytic Studies in Skeletal Muscle. *Journal of Neurology, Neurosurgery and Psychiatry, 50*(6), 743–746. https://doi.org/10.1136/jnnp.50.6.743

Caffery, B.E., Josephson, J.E. & Samek, M.J. (1994). The Ocular Signs and Symptoms of Chronic Fatigue Syndrome. *Journal of the American Optometric Association, 65*(3), 187–191.

Carruthers, B.M., Jain, A.K., de Meirleir, K.L., Peterson, D.L., Klimas, N.G., Lerner, A.M., Bested, A.C., Flor-Henry, P., Joshi, P., Powels, A.C.P., Sherkey, J.A. & van de Sande, M.I. (2003). Myalgic Encephalomyelitis/Chronic Fatigue Syndrome. *Journal of Chronic Fatigue Syndrome, 11*(1), 7–115. https://doi.org/10.1300/J092v11n01_02

Carruthers, B.M., van de Sande, M.I., de Meirleir, K.L., Klimas, N.G., Broderick, G., Mitchell, T., Staines, D., Powles, A.C., Speight, N., Vallings, R., Bateman, L., Baumgarten-Austrheim, B., Bell, D.S., Carlo-Stella, N., Chia, J., Darragh, A., Jo, D., Lewis, D., Light, A.R., Marshall-Gradisnik, S., ... Stevens, S. (2011). Myalgic Encephalomyelitis: International Consensus Criteria. *Journal of Internal Medicine, 270*, 327–338.

Caruso, F.R., Arena, R., Phillips, S.A., Bonjorno, J.C., Jr., Mendes, R.G., Arakelian, V.M., Bassi, D., Nogi, C. & Borghi-Silva, A. (2015). Resistance Exercise Training Improves Heart Rate Variability and Muscle Performance: A Randomized Controlled Trial in Coronary Artery Disease Patients. *European Journal of Physical and Rehabilitation Medicine, 51*, 281–289.

Castro-Marrero, J., Sáez-Francàs, N., Santillo, D. & Alegre, J. (2017). Treatment and Management of Chronic Fatigue Syndrome/Myalgic Encephalomyelitis: All Roads Lead to Rome. *British Journal of Pharmacology, 174*(5), 345–369. https://doi.org/10.1111/bph.13702

Centers for Disease Control and Prevention. (2016). *Sleep and Sleep Disorders*. https://www.cdc.gov/sleep/about/index.html

Centers for Disease Control and Prevention. (2021). *IOM 2015 Diagnostic Criteria*. https://www.cdc.gov/me-cfs/hcp/diagnosis/iom-2015-diagnostic-criteria-1.html

Centers for Disease Control and Prevention. (2022). *Myalgic Encephalomyelitis/Chronic Fatigue Syndrome*. https://www.cdc.gov/me-cfs/index.html

Chalder, T., Goldsmith, K.A., White, P., Sharpe, M. & Pickles, A. (2015). Rehabilitative Therapies for Chronic Fatigue Syndrome: A Secondary Mediation Analysis of the PACE Trial. *The Lancet Psychiatry, 2*(2), 141–152. https://doi.org/10.1016/S2215-0366(14)00069-8

Chen, G., Du, J., Jin, H. & Huang, Y. (2020). Postural Tachycardia Syndrome in Children and Adolescents: Pathophysiology and Clinical Management. *Frontiers in Pediatrics, 8*, 474. https://doi.org/10.3389/fped.2020.00474

Chennaoui, M., Arnal, P.J., Sauvet, F. & Léger, D. (2015). Sleep and Exercise: A Reciprocal Issue? *Sleep Medicine Reviews, 20*, 59–72. https://doi.org/10.1016/j.smrv.2014.06.008

Chinnery, P.F. (2000). Primary Mitochondrial Disorders Overview. In M.P. Adams, J. Feldman, G.M. Mirzaa, R.A. Pagon, S.E. Wallace, L.J.H. Bean, K.W. Gripp & A. Amemiya (Eds.), *GeneReviews*. University of Washington. https://www.ncbi.nlm.nih.gov/books/nbk1224/

Christley, Y., Duffy, T., Everall, I.P. & Martin, C.R. (2013). The Neuropsychiatric and Neuropsychological Features of Chronic Fatigue Syndrome: Revisiting the Enigma. *Current Psychiatry Reports, 15*(4), 353. https://doi.org/10.1007/s11920-013-0353-8

Chrousos, G.P. (2009). Stress and Disorders of the Stress System. *Nature Reviews Endocrinology, 5*(7), 374–381. https://doi.org/10.1038/nrendo.2009.106

Chu, L., Valencia, I.J., Garvert, D.W. & Montoya, J.G. (2018). Deconstructing Post-Exertional Malaise in Myalgic Encephalomyelitis/Chronic Fatigue Syndrome: A Patient-Centered, Cross-Sectional Survey. *PLOS ONE, 13*(6), E0197811. https://doi.org/10.1371/journal.pone.0197811

Chu, L., Valencia, I.J., Garvert, D.W. & Montoya, J.G. (2019). Onset Patterns and Course of Myalgic Encephalomyelitis/Chronic Fatigue Syndrome. *Frontiers in Pediatrics, 7*, 12. https://doi.org/10.3389/fped.2019.00012

Chuang, C.Y., Han, W.R., Li, P.C. & Young, S.T. (2010). Effects of Music Therapy on Subjective Sensations and Heart Rate Variability in Treated Cancer Survivors: A Pilot Study. *Complementary*

Therapy Medicine, 18(5), 224–226. https://doi.org/10.1016/j.ctim.2010.08.003

Clark, L., Pesola, F., Thomas, J.M., Vergara-Williamson, M., Beynon, M. & White, P.D. (2017). Guided Graded Exercise Self-Help Plus Specialist Medical Care Versus Specialist Medical Care Alone for Chronic Fatigue Syndrome (GETSET): A Pragmatic Randomised Controlled Trial. *The Lancet, 390*(10092), 363–373. https://doi.org/10.1016/S0140-6736(16)32589-2

Clauw, D.J. & Chrousos, G.P. (1997). Chronic Pain and Fatigue Syndromes: Overlapping Clinical and Neuroendocrine Features and Potential Pathogenic Mechanisms. *Neuroimmunomodulation, 4*(3), 134–153. https://doi.org/10.1159/000097332

Cliff, J.M., King, E.C., Lee, J.S., Sepúlveda, N., Wolf, A.S., Kingdon, C., Bowman, E., Dockrell, H.M., Nacul, L., Lacerda, E. & Riley, E.M. (2019). Cellular Immune Function in Myalgic Encephalomyelitis/Chronic Fatigue Syndrome (ME/CFS). *Frontiers in Immunology, 10,* 796. https://doi.org/10.3389/fimmu.2019.00796

Cliftonsmith, T. & Rowley, J. (2011). Breathing Pattern Disorders and Physiotherapy: Inspiration for Our Profession. *Physical Therapy Reviews, 16,* 75–86. https://doi.org/10.1179/1743288X10Y.0000000025

Cockshell, S.J. & Mathias, J.L. (2010). Cognitive Functioning in Chronic Fatigue Syndrome: A Meta-Analysis. *Psychological Medicine, 40*(8), 1253–1267. https://doi.org/10.1017/S0033291709992054

Cockshell, S.J. & Mathias, J.L. (2013). Cognitive Deficits in Chronic Fatigue Syndrome and Their Relationship to Psychological Status, Symptomatology, and Everyday Functioning. *Neuropsychology, 27*(2), 230–242. https://doi.org/10.1037/a0032084

Collatz, A., Johnston, S.C., Staines, D.R. & Marshall-Gradisnik, S.M. (2016). A Systematic Review of Drug Therapies for Chronic Fatigue Syndrome/Myalgic Encephalomyelitis. *Clinical Therapy, 38*(6), 1263–1271. https://doi.org/10.1016/j.clinthera.2016.04.038

Comella, C.L. (2007). Sleep Disorders in Parkinson's Disease: An Overview. *Movement Disorders, 22*(Suppl 17), S367–S373. https://doi.org/10.1002/mds.21682

Connolly, D.A., Sayers, S.P. & McHugh, M.P. (2003). Treatment and Prevention of Delayed Onset Muscle Soreness. *Journal of Strength & Conditioning Research, 17*(1), 197–208.

Conroy, K.E., Islam, M.F. & Jason, L.A. (2022). Evaluating Case Diagnostic Criteria for Myalgic Encephalomyelitis/Chronic Fatigue Syndrome (ME/CFS): Toward an Empirical Case Definition. *Disability and Rehabilitation, 45*(5), 840–847. https://doi.org/10.1080/09638288.2022.2043462

Cook, D.B., Nagelkirk, P.R., Poluri, A., Mores, J. & Natelson, B.H. (2006). The Influence of Aerobic Fitness and Fibromyalgia on Cardiorespiratory and Perceptual Responses to Exercise in Patients With Chronic Fatigue Syndrome. *Arthritis & Rheumatology, 54*(10), 3351–3362. https://doi.org/10.1002/art.22124

Cook, D.B., Vanriper, S., Dougherty, R.J., Lindheimer, J.B., Falvo, M.J. & Chen, Y. (2022). Cardiopulmonary, Metabolic, and Perceptual Responses During Exercise in Myalgic Encephalomyelitis/Chronic Fatigue Syndrome (ME/CFS): A Multi-Site Clinical Assessment of ME/CFS (MCAM) Sub-Study. *PLOS ONE, 17*(3), E0265315. https://doi.org/10.1371/journal.pone.0265315

Cornish, A.K., Broadbent, S. & Cheema, B.S. (2011). Interval Training for Patients With Coronary Artery Disease: A Systematic Review. *European Journal of Applied Physiology, 111*(4), 579–589. https://doi.org/10.1007/s00421-010-1682-5

Cox, I.M., Campbell, M.J. & Dowson, D. (1991). Red Blood Cell Magnesium and Chronic Fatigue Syndrome. *Lancet, 337*(8744), 757–760.

Cruz-Topete, D. & Cidlowski, J.A. (2015). One Hormone, Two Actions: Anti- and Pro-Inflammatory Effects of Glucocorticoids. *Neuroimmunomodulation, 22*(1–2), 20–32. https://doi.org/10.1159/000362724

Cvejic, E., Lloyd, A.R. & Vollmer-Conna, U. (2016). Neurocognitive Improvements After Best-Practice Intervention for Chronic Fatigue Syndrome: Preliminary Cognitive Dysfunction Evidence of Divergence Between Objective Indices and Subjective Perceptions. *Comprehensive Psychiatry, 66,* 166–175. https://doi.org/10.1016/j.comppsych.2016.02.002

Cvejic, E., Sandler, C.X., Keech, A., Barry, B.K., Lloyd, A.R. & Vollmer-Conna, U. (2017). Autonomic Nervous System Function, Activity Patterns, and Sleep After Physical or Cognitive Challenge in People With Chronic Fatigue Syndrome. *Journal of Psychosomatic Research, 103,*

91–94. https://doi.org/10.1016/j.jpsychores.2017.10.010

Dauvilliers, Y. & Buguet, A. (2005). Hypersomnia. *Dialogues in Clinical Neuroscience, 7*(4), 347–356. https://doi.org/10.31887/DCNS. 2005.7.4/ydauvilliers

Davenport, T. E., Lehnen, M., Stevens, S. R., VanNess, J. M., Stevens, J. & Snell, C. R. (2019). Chronotropic Intolerance: An Overlooked Determinant of Symptoms and Activity Limitation in Myalgic Encephalomyelitis/Chronic Fatigue Syndrome? *Frontiers in Pediatrics, 7,* 82. https://doi.org/10.3389/fped.2019.00082

Davenport, T. E., Stevens, S. R., Stevens, J., Snell, C. R. & VanNess, J. M. (2020). Properties of Measurements Obtained During Cardiopulmonary Exercise Testing in Individuals With Myalgic Encephalomyelitis/Chronic Fatigue Syndrome. *Work, 66*(2), 247–256. https://doi.org/10.3233/WOR-203170

Davenport, T. E., Ward, M. K., Stevens, S. R., Stevens, J., Snell, C. R. & VanNess, J. M. (2020). Cardiopulmonary Responses to Exercise in an Individual With Myalgic Encephalomyelitis/Chronic Fatigue Syndrome During Long-Term Treatment With Intravenous Saline: A Case Study. *Work, 66*(2), 353–359. https://doi.org/10.3233/WOR-203214

Davey, N. J., Puri, B. K., Catley, M., Main, J., Nowicky, A. V. & Zaman, R. (2003). Deficit in Motor Performance Correlates With Changed Corticospinal Excitability in Patients With Chronic Fatigue Syndrome. *International Journal of Clinical Practice, 57*(4), 262–264. https://doi.org/10.1111/j.1742-1241.2003.tb10481.x

Davis, J. A., Frank, M. H., Whipp, B. J. & Wasserman, K. (1979). Anaerobic Threshold Alterations Caused by Endurance Training in Middle-Aged Men. *Journal of Applied Physiology, 46*(6), 1039–1046. https://doi.org/10.1152/jappl.1979.46.6.1039

Davis, J. M. & Bailey, S. P. (1997). Possible Mechanisms of Central Nervous System Fatigue During Exercise. *Medicine & Science in Sports & Exercise, 29*(1), 45–57. https://doi.org/10.1097/00005768-199701000-00008

Davis, M. P. & Walsh, D. (2010). Mechanisms of Fatigue. *Journal of Supportive Oncology, 8*(4), 164–174.

de Lange, F. P., Kalkman, J. S., Bleijenberg, G., Hagoort, P., van der Werf, S. P., van der Meer, J. W. & Toni, I. (2004). Neural Correlates of the Chronic Fatigue Syndrome – An fMRI Study. *Brain, 127*(9), 1948–1957. https://doi.org/10.1093/brain/awh225

Dean, J. (2007). Marfan Syndrome: Clinical Diagnosis and Management. *European Journal of Human Genetics, 15*(7), 724–733. https://doi.org/10.1038/sj.ejhg.5201851

Deluca, J., Johnson, S. K., Ellis, S. P. & Natelson, B. H. (1997). Cognitive Functioning Is Impaired in Patients With Chronic Fatigue Syndrome Devoid of Psychiatric Disease. *Journal of Neurology, Neurosurgery and Psychiatry, 62*(2), 151–155. https://doi.org/10.1136/jnnp.62.2.151

Demitrack, M. A., Dale, J. K., Straus, S. E., Laue, L., Listwak, S. J., Kruesi, M. J., Chrousos, G. P. & Gold, P. W. (1991). Evidence for Impaired Activation of the Hypothalamic-Pituitary-Adrenal Axis in Patients With Chronic Fatigue Syndrome. *Journal of Clinical Endocrinology & Metabolism, 73*(6), 1224–1234. https://doi.org/10.1210/jcem-73-6-1224

Devine, E. B., Hakim, Z. & Green, J. (2005). A Systematic Review of Patient-Reported Outcome Instruments Measuring Sleep Dysfunction in Adults. *Pharmacoeconomics, 23*(9), 889–912. https://doi.org/10.2165/00019053-200523090-00003

Dimauro, I., Mercatelli, N. & Caporossi, D. (2016). Exercise-Induced ROS in Heat Shock Proteins Response. *Free Radical Biology and Medicine, 98,* 46–55. https://doi.org/10.1016/j.freeradbiomed.2016.03.028

Dolgoff-Kaspar, R., Baldwin, A., Johnson, M. S., Edling, N. & Sethi, G. K. (2012). Effect of Laughter Yoga on Mood and Heart Rate Variability in Patients Awaiting Organ Transplantation: A Pilot Study. *Alternative Therapies in Health and Medicine, 18,* 61–66.

Driver, H. S. & Taylor, S. R. (2000). Exercise and Sleep. *Sleep Medical Review, 4*(4), 378–402. https://doi.org/10.1053/smrv.2000.0110

Eaton-Fitch, N., Johnston, S. C., Zalewski, P., Staines, D. & Marshall-Gradisnik, S. (2020). Health-Related Quality of Life in Patients With Myalgic Encephalomyelitis/Chronic Fatigue Syndrome: An Australian Cross-Sectional Study. *Quality of Life Research, 29,* 1521–1531. https://doi.org/10.1007/s11136-019-02411-6

Farinatti, P. T., Brandao, C., Soares, P. P. & Duarte, A. F. (2011). Acute Effects of Stretching Exercise on the Heart Rate Variability in Subjects With Low Flexibility Levels. *Journal of Strength and Conditioning Research, 25,* 1579–1585. https://doi.org/10.1519/JSC.0b013e3181e06ce1

Farmer, A.D., Strzelczyk, A., Finisguerra, A., Gourine, A.V., Gharabaghi, A., Hasan, A., Burger, A.M., Jaramillo, A.M., Mertens, A., Majid, A., Verkuil, B., Badran, B.W., Ventura-Bort, C., Gaul, C., Beste, C., Warren, C.M., Quintana, D.S., Hämmerer, D., Freri, E., Frangos, E., ... Koenig, J. (2021). International Consensus Based Review and Recommendations for Minimum Reporting Standards in Research on Transcutaneous Vagus Nerve Stimulation (Version 2020). *Frontiers in Human Neuroscience, 14,* 56805.

Fatt, S.J., Beilharz, J.E., Joubert, M., Wilson, C., Lloyd, A.R., Vollmer-Conna, U. & Cvejic, E. (2020). Parasympathetic Activity Is Reduced During Slow-Wave Sleep, but not Resting Wakefulness, in Patients With Chronic Fatigue Syndrome. *Journal of Clinical Sleep Medicine, 16,* 19–28. https://doi.org/10.5664/jcsm.8114

Fedorowski, A. (2019). Postural Orthostatic Tachycardia Syndrome: Clinical Presentation, Aetiology and Management. *Journal of Internal Medicine, 285*(4), 352–366. https://doi.org/10.1111/joim.12852

Field, T., Sunshine, W., Hernandez-Reif, M., Quintino, O., Schanberg, S., Kuhn, C. & Burman, I. (2011). Massage Therapy Effects on Depression and Somatic Symptoms in Chronic Fatigue Syndrome. *Journal of Chronic Fatigue Syndrome, 3,* 43–51. https://doi.org/10.1300/J092v03n03_03

Fluge, Ø., Rekeland, I.G., Lien, K., Thürmer, H., Borchgrevink, P.C., Schäfer, C., Sørland, K., Aßmus, J., Ktoridou-Valen, I., Herder, I., Gotaas, M.E., Kvammen, Ø., Baranowska, K.A., Bohnen, L.M.L.J., Martinsen, S.S., Lonar, A.E., Solvang, A.H., Gya, A.E.S., Bruland, O., Risa, K., ... Mella, O. (2019). B-Lymphocyte Depletion in Patients With Myalgic Encephalomyelitis/Chronic Fatigue Syndrome: A Randomized, Double-Blind, Placebo-Controlled Trial. *Annals of Internal Medicine, 170*(9), 585–593.

Fragala, M.S., Cadore, E.L., Dorgo, S., Izquierdo, M., Kraemer, W.J., Peterson, M.D. & Ryan, E.D. (2019). Resistance Training for Older Adults: Position Statement From the National Strength and Conditioning Association. *Journal of Strength and Conditioning Research, 33*(8), 2019–2052. https://doi.org/10.1519/JSC.0000000000003230

Fraser, S.F., Li, J.L., Carey, M.F., Wang, X.N., Sangkabutra, T., Sostaric, S., Selig, S.E., Kjeldsen, K. & McKenna, M.J. (2002). Fatigue Depresses Maximal in Vitro Skeletal Muscle Na(+)-K(+)-ATPase Activity in Untrained and Trained Individuals. *Journal of Applied Physiology, 93*(5), 1650–1659. https://doi.org/10.1152/japplphysiol.01247.2001

Freeman, R. (2002). The Chronic Fatigue Syndrome Is a Disease of the Autonomic Nervous System. Sometimes. *Clinical Autonomic Research, 12*(4), 231–233. https://doi.org/10.1007/s10286-002-0058-2

Freeman, R., Wieling, W., Axelrod, F.B., Benditt, D.G., Benarroch, E., Biaggioni, I., Cheshire, W.P., Chelimsky, T., Cortelli, P., Gibbons, C.H., Goldstein, D.S., Hainsworth, R., Hilz, M.J., Jacob, G., Kaufmann, H., Jordan, J., Lipsitz, L.A., Levine, B.D., Low, P.A., Mathias, C., ... van Dijk, J.G. (2011). Consensus Statement on the Definition of Orthostatic Hypotension, Neurally Mediated Syncope and the Postural Tachycardia Syndrome. *Clinical Autonomic Research, 21*(2), 69–72.

Froyd, C., Millet, G.Y. & Noakes, T.D. (2013). The Development of Peripheral Fatigue and Short-Term Recovery During Self-Paced High-Intensity Exercise. *Journal of Physiology, 591,* 1339–1346. https://doi.org/10.1113/jphysiol.2012.245316

Fu, Q. & Levine, B.D. (2018). Exercise and Non-Pharmacological Treatment of POTS. *Autonomic Neuroscience, 215,* 20–27. https://doi.org/10.1016/j.autneu.2018.07.001

Fukuda, K., Straus, S.E., Hickie, I., Sharpe, M.C., Dobbins, J.G. & Komaroff, A.L. (1994). The Chronic Fatigue Syndrome: A Comprehensive Approach to Its Definition and Study. *Annals of Internal Medicine, 121,* 953–959. https://doi.org/10.7326/0003-4819-121-12-199412150-00009

Fulford, A.J. & Harbuz, M.S. (2005). An Introduction to the HPA Axis. In T. Steckler, N.H. Kalin & J.M.H.M. Reul (Eds.), *Techniques in the Behavioral and Neural Sciences: Handbook of Stress and the Brain Part I* (pp. 43–65). Elsevier.

Fulle, S., Belia, S., Vecchiet, J., Morabito, C., Vecchiet, L. & Fanò, G. (2003). Modification of the Functional Capacity of Sarcoplasmic Reticulum Membranes in Patients Suffering From Chronic Fatigue Syndrome. *Neuromuscular Disorders, 13*(6), 479–484. https://doi.org/10.1016/S0960-8966(03)00042-7

Gale, C.C. (1973). Neuroendocrine Aspects of Thermoregulation. *Annual Review of Physiology, 35,* 391–430. https://doi.org/10.1146/annurev.ph.35.030173.002135

Murga Gandasegui, I., Aranburu Laka, L., Gargiulo, P.Á., Gómez-Esteban, J.C. & Lafuente Sánchez, J.V. (2021). Myalgic Encephalomyelitis/Chronic Fatigue Syndrome: A Neurological Entity? *Medicina, 57,* 1030. https://doi.org/10.3390/medicina57101030

Garssen, M.P., Schillings, M.L., van Doorn, P.A., van Engelen, B.G. & Zwarts, M.J. (2007). Contribution of Central and Peripheral Factors to Residual Fatigue in Guillain-Barré Syndrome. *Muscle Nerve, 36*(1), 93–99. https://doi.org/10.1002/mus.20739

Geisser, M.E., Gracely, R.H., Giesecke, T., Petzke, F.W., Williams, D.A. & Clauw, D.J. (2007). The Association Between Experimental and Clinical Pain Measures Among Persons With Fibromyalgia and Chronic Fatigue Syndrome. *European Journal of Pain, 11*(2), 202–207. https://doi.org/10.1016/j.ejpain.2006.02.001

Georgiades, E., Behan, W.M., Kilduff, L.P., Hadjicharalambous, M., Mackie, E.E., Wilson, J., Ward, S.A. & Pitsiladis, Y.P. (2003). Chronic Fatigue Syndrome: New Evidence for a Central Fatigue Disorder. *Clinical Science (London), 105*(2), 213–218. https://doi.org/10.1042/CS20020354

Germain, A., Giloteaux, L., Moore, G.E., Levine, S.M., Chia, J.K., Keller, B.A., Stevens, J., Franconi, C.J., Mao, X., Shungu, D.C., Grimson, A. & Hanson, M.R. (2022). Plasma Metabolomics Reveals Disrupted Response and Recovery Following Maximal Exercise in Myalgic Encephalomyelitis/Chronic Fatigue Syndrome. *JCI Insight, 7*(9), E157621.

Gerwyn, M. & Maes, M. (2017). Mechanisms Explaining Muscle Fatigue and Muscle Pain in Patients With Myalgic Encephalomyelitis/Chronic Fatigue Syndrome (ME/CFS): A Review of Recent Findings. *Current Rheumatology Reports, 19*(1), 1. https://doi.org/10.1007/s11926-017-0628-x

Ghosh, A.K. (2004). Anaerobic Threshold: Its Concept and Role in Endurance Sport. *Malaysian Journal of Medical Sciences, 11*(1), 24–36.

Gibson, H., Carroll, N., Clague, J.E. & Edwards, R.H. (1993). Exercise Performance and Fatiguability in Patients With Chronic Fatigue Syndrome. *Journal of Neurology, Neurosurgery, and Psychiatry, 56*(9), 993–998. https://doi.org/10.1136/jnnp.56.9.993

Giloteaux, L., Goodrich, J.K., Walters, W.A., Levine, S.M., Ley, R.E. & Hanson, M.R. (2016). Reduced Diversity and Altered Composition of the Gut Microbiome in Individuals With Myalgic Encephalomyelitis/Chronic Fatigue Syndrome. *Microbiome, 4,* 30. https://doi.org/10.1186/s40168-016-0171-4

Gosker, H.R., van Mameren, H., van Dijk, P.J., Engelen, M.P., van Der Vusse, G.J., Wouters, E.F. & Schols, A.M. (2002). Skeletal Muscle Fibre-Type Shifting and Metabolic Profile in Patients With Chronic Obstructive Pulmonary Disease. *European Respiratory Journal, 19*(4), 617–625. https://doi.org/10.1183/09031936.02.00762001

Gotts, Z.M., Deary, V., Newton, J., van der Dussen, D., De Roy, P. & Ellis, J.G. (2013). Are There Sleep-Specific Phenotypes in Patients With Chronic Fatigue Syndrome? A Cross-Sectional Polysomnography Analysis. *BMJ Open, 3*(6), E002999. https://doi.org/10.1136/bmjopen-2013-002999

Gotts, Z.M., Newton, J.L., Ellis, J.G. & Deary, V. (2016). The Experience of Sleep in Chronic Fatigue Syndrome: A Qualitative Interview Study With Patients. *British Journal of Health Psychology, 21*(1), 71–92. https://doi.org/10.1111/bjhp.12136

Graczyk, E.L., Delhaye, B.P., Schiefer, M.A., Bensmaia, S.J. & Tyler, D.J. (2018). Sensory Adaptation to Electrical Stimulation of the Somatosensory Nerves. *Journal of Neural Engineering, 15*(4), 046002. https://doi.org/10.1088/1741-2552/aab790

Grahame, R. (2009). Joint Hypermobility Syndrome Pain. *Current Science, 13,* 427–433. https://doi.org/10.1007/s11916-009-0070-5

Greenamyre, J.T., MacKenzie, G., Peng, T.I. & Stephans, S.E. (1999). Mitochondrial Dysfunction in Parkinson's Disease. *Biochemical Society Symposium, 66,* 85–97. https://doi.org/10.1042/bss0660085

Gaab, J., Engert, V., Heitz, V., Schad, T., Schurmeyer, T.H. & Ehlert, U. (2004). Associations Between Neuroendocrine Responses to the Insulin Tolerance Test and Patient Characteristics in Chronic Fatigue Syndrome. *Journal of Psychosomatic Research, 56*(4), 419–424. https://doi.org/10.1016/S0022-3999(03)00625-1

Häuser, W., Zimmer, C., Felde, E. & Köllner, V. (2008). Was sind die Kernsymptome des Fibromyalgiesyndroms? Umfrageergebnisse der Deutschen Fibromyalgievereinigung. *Schmerz, 22*(2), 176–183. https://doi.org/10.1007/s00482-007-0602-z

Henry, A.H., Samy, A.H., Ashangari, C. & Suleman, A. (2015). Frequency of Symptoms in Postural Orthostatic Tachycardia Syndrome (POTS). *Au-*

tonomic Neuroscience, 192, 124. https://doi.org/10.1016/j.autneu.2015.07.224

Heyn, P., Abreu, B.C. & Ottenbacher, K.J. (2004). The Effects of Exercise Training on Elderly Persons With Cognitive Impairment and Dementia: A Meta-Analysis. *Archives of Physical Medicine and Rehabilitation, 85*(10), 1694–1704. https://doi.org/10.1016/j.apmr.2004.03.019

Hirotsu, C., Tufik, S. & Andersen, M.L. (2015). Interactions Between Sleep, Stress, and Metabolism: From Physiological to Pathological Conditions. *Sleep Science, 8*(3), 143–152. https://doi.org/10.1016/j.slsci.2015.09.002

Hoeks, J., Hesselink, M. & Schrauwen, P. (2012). Mitochondrial Respiration. In F.C. Mooren (Ed.), *Encyclopedia of Exercise Medicine in Health and Disease* (pp. 587–590). Springer. https://doi.org/10.1007/978-3-540-29807-6_136

Hoffman, M.D., Shepanski, M.A., MacKenzie, S.P. & Clifford, P.S. (2005). Experimentally Induced Pain Perception Is Acutely Reduced by Aerobic Exercise in People With Chronic Low Back Pain. *Journal of Rehabilitation Research and Development, 42*(2), 183–190. https://doi.org/10.1682/JRRD.2004.06.0065

Holden, S., Maksoud, R., Eaton-Fitch, N., Cabanas, H., Staines, D. & Marshall-Gradisnik, S. (2020). A Systematic Review of Mitochondrial Abnormalities in Myalgic Encephalomyelitis/Chronic Fatigue Syndrome/Systemic Exertion Intolerance Disease. *Journal of Translational Medicine, 18*(1), 290. https://doi.org/10.1186/s12967-020-02452-3

Holtzman, C.S., Bhatia, S., Cotler, J. & Jason, L.A. (2019). Assessment of Post-Exertional Malaise (PEM) in Patients With Myalgic Encephalomyelitis (ME) and Chronic Fatigue Syndrome (CFS): A Patient-Driven Survey. *Diagnostics (Basel), 9*(1), 26. https://doi.org/10.3390/diagnostics9010026

Hopf, H.B., Skyschally, A., Heusch, G. & Peters, J. (1995). Low-Frequency Spectral Power of Heart Rate Variability Is not a Specific Marker of Cardiac Sympathetic Modulation. *Anesthesiology, 82*(3), 609–619. https://doi.org/10.1097/00000542-199503000-00002

International Association for the Study of Pain (IASP). (1994). *Pain Terms and Definitions*. https://www.iasp-pain.org/resources/terminology

Inverarity, L. (2021). *Desentization Exercises After Limb Amputation.* https://www.verywellhealth.com/desensitizationexercises-2696171

Irish, L.A., Kline, C.E., Gunn, H.E., Buysse, D.J. & Hall, M.H. (2015). The Role of Sleep Hygiene in Promoting Public Health: A Review of Empirical Evidence. *Sleep Medicine Reviews, 22,* 23–36. https://doi.org/10.1016/j.smrv.2014.10.001

Ivey, F.M., Hafer-Macko, C.E. & Macko, R.F. (2008). Exercise Training for Cardiometabolic Adaptation After Stroke. *Journal of Cardiopulmonary Rehabilitation and Prevention, 28*(1), 2–11. https://doi.org/10.1097/01.HCR.0000311501.57022.a8

Jackson, M.L. & Bruck, D. (2012). Sleep Abnormalities in Chronic Fatigue Syndrome/Myalgic Encephalomyelitis: A Review. *Journal of Clinical Sleep Medicine, 8*(6), 719–728. https://doi.org/10.5664/jcsm.2276

Jäkel, B., Kedor, C., Grabowski, P., Wittke, K., Thiel, S., Scherbakov, N., Doehner, W., Scheibenbogen, C. & Freitag, H. (2021). Hand Grip Strength and Fatigability: Correlation With Clinical Parameters and Diagnostic Suitability in ME/CFS. *Journal of Translational Medicine, 19,* 159. https://doi.org/10.1186/s12967-021-02774-w

Jammes, Y. & Retornaz, F. (2019). Understanding Neuromuscular Disorders in Chronic Fatigue Syndrome. *F1000Research, 8*(F1000 Faculty Rev). https://doi.org/10.12688/f1000research.18660.1

Jammes, Y. & Retornaz, F. (2020). Skeletal Muscle Weakness Often Occurs in Patients With Myalgic Encephalomyelitis/Chronic Fatigue Syndrome (ME/CFS). *Journal of Experimental Neurology, 1*(2), 35–39.

Jammes, Y., Adjriou, N., Kipson, N., Criado, C., Charpin, C., Rebaudet, S., Stavris, C., Guieu, R., Fenouillet, E. & Retornaz, F. (2020). Altered Muscle Membrane Potential and Redox Status Differentiates Two Subgroups of Patients With Chronic Fatigue Syndrome. *Journal of Translational Medicine, 18*(1), 173. https://doi.org/10.1186/s12967-020-02341-9

Jammes, Y., Steinberg, J.G., Delliaux, S. & Brégeon, F. (2009). Chronic Fatigue Syndrome Combines Increased Exercise-Induced Oxidative Stress and Reduced Cytokine and Hsp Responses. *Journal of Internal Medicine, 266*(2), 196–206. https://doi.org/10.1111/j.1365-2796.2009.02079.x

Jason, L.A., Richman, J.A., Rademaker, A.W., Jordan, K.M., Plioplys, A.V., Taylor, R.R., McCready, W., Huang, C.F. & Plioplys, S. (1999). A Community-Based Study of Chronic Fatigue Syndrome. *Archives of Internal Medicine, 159*(18), 2129–2137. https://doi.org/10.1001/archinte.159.18.2129

Jason, L. A., Roesner, N., Porter, N., Parenti, B., Mortensen, J. & Till, L. (2010). Provision of Social Support to Individuals With Chronic Fatigue Syndrome. *Journal of Clinical Psychology, 66*(3), 249–258. https://doi.org/10.1002/jclp.20648

Johnson, C. (2018). *Brain on Fire: Widespread Neuroinflammation Found in Chronic Fatigue Syndrome (ME/CFS). Health Rising.* https://www.healthrising.org/blog/2018/09/24/brain-fire-neuroinflammation-found-chronic-fatigue-syndrome-me-cfs/

Johnson, C. (2019). *Could Craniocervical Instability Be Causing ME/CFS, Fibromyalgia & POTS? Pt I – The Spinal Series. Health Rising.* https://www.healthrising.org/blog/2019/02/27/brainstem-compression-chronic-fatigue-syndrome-me-cfs-fibromyalgia-pots-craniocervical-instability

Jonsdottir, J., Gervasoni, E., Bowman, T., Bertoni, R., Tavazzi, E., Rovaris, M. & Cattaneo, D. (2018). Intensive Multimodal Training to Improve Gait Resistance, Mobility, Balance and Cognitive Function in Persons With Multiple Sclerosis: A Pilot Randomized Controlled Trial. *Frontiers in Neurology, 9,* 800. https://doi.org/10.3389/fneur.2018.00800

Joseph, P., Arevalo, C., Oliveira, R. K. F., Faria-Urbina, M., Felsenstein, D., Oaklander, A. L. & Systrom, D. M. (2021). Insights From Invasive Cardiopulmonary Exercise Testing of Patients With Myalgic Encephalomyelitis/Chronic Fatigue Syndrome. *Chest, 160*(2), 642–651. https://doi.org/10.1016/j.chest.2021.01.082

Joyce, E., Blumenthal, S. & Wessely, S. (1996). Memory, Attention, and Executive Function in Chronic Fatigue Syndrome. *Journal of Neurology, Neurosurgery and Psychiatry, 60*(5), 495–503. https://doi.org/10.1136/jnnp.60.5.495

Juel, C. (2006). Muscle Fatigue and Reactive Oxygen Species. *Journal of Physiology, 576*(Pt. 1), 1. https://doi.org/10.1113/jphysiol.2006.118083

Kalyani, B. G., Venkatasubramanian, G., Arasappa, R., Rao, N. P., Kalmady, S. V., Behere, R. V., Rao, H., Vasudev, M. K. & Gangadhar, B. N. (2011). Neurohemodynamic Correlates of „OM“ Chanting: A Pilot Functional Magnetic Resonance Imaging Study. *International Journal of Yoga, 4*(1), 3–6.

Keech, A., Sandler, C. X., Vollmer-Conna, U., Cvejic, E., Lloyd, A. R. & Barry, B. K. (2015). Capturing the Post-Exertional Exacerbation of Fatigue Following Physical and Cognitive Challenge in Patients With Chronic Fatigue Syndrome. *Journal of Psychosomatic Research, 79*(6), 537–549. https://doi.org/10.1016/j.physio.2015.03.262

Keller, B. A., Pryor, J. L. & Giloteaux, L. (2014). Inability of Myalgic Encephalomyelitis/Chronic Fatigue Syndrome Patients to Reproduce VO2peak Indicates Functional Impairment. *Journal of Translational Medicine, 12,* 104. https://doi.org/10.1186/1479-5876-12-104

Kennedy, G., Spence, V. A., McLaren, M., Hill, A., Underwood, C. & Belch, J. F. (2005). Oxidative Stress Levels Are Raised in Chronic Fatigue Syndrome and Are Associated With Clinical Symptoms. *Free Radical Biology and Medicine, 39*(5), 584–589. https://doi.org/10.1016/j.freeradbiomed.2005.04.020

Kent-Braun, J. A. & Miller, R. G. (2000). Central Fatigue During Isometric Exercise in Amyotrophic Lateral Sclerosis. *Muscle Nerve, 23*(6), 909–914. https://doi.org/10.1002/(SICI)1097-4598(200006)23:6<909::AID-MUS10>3.0.CO;2-V

Kent-Braun, J. A., Sharma, K. R., Weiner, M. W., Massie, B. & Miller, R. G. (1993). Central Basis of Muscle Fatigue in Chronic Fatigue Syndrome. *Neurology, 43*(1), 125–131. https://doi.org/10.1212/WNL.43.1_Part_1.125

Khacho, M., Clark, A., Svoboda, D. S., MacLaurin, J. G., Lagace, D. C., Park, D. S. & Slack, R. S. (2017). Mitochondrial Dysfunction Underlies Cognitive Defects as a Result of Neural Stem Cell Depletion and Impaired Neurogenesis. *Human Molecular Genetics, 26*(17), 3327–3341. https://doi.org/10.1093/hmg/ddx217

Khanijow, V., Prakash, P., Emsellem, H. A., Borum, M. L. & Doman, D. B. (2015). Sleep Dysfunction and Gastrointestinal Diseases. *Gastroenterology & Hepatology, 11*(12), 817–825.

Khanpour Ardestani, S., Karkhaneh, M., Stein, E., Punja, S., Junqueira, D. R., Kuzmyn, T., Pearson, M., Smith, L., Olson, K. & Vohra, S. (2021). Systematic Review of Mind-Body Interventions to Treat Myalgic Encephalomyelitis/Chronic Fatigue Syndrome. *Medicina, 57*(7), 652. https://doi.org/10.3390/medicina57070652

Khosrojerdi, H., Tajabadi, A., Amadani, M., Akrami, R. & Tadayonfar, M. (2018). The Effect of Isometric Exercise on Pain Severity and Muscle Strength of Patients With Lower Limb Fractures: A Randomized Clinical Trial Study. *Medical-Surgical Nursing Journal, 7*(1), E68104. https://doi.org/10.5812/msnj.68104

Khurana, R.K. (2012). Coat-Hanger Ache in Orthostatic Hypotension. *Cephalalgia, 32*(10), 731–737. https://doi.org/10.1177/0333102412449932

King, A.C., Pruitt, L.A., Woo, S., Castro, C.M., Ahn, D.K., Vitiello, M.V., Woodward, S.H. & Bliwise, D.L. (2008). Effects of Moderate-Intensity Exercise on Polysomnographic and Subjective Sleep Quality in Older Adults With Mild to Moderate Sleep Complaints. *Journal of Gerontology: Biological Sciences, 63*(9), 997–1004. https://doi.org/10.1093/gerona/63.9.997

Klimas, N.G. & Koneru, A.O. (2007). Chronic Fatigue Syndrome: Inflammation, Immune Function, and Neuroendocrine Interactions. *Current Rheumatology Reports, 9*(6), 482–487. https://doi.org/10.1007/s11926-007-0078-y

Kluger, B.M., Krupp, L.B. & Enoka, R.M. (2013). Fatigue and Fatigability in Neurologic Illnesses: Proposal for a Unified Taxonomy. *Neurology, 80*(4), 409–416. https://doi.org/10.1212/WNL.0b013e31827f07be

Kok, B.E., Coffey, K.A., Cohn, M.A., Catalino, L.I., Vacharkulksemsuk, T., Algoe, S.B., Brantley, M. & Fredrickson, B.L. (2013). How Positive Emotions Build Physical Health: Perceived Positive Social Connections Account for the Upward Spiral Between Positive Emotions and Vagal Tone. *Psychology Science, 24*(7), 1123–1132. https://doi.org/10.1177/0956797612470827

Koltyn, K.F. & Arbogast, R.W. (1998). Perception of Pain After Resistance Exercise. *British Journal of Sports Medicine, 32*(1), 20–24. https://doi.org/10.1136/bjsm.32.1.20

Krouwel, O., Hebron, C. & Willett, E. (2010). An Investigation into the Potential Hypoalgesic Effects of Different Amplitudes of PA Mobilisations on the Lumbar Spine as Measured by Pressure Pain Thresholds (PPT). *Manual Therapy, 15*(1), 7–15. https://doi.org/10.1016/j.math.2009.05.013

Krupp, L. (2003). *Fatigue: The Most Common Complaints Series*. Butterworth-Heinemann.

Lamanca, J.J., Sisto, S.A., Deluca, J., Johnson, S.K., Lange, G., Pareja, J., Cook, S. & Natelson, B.H. (1998). Influence of Exhaustive Treadmill Exercise on Cognitive Functioning in Chronic Fatigue Syndrome. *American Journal of Medicine, 105*(3A), 59S–65S. https://doi.org/10.1016/S0002-9343(98)00171-5

Larson, B., Davenport, T.E., Stevens, S., Stevens, J., VanNess, M.J. & Snell, C. (2019). Reproducibility of Measurements Obtained During Cardiopulmonary Exercise Testing in Individuals With Fatiguing Health Conditions: A Case Series. *Cardiopulmonary Physical Therapy Journal, 30*(4), 145–152. https://doi.org/10.1097/CPT.0000000000000100

Lederman, O., Ward, P.B., Firth, J., Maloney, C., Carney, R., Vancampfort, D., Stubbs, B., Kalucy, M. & Rosenbaum, S. (2019). Does Exercise Improve Sleep Quality in Individuals With Mental Illness? A Systematic Review and Meta-Analysis. *Journal of Psychiatric Research, 109,* 96–106. https://doi.org/10.1016/j.jpsychires.2018.11.004

Levine, J.E. (2012). An Introduction to Neuroendocrine Systems. In G. Fink, D.W. Pfaff & J.E. Levine (Eds.), *Handbook of Neuroendocrinology* (pp. 3–19). Academic Press. https://doi.org/10.1016/B978-0-12-375097-6.10001-0

Lewis, I., Pairman, J., Spickett, G. & Newton, J.L. (2013). Clinical Characteristics of a Novel Subgroup of Chronic Fatigue Syndrome Patients With Postural Orthostatic Tachycardia Syndrome. *Journal of Internal Medicine, 273*(5), 501–510. https://doi.org/10.1111/joim.12022

Li, J., Simone, D.A. & Larson, A.A. (1999). Windup Leads to Characteristics of Central Sensitization. *Pain, 79*(1), 75–82. https://doi.org/10.1016/S0304-3959(98)00154-7

Lien, K., Johansen, B., Veierød, M.B., Haslestad, A.S., Bøhn, S.K., Melsom, M.N., Kardel, K.R. & Iversen, P.O. (2019). Abnormal Blood Lactate Accumulation During Repeated Exercise Testing in Myalgic Encephalomyelitis/Chronic Fatigue Syndrome. *Physiological Reports, 7*(11), E14138. https://doi.org/10.14814/phy2.14138

Light, A.R., White, A.T., Hughen, R.W. & Light, K.C. (2009). Moderate Exercise Increases Expression for Sensory, Adrenergic, and Immune Genes in Chronic Fatigue Syndrome Patients but not in Normal Subjects. *Pain, 10*(10), 1099–1112. https://doi.org/10.1016/j.jpain.2009.06.003

Lin, L.C. & Yang, R.C. (2015). Mozart's Music in Children With Epilepsy. *Translational Pediatrics, 4*(4), 323–326.

Loughnan, A., Gall, N. & James, S. (2021). Observational Case Series Describing Features of Cardiopulmonary Exercise Testing in Postural Tachycardia Syndrome (Pots). *Autonomic Neuroscience, 231,* 102762. https://doi.org/10.1016/j.autneu.2020.102762

Louw, A., Diener, I., Butler, D.S. & Puentedura, E.J. (2011). The Effect of Neuroscience Education on

Pain, Disability, Anxiety, and Stress in Chronic Musculoskeletal Pain. *Archives of Physical Medicine and Rehabilitation, 92*(12), 2041–2056. https://doi.org/10.1016/j.apmr.2011.07.198

Low, P.A., Tomalia, V.A. & Park, K.J. (2013). Autonomic Function Tests: Some Clinical Applications. *Journal of Clinical Neurology, 9*(1), 1–8. https://doi.org/10.3988/jcn.2013.9.1.1

Luque-Suarez, A., Martinez-Calderon, J. & Falla, D. (2019). Role of Kinesiophobia on Pain, Disability and Quality of Life in People Suffering From Chronic Musculoskeletal Pain: A Systematic Review. *British Journal of Sports Medicine, 53,* 554–559. https://doi.org/10.1136/bjsports-2017-098673

Maes, M., Mihaylova, I. & Leunis, J.C. (2007). Increased Serum IgA and IgM Against LPS of Enterobacteria in Chronic Fatigue Syndrome (CFS): Indication for the Involvement of Gram-Negative Enterobacteria in the Etiology of CFS and for the Presence of an Increased Gut-Intestinal Permeability. *Journal of Affective Disorders, 99*(1–3), 237–240. https://doi.org/10.1016/j.jad.2006.08.021

Maher, J.L., McMillan, D.W. & Nash, M.S. (2017). Exercise and Health-Related Risks of Physical Deconditioning After Spinal Cord Injury. *Topics in Spinal Cord Injury Rehabilitation, 23*(3), 175–187. https://doi.org/10.1310/sci2303-175

Mankus, A.M., Aldao, A., Kerns, C., Mayville, E.W. & Mennin, D.S. (2013). Mindfulness and Heart Rate Variability in Individuals With High and Low Generalized Anxiety Symptoms. *Behaviour Research and Therapy, 51*(7), 386–391. https://doi.org/10.1016/j.brat.2013.03.005

Mar, P.L. & Raj, S.R. (2020). Postural Orthostatic Tachycardia Syndrome: Mechanisms and New Therapies. *Annual Review of Medicine, 71,* 235–248. https://doi.org/10.1146/annurev-med-041818-011630

Marcora, S. (2009). Perception of Effort During Exercise Is Independent of Afferent Feedback From Skeletal Muscles, Heart, and Lungs. *Journal of Applied Physiology, 106*(6), 2060–2062. https://doi.org/10.1152/japplphysiol.90378.2008

Mark, V.W., Taub, E., Uswatte, G., Bashir, K., Cutter, G.R., Bryson, C.C., Bishop-McKay, S. & Bowman, M.H. (2013). Constraint-Induced Movement Therapy for the Lower Extremities in Multiple Sclerosis: Case Series With 4-Year Follow-Up. *Archives of Physical Medicine and Rehabilitation, 94*(4), 753–760. https://doi.org/10.1016/j.apmr.2012.09.032

Marshall, R., Paul, L. & Wood, L. (2011). The Search for Pain Relief in People With Chronic Fatigue Syndrome: A Descriptive Study. *Physiotherapy Theory and Practice, 27*(5), 373–383. https://doi.org/10.3109/09593985.2010.502554

Marusic, U., Narici, M., Simunic, B., Pisot, R. & Ritzmann, R. (2021). Nonuniform Loss of Muscle Strength and Atrophy During Bed Rest: A Systematic Review. *Journal of Applied Physiology, 131*(1), 194–206. https://doi.org/10.1152/japplphysiol.00363.2020

Mateo, L.J., Chu, L., Stevens, S., Stevens, J., Snell, C.R., Davenport, T. & VanNess, J.M. (2020). Post-Exertional Symptoms Distinguish Myalgic Encephalomyelitis/Chronic Fatigue Syndrome Subjects From Healthy Controls. *Work, 66*(2), 265–275. https://doi.org/10.3233/WOR-203168

McGregor, N.R., Armstrong, C.W., Lewis, D.P. & Gooley, P.R. (2019). Post-Exertional Malaise Is Associated With Hypermetabolism, Hypoacetylation and Purine Metabolism Deregulation in ME/CFS Cases. *Diagnostics (Basel), 9*(3), 70. https://doi.org/10.3390/diagnostics9030070

McKenzie, R., O'Fallon, A., Dale, J., Demitrack, M., Sharma, G., Deloria, M., Garcia-Borreguero, D., Blackwelder, W. & Straus, S.E. (1998). Low-Dose Hydrocortisone for Treatment of Chronic Fatigue Syndrome: A Randomized Controlled Trial. *JAMA, 280*(12), 1061–1066. https://doi.org/10.1001/jama.280.12.1061

McManimen, S.L. & Jason, L.A. (2017). Post-Exertional Malaise in Patients With ME and CFS With Comorbid Fibromyalgia. *SRL Neurological Neurosurgery, 3*(1), 22–27.

Meeus, M. & Nijs, J. (2007). Central Sensitization: A Biopsychosocial Explanation for Chronic Widespread Pain in Patients With Fibromyalgia and Chronic Fatigue Syndrome. *Clinical Rheumatology, 26*(4), 465–473. https://doi.org/10.1007/s10067-006-0433-9

Meeus, M., Nijs, J. & Meirleir, K.D. (2007). Chronic Musculoskeletal Pain in Patients With the Chronic Fatigue Syndrome: A Systematic Review. *European Journal of Pain, 11*(4), 377–386. https://doi.org/10.1016/j.ejpain.2006.06.005

Meeus, M., Nijs, J., van de Wauwer, N., Toeback, L. & Truijen, S. (2008). Diffuse Noxious Inhibitory Control Is Delayed in Chronic Fatigue Syndrome: An Experimental Study. *Pain, 139*(2), 439–448. https://doi.org/10.1016/j.pain.2008.05.018

Meeus, M., Nijs, J., Huybrechts, S. & Truijen, S. (2010). Evidence for Generalized Hyperalgesia in Chronic Fatigue Syndrome: A Case Control Study. *Clinical Rheumatology, 29*(4), 393–398. https://doi.org/10.1007/s10067-009-1339-0

Meeus, M., Nijs, J., van Oosterwijck, J., van Alsenoy, V. & Truijen, S. (2010). Pain Physiology Education Improves Pain Beliefs in Patients With Chronic Fatigue Syndrome Compared With Pacing and Self-Management Education: A Double-Blind Randomized Controlled Trial. *Archives of Physical Medicine and Rehabilitation, 91*(8), 1153–1159. https://doi.org/10.1016/j.apmr.2010.04.020

Meeus, M., Roussel, N.A., Truijen, S. & Nijs, J. (2010). Reduced Pressure Pain Thresholds in Response to Exercise in Chronic Fatigue Syndrome but not in Chronic Low Back Pain: An Experimental Study. *Journal of Rehabilitative Medicine, 42*(9), 884–890. https://doi.org/10.2340/16501977-0595

Menotti, F., Berchicci, M., Di Russo, F., Damiani, A., Vitelli, S. & Macaluso, A. (2014). The Role of the Prefrontal Cortex in the Development of Muscle Fatigue in Charcot-Marie-Tooth 1A Patients. *Neuromuscular Disorders, 24*(6), 516–523. https://doi.org/10.1016/j.nmd.2014.03.010

Miller, A.J. & Bourne, K.M. (2020). Abdominal Compression as a Treatment for Postural Tachycardia Syndrome. *Journal of the American Heart Association, 9*(14), E017610. https://doi.org/10.1161/JAHA.120.017610

Mills, K.R. (2010). Characteristics of Fasciculations in Amyotrophic Lateral Sclerosis and the Benign Fasciculation Syndrome. *Brain, 133*(11), 3458–3469. https://doi.org/10.1093/brain/awq290

Miwa, K. & Inoue, Y. (2017). Truncal Ataxia or Disequilibrium Is an Unrecognized Cause of Orthostatic Intolerance in Patients With Myalgic Encephalomyelitis. *International Journal of Clinical Practice, 71*(6), E12967. https://doi.org/10.1111/ijcp.12967

Moriarty, O.T., McGuire, B.E. & Finn, D.P. (2011). The Effect of Pain on Cognitive Function: A Review of Clinical and Preclinical Research. *Progress in Neurobiology, 93*(3), 385–404. https://doi.org/10.1016/j.pneurobio.2011.01.002

Morris, G. & Maes, M. (2014). Mitochondrial Dysfunctions in Myalgic Encephalomyelitis/Chronic Fatigue Syndrome Explained by Activated Immuno-Inflammatory, Oxidative and Nitrosative Stress Pathways. *Metabolic Brain Disease, 29*(1), 19–36. https://doi.org/10.1007/s11011-013-9435-x

Morriss, R.K., Wearden, A.J. & Battersby, L. (1997). The Relation of Sleep Difficulties to Fatigue, Mood and Disability in Chronic Fatigue Syndrome. *Journal of Psychosomatic Research, 42*(6), 597–605. https://doi.org/10.1016/S0022-3999(97)89895-9

Mozaffarian, D., Stein, P.K., Prineas, R.J. & Siscovick, D.S. (2008). Dietary Fish and Omega-3 Fatty Acid Consumption and Heart Rate Variability in US Adults. *Circulation, 117,* 1130–1137. https://doi.org/10.1161/CIRCULATIONAHA.107.732826

Mueller, C., Lin, J.C., Sheriff, S., Maudsley, A.A. & Younger, J.W. (2020). Evidence of Widespread Metabolite Abnormalities in Myalgic Encephalomyelitis/Chronic Fatigue Syndrome: Assessment With Whole-Brain Magnetic Resonance Spectroscopy. *Brain Imaging and Behavior, 14*(2), 562–572. https://doi.org/10.1007/s11682-018-0029-4

Nacul, L.C., Lacerda, E.M., Pheby, D., Campion, P., Molokhia, M., Fayyaz, S., Leite, J.C., Poland, F., Howe, A. & Drachler, M.L. (2011). Prevalence of Myalgic Encephalomyelitis/Chronic Fatigue Syndrome (ME/CFS) in Three Regions of England: A Repeated Cross-Sectional Study in Primary Care. *BMC Medical, 9,* 91. https://doi.org/10.1186/1741-7015-9-91

Nardone, M., Guzman, J., Harvey, P.J., Floras, J.S. & Edgell, H. (2020). Effect of a Neck Compression Collar on Cardiorespiratory and Cerebrovascular Function in Postural Orthostatic Tachycardia Syndrome (POTS). *Journal of Applied Physiology, 128*(4), 907–913. https://doi.org/10.1152/japplphysiol.00040.2020

National Health Service (NHS). (2019). *Sleep Apnoea.* https://www.nhs.uk/conditions/sleep-apnoea/

National Health Servive (NHS). (2021). *Addison's Disease.* https://www.nhs.uk/conditions/addisons-disease

National Institute for Health and Care Excellence (NICE). (2021a). *Temporomandibular Disorders (TMDs).* https://cks.nice.org.uk/topics/temporomandibular-disorders-tmds

National Institute for Health and Care Excellence (NICE). (2021b). *Myalgic Encephalomyelitis (or Encephalopathy)/Chronic Fatigue Syndrome: Diagnosis and Management.* https://www.nice.org.uk/guidance/ng206

National Institute of Health and Care Excellence (NICE). (2020). *Guideline: Myalgic Encephalomyelitis (or Encephalopathy)/Chronic Fatigue Syndrome: Diagnosis and Fatigue Management; Draft for Consultation.* https://www.nice.org.uk/guidance/gid-ng10091/documents/draft-guideline

Neary, P.J., Roberts, A.D., Leavins, N., Harrison, M.F., Croll, J.C. & Sexsmith, J.R. (2008). Prefrontal Cortex Oxygenation During Incremental Exercise in Chronic Fatigue Syndrome. *Clinical Physiology and Functional Imaging, 28*(6), 364–372. https://doi.org/10.1111/j.1475-097X.2008.00822.x

Nelson, M.J., Bahl, J.S., Buckley, J.D., Thomson, R.L. & Davison, K. (2019). Evidence of Altered Cardiac Autonomic Regulation in Myalgic Encephalomyelitis/Chronic Fatigue Syndrome: A Systematic Review and Meta-Analysis. *Medicine (Baltimore), 98*(43), E17600. https://doi.org/10.1097/MD.0000000000017600

Nelson, M.J., Buckley, J.D., Thomson, R.L., Clark, D., Kwiatek, R. & Davison, K. (2019). Diagnostic Sensitivity of 2-Day Cardiopulmonary Exercise Testing in Myalgic Encephalomyelitis/Chronic Fatigue Syndrome. *Journal of Translational Medicine, 17,* 80. https://doi.org/10.1186/s12967-019-1836-0

Newton, J.L., Okonkwo, O., Sutcliffe, K., Seth, A., Shin, J. & Jones, D.E.J. (2007). Symptoms of Autonomic Dysfunction in Chronic Fatigue Syndrome. *QJM: An International Journal of Medicine, 100*(8), 519–526. https://doi.org/10.1093/qjmed/hcm057

Nguyen, T., Johnston, S., Chacko, A., Gibson, D., Cepon, J., Smith, P., Staines, D. & Marshall-Gradisnik, S. (2017). Novel Characterization of Mast Cell Phenotypes From Peripheral Blood Mononuclear Cells in Chronic Fatigue Syndrome/Myalgic Encephalomyelitis Patients. *Asian Pacific Journal of Allergy and Immunology, 35*(2), 75–81.

Nielsen, F.H. (2015). Relation Between Magnesium Deficiency and Sleep Disorders and Associated Pathological Changes. In R.R. Watson (Ed.), *Modulation of Sleep by Obesity, Diabetes, Age, and Diet* (pp. 291–296). Academic Press. https://doi.org/10.1016/B978-0-12-420168-2.00031-4

Nijs, J. & Ickmans, K. (2013). Postural Orthostatic Tachycardia Syndrome as a Clinically Important Subgroup of Chronic Fatigue Syndrome: Further Evidence for Central Nervous System Dysfunctioning. *Journal of Internal Medicine, 273*(5), 498–500. https://doi.org/10.1111/joim.12034

Nijs, J. (2005). Generalized Joint Hypermobility: An Issue in Fibromyalgia and Chronic Fatigue Syndrome? *Journal of Bodywork and Movement Therapies, 9*(4), 310–317. https://doi.org/10.1016/j.jbmt.2005.02.005

Nijs, J., Adriaens, J., Schuermans, D., Buyl, R. & Vincken, W. (2008). Breathing Retraining in Patients With Chronic Fatigue Syndrome: A Pilot Study. *Physiotherapy Theory Practice, 24*(2), 83–94. https://doi.org/10.1080/09593980701429406

Nijs, J., Aerts, A. & de Meirleir, K. (2006). Generalized Joint Hypermobility Is More Common in Chronic Fatigue Syndrome Than in Healthy Control Subjects. *Journal of Manipulative Physiological Therapeutics, 29*(1), 32–39. https://doi.org/10.1016/j.jmpt.2005.11.004

Nijs, J., Crombez, G., Meeus, M., Knoop, H., Damme, S.V., Cauwenbergh, V. & Bleijenberg, G. (2012). Pain in Patients With Chronic Fatigue Syndrome: Time for Specific Pain Treatment? *Pain Physician, 15*(5), E677–E686. https://doi.org/10.36076/ppj.2012/15/E677

Nijs, J., de Meirleir, K. & Truyen, S. (2004). Hypermobility in Patients With Chronic Fatigue Syndrome: Preliminary Observations. *Journal of Musculoskeletal Pain, 12*(1), 9–17. https://doi.org/10.1300/J094v12n01_03

Nijs, J., Meeus, M. & de Meirleir, K. (2006). Chronic Musculoskeletal Pain in Chronic Fatigue Syndrome: Recent Developments and Therapeutic Implications. *Manual Therapies, 11*(3), 187–191. https://doi.org/10.1016/j.math.2006.03.008

Nijs, J., van De Putte, K., Louckx, F., Truijen, S. & de Meirleir, K. (2008). Exercise Performance and Chronic Pain in Chronic Fatigue Syndrome: The Role of Pain Catastrophizing. *Pain Medicine, 9*(8), 1164–1172. https://doi.org/10.1111/j.1526-4637.2007.00368.x

Nijs, J., Vanherberghen, K., Duquet, W. & de Meirleir, K. (2004). Chronic Fatigue Syndrome: Lack of Association Between Pain-Related Fear of Movement and Exercise Capacity and Disability. *Physical Therapy, 84*(8), 696–705. https://doi.org/10.1093/ptj/84.8.696

Novak, P. (2018). Hypocapnic Cerebral Hypoperfusion: A Biomarker of Orthostatic Intolerance. *PLOS ONE, 13*(9), E0204419. https://doi.org/10.1371/journal.pone.0204419

Nunnari, J. & Suomalainen, A. (2012). Mitochondria: in Sickness and in Health. *Cell, 148*(6), 1145–1159. https://doi.org/10.1016/j.cell.2012.02.035

Ocon, A. (2013). Caught in the Thickness of Brain Fog: Exploring the Cognitive Symptoms of Chronic Fatigue Syndrome. *Frontiers in Physiology, 4,* 63. https://doi.org/10.3389/fphys.2013.00063

Ocon, A.J., Medow, M.S., Taneja, I., Clarke, D. & Stewart, J.M. (2009). Decreased Upright Cerebral Blood Flow and Cerebral Autoregulation in Normocapnic Postural Tachycardia Syndrome. *American Journal of Physiology: Heart and Circulatory Physiology, 297*(2), H664–H673. https://doi.org/10.1152/ajpheart.00138.2009

Ocon, A.J., Messer, Z.R., Medow, M.S. & Stewart, J.M. (2012). Increasing Orthostatic Stress Impairs Neurocognitive Functioning in Chronic Fatigue Syndrome With Postural Tachycardia Syndrome. *Clinical Science (London), 122*(5), 227–238. https://doi.org/10.1042/CS20110241

Osellame, L.D., Blacker, T.S. & Duchen, M.R. (2012). Cellular and Molecular Mechanisms of Mitochondrial Function. *Best Practice & Research: Clinical Endocrinology & Metabolism, 26*(6), 711–723. https://doi.org/10.1016/j.beem.2012.05.003

Paço, M., Peleteiro, B., Duarte, J. & Pinho, T. (2016). The Effectiveness of Physiotherapy in the Management of Temporomandibular Disorders: A Systematic Review and Meta-Analysis. *Journal of Oral & Facial Pain and Headache, 30*(3), 210–220. https://doi.org/10.11607/ofph.1661

Paley, C.A., Wittkopf, P.G., Jones, G. & Johnson, M.I. (2021). Does TENS Reduce the Intensity of Acute and Chronic Pain? A Comprehensive Appraisal of the Characteristics and Outcomes of 169 Reviews and 49 Meta-Analyses. *Medicina (Kaunas), 57*(10), 1060. https://doi.org/10.3390/medicina57101060

Pang, M.Y., Eng, J.J., Dawson, A.S. & Gylfadóttir, S. (2006). The Use of Aerobic Exercise Training in Improving Aerobic Capacity in Individuals With Stroke: A Meta-Analysis. *Clinical Rehabilitation, 20*(2), 97–111. https://doi.org/10.1191/0269215506cr926oa

Papadopoulos, A. & Cleare, A. (2012). Hypothalamic-Pituitary-Adrenal Axis Dysfunction in Chronic Fatigue Syndrome. *Nature Reviews Endocrinology, 8,* 22–32. https://doi.org/10.1038/nrendo.2011.153

Papanicolaou, D.A., Amsterdam, J.D., Levine, S., McCann, S.M., Moore, R.C., Newbrand, C.H., Allen, G., Nisenbaum, R., Pfaff, D.W., Tsokos, G.C., Vgontzas, A.N. & Kales, A. (2004). Neuroendocrine Aspects of Chronic Fatigue Syndrome. *Neuroimmunomodulation, 11*(2), 65–74. https://doi.org/10.1159/000075315

Park, J., Kim, H.T., Park, K.M., Ha, S.Y., Kim, S.E., Shin, K.J., Kim, S.E., Jang, W., Kim, J.S., Youn, J., Oh, E. & Park, S. (2017). Orthostatic Dizziness in Parkinson's Disease Is Attributed to Cerebral Hypoperfusion: A Transcranial Doppler Study. *Journal of Clinical Ultrasound, 45,* 337–342. https://doi.org/10.1002/jcu.22452

Parsaik, A., Allison, T.G., Singer, W., Sletten, D.M., Joyner, M.J., Benarroch, E.E., Low, P.A. & Sandroni, P. (2012). Deconditioning in Patients With Orthostatic Intolerance. *Neurology, 79*(14), 1435–1439. https://doi.org/10.1212/WNL.0b013e31826d5f95

Paul, L., Wood, L., Behan, W.M. & MacLaren, W.M. (1999). Demonstration of Delayed Recovery From Fatiguing Exercise in Chronic Fatigue Syndrome. *European Journal of Neurology, 6*(1), 63–69. https://doi.org/10.1046/j.1468-1331.1999.610063.x

Pellegrino, L.D., Peters, M.E. & Lyketsos, C.G. (2013). Depression in Cognitive Impairment. *Current Psychiatry Reports, 15*(9), 384. https://doi.org/10.1007/s11920-013-0384-1

Pesek, J.R., Jason, L.A. & Taylor, R.R. (2000). An Empirical Investigation of the Envelope Theory. *Journal of Human Behavior in the Social Environment, 3*(1), 59–77. https://doi.org/10.1300/J137v03n01_04

Pietrangelo, T., Toniolo, L., Paoli, A., Fulle, S., Puglielli, C., Fanò, G. & Reggiani, C. (2009). Functional Characterization of Muscle Fibres From Patients With Chronic Fatigue Syndrome: Case-Control Study. *International Journal of Immunopathology and Pharmacology, 22*(2), 427–436. https://doi.org/10.1177/039463200902200219

Pistacchi, M., Gioulis, M., Contin, F., Sanson, F. & Marsala, S.Z. (2014). Sleep Disturbance and Cognitive Disorder: Epidemiological Analysis in a Cohort of 263 Patients. *Neurological Science, 35*(12), 1955–1962. https://doi.org/10.1007/s10072-014-1870-x

Pizzino, G., Irrera, N., Cucinotta, M., Pallio, G., Mannino, F., Arcoraci, V., Squadrito, F., Altavilla, D. & Bitto, A. (2017). Oxidative Stress: Harms and Benefits for Human Health. *Oxidative Medicine and Cellular Longevity, 2017,* 8416763. https://doi.org/10.1155/2017/8416763

Place, N. & Millet, G.Y. (2020). Quantification of Neuromuscular Fatigue: What Do We Do Wrong and Why? *Sports Medicine, 50*(3), 439–447. https://doi.org/10.1007/s40279-019-01203-9

Plash, W.B., Diedrich, A., Biaggioni, I., Garland, E.M., Paranjape, S.Y., Black, B.K., Dupont, W.D. & Raj, S.R. (2013). Diagnosing Postural Tachycardia Syndrome: Comparison of Tilt Testing Compared With Standing Haemodynamics. *Clinical Science (London), 124*(2), 109–114. https://doi.org/10.1042/CS20120276

Porter, N.S., Jason, L.A., Boulton, A., Bothne, N. & Coleman, B. (2010). Alternative Medical Interventions Used in the Treatment and Management of Myalgic Encephalomyelitis/Chronic Fatigue Syndrome and Fibromyalgia. *Journal of Alternative and Complementary Medicine, 16*(3), 235–249. https://doi.org/10.1089/acm.2008.0376

Potaznick, W. & Kozol, N. (1992). Ocular Manifestations of Chronic Fatigue and Immune Dysfunction Syndrome. *Optometry and Vision Science, 69*(10), 811–814. https://doi.org/10.1097/00006324-199210000-00011

Powers, S.K. & Jackson, M.J. (2008). Exercise-Induced Oxidative Stress: Cellular Mechanisms and Impact on Muscle Force Production. *Physiology Review, 88*(4), 1243–1276. https://doi.org/10.1152/physrev.00031.2007

Pramanik, T., Sharma, H.O., Mishra, S., Mishra, A., Prajapati, R. & Singh, S. (2009). Immediate Effect of Slow Pace Bhastrika Pranayama on Blood Pressure and Heart Rate. *Journal of Alternative and Complementary Medicine, 15*(3), 293–295. https://doi.org/10.1089/acm.2008.0440

Punzal, P.A., Ries, A.L., Kaplan, R.M. & Prewitt, L.M. (1991). Maximum Intensity Exercise Training in Patients With Chronic Obstructive Pulmonary Disease. *Chest, 100*(3), 618–623. https://doi.org/10.1378/chest.100.3.618

Rahman, F., Pechnik, S., Gross, D., Sewell, L. & Goldstein, D.S. (2011). Low Frequency Power of Heart Rate Variability Reflects Baroreflex Function, Not Cardiac Sympathetic Innervation. *Clinical Autonomic Research, 21*(3), 133–141. https://doi.org/10.1007/s10286-010-0098-y

Rahman, K., Burton, A., Galbraith, S., Lloyd, A. & Vollmer-Conna, U. (2011). Sleepwake Behavior in Chronic Fatigue Syndrome. *Sleep, 34*(5), 671–678. https://doi.org/10.1093/sleep/34.5.671

Raja, S.N., Carr, D.B., Cohen, M., Finnerup, N.B., Flor, H., Gibson, S., Keefe, F.J., Mogil, J.S., Ringkamp, M., Sluka, K.A., Song, X.J., Stevens, B., Sullivan, M.D., Tutelman, P.R., Ushida, T. & Vader, K. (2020). The Revised International Association for the Study of Pain Definition of Pain: Concepts, Challenges, and Compromises. *Pain, 161*(9), 1976–1982.

Reilly, C.C., Floyd, S. V., Lee, K., Warwick, G., James, S., Gall, N. & Rafferty, G.F. (2020). Breathlessness and Dysfunctional Breathing in Patients With Postural Orthostatic Tachycardia Syndrome (POTS): The Impact of a Physiotherapy Intervention. *Autonomic Neuroscience, 223,* 203601. https://doi.org/10.1016/j.autneu.2019.102601

Rekeland, I.G., Fosså, A., Lande, A., Ktoridou-Valen, I., Sørland, K., Holsen, M., Tronstad, K.J., Risa, K., Alme, K., Viken, M.K., Lie, B.A., Dahl, O., Mella, O. & Fluge, Ø. (2020). Intravenous Cyclophosphamide in Myalgic Encephalomyelitis/Chronic Fatigue Syndrome. An Open-Label Phase II Study. *Front Med (Lausanne), 7,* 162.

Rimmer, J.H., Schiller, W. & Chen, M.D. (2012). Effects of Disability-Associated Low Energy Expenditure Deconditioning Syndrome. *Exercise Sport Science Review, 40*(1), 22–29. https://doi.org/10.1097/JES. 0b013e31823b8b82

Rio, E., Kidgell, D., Purdam, C., Gaida, J., Moseley, G.L., Pearce, A.J. & Cook, J. (2015). Isometric Exercise Induces Analgesia and Reduces Inhibition in Patellar Tendinopathy. *British Journal of Sports Medicine, 49*(19), 1277–1283. https://doi.org/10.1136/bjsports-2014-094386

Robinson, L.J., Gallagher, P., Watson, S., Pearce, R., Finkelmeyer, A., MacLachlan, L. & Newton, J.L. (2019). Impairments in Cognitive Performance in Chronic Fatigue Syndrome Are Common, not Related to Co-Morbid Depression but Do Associate With Autonomic Dysfunction. *PLOS ONE, 14*(2), E0210394. https://doi.org/10.1371/journal.pone.0210394

Rodriguez, B., Zimmermann, R., Gutbrod, K., Heinemann, D. & Z'Graggen, W.J. (2019). Orthostatic Cognitive Dysfunction in Postural Tachycardia Syndrome After Rapid Water Drinking. *Frontiers in Neuroscience, 13,* 327. https://doi.org/10.3389/fnins.2019.00327

Rodriguez, L., Pou, C., Lakshmikanth, T., Zhang, J., Mugabo, C.H., Wang, J., Mikes, J., Olin, A., Chen, Y., Rorbach, J., Juto, J.E., Li, T.Q., Julin, P. & Brodin, P. (2020). Achieving Symptom Relief in Patients With Myalgic Encephalomyelitis by Targeting the Neuro-Immune Interface and Inducing Disease Tolerance. *Oxford Open Immunology, 4*(1), Iqad003.

Rowe, P.C., Bou-Holaigah, I., Kan, J.S. & Calkins, H. (1995). Is Neurally Mediated Hypotension an Unrecognised Cause of Chronic Fatigue? *The Lancet, 345*(8950), 623–624.

Rowe, P.C., Fontaine, K.R., Lauver, M., Jasion, S.E., Marden, C.L., Moni, M., Thompson, C.B. & Violand, R.L. (2016). Neuromuscular Strain Increases Symptom Intensity in Chronic Fatigue Syndrome. *PLOS ONE, 11*(7), E0159386. https://doi.org/10.1371/journal.pone.0159386

Rowe, P.C., Underhill, R.A., Friedman, K.J., Gurwitt, A., Medow, M.S., Schwartz, M.S., Speight, N., Stewart, J.M., Vallings, R. & Rowe, K.S. (2017). Myalgic Encephalomyelitis/Chronic Fatigue Syndrome Diagnosis and Management in Young People: A Primer. *Frontiers in Pediatrics, 5*, 121. https://doi.org/10.3389/fped.2017.00121

Ruzieh, M., Baugh, A., Dasa, O., Parker, R.L., Perrault, J.T., Renno, A., Karabin, B.L. & Grubb, B. (2017). Effects of Intermittent Intravenous Saline Infusions in Patients With Medication-Refractory Postural Tachycardia Syndrome. *Journal of Interventional Cardiac Electrophysiology, 48*(3), 255–260. https://doi.org/10.1007/s10840-017-0225-y

Sacco, P., Hope, P.A.J., Thickbroom, G.W., Byrnes, M.L. & Mastaglia, F.L. (1999). Corticomotor Excitability and Perception of Effort During Sustained Exercise in the Chronic Fatigue Syndrome. *Clinical Neurophysiology, 110*(11), 1883–1891. https://doi.org/10.1016/S1388-2457(99)00144-3

Saha, A.K., Schmidt, B.R., Wilhelmy, J., Nguyen, V., Abugherir, A., Do, J.K., Nemat-Gorgani, M., Davis, R.W. & Ramasubramanian, A.K. (2019). Red Blood Cell Deformability Is Diminished in Patients With Chronic Fatigue Syndrome. *Clinical Hemorheology and Microcirculation, 71*(1), 113–116. https://doi.org/10.3233/CH-180469

Sardon Puig, L., Valera-Alberni, M., Cantó, C. & Pillon, N.J. (2018). Circadian Rhythms and Mitochondria: Connecting the Dots. *Frontiers in Genetics, 9*, 452.

Sargent, C., Scroop, G.C., Nemeth, P.M., Burnet, R.B. & Buckley, J.D. (2002). Maximal Oxygen Uptake and Lactate Metabolism Are Normal in Chronic Fatigue Syndrome. *Medicine & Science in Sports & Exercise, 34*(1), 51–56. https://doi.org/10.1097/00005768-200201000-00009

Schillings, M.L., Kalkman, J.S., van Der Werf, S.P., van Engelen, B.G., Bleijenberg, G. & Zwarts, M.J. (2004). Diminished Central Activation During Maximal Voluntary Contraction in Chronic Fatigue Syndrome. *Clinical Neurophysiology, 115*(11), 2518–2524. https://doi.org/10.1016/j.clinph.2004.06.007

Selleck, B. & Selleck, C. (2021). A Primer on Mast Cell Activation Disease for the Nurse Practitioner. *Journal for Nurse Practitioners, 17*(7), 776–780. https://doi.org/10.1016/j.nurpra.2021.04.015

Shan, Z.Y., Barnden, L.R., Kwiatek, R.A., Bhuta, S., Hermens, D.F. & Lagopoulos, J. (2020). Neuroimaging Characteristics of Myalgic Encephalomyelitis/Chronic Fatigue Syndrome (ME/CFS): A Systematic Review. *Journal of Translational Medicine, 18*, 335. https://doi.org/10.1186/s12967-020-02506-6

Sharpe, M.C., Archard, L.C., Banatvala, J.E., Borysiewicz, L.K., Clare, A.W., David, A., Edwards, R.H., Hawton, K.E., Lambert, H.P. & Lane, R.J. (1991). A Report – Chronic Fatigue Syndrome: Guidelines For Research. *Journal of the Royal Society of Medicine, 84*(2), 118–121. https://doi.org/10.1177/014107689108400224

Sharples, S.A., Gould, J.A., Vandenberk, M.S. & Kalmar, J.M. (2016). Cortical Mechanisms of Central Fatigue and Sense of Effort. *PLOS ONE, 11*(2), E0149026. https://doi.org/10.1371/journal.pone.0149026

Sheean, G.L., Murray, N.M., Rothwell, J.C., Miller, D.H. & Thompson, A.J. (1997). An Electrophysiological Study of the Mechanism of Fatigue in Multiple Sclerosis. *Brain, 120*(2), 299–315. https://doi.org/10.1093/brain/120.2.299

Shepherd, C. & Chaudhuri, A. (2019). *ME/CFS/PVFS: An Exploration of the Key Clinical Issues*. The ME Association.

Shin, K.J., Kim, S.E., Park, K.M., Park, J., Ha, S.Y., Kim, S.E. & Kwon, O.Y. (2016). Cerebral Hemodynamics in Orthostatic Intolerance With Normal Head-Up Tilt Test. *Acta Neurologica Scandinavica, 134*, 108–115. https://doi.org/10.1111/ane.12516

Shukla, S.K., Cook, D., Meyer, J., Vernon, S.D., Le, T., Clevidence, D., Robertson, C.E., Schrodi, S.J., Yale, S. & Frank, D.N. (2015). Changes in Gut and Plasma Microbiome Following Exercise Challenge in Myalgic Encephalomyelitis/Chronic Fatigue Syndrome (ME/CFS). *PLOS ONE, 10*(12), E0145453. https://doi.org/10.1371/journal.pone.0145453

Siemionow, V., Fang, Y., Calabrese, L., Sahgal, V. & Yue, G.H. (2004). Altered Central Nervous System Signal During Motor Performance in

Chronic Fatigue Syndrome. *Clinical Neurophysiology, 115*(10), 2372–2381. https://doi.org/10.1016/j.clinph.2004.05.012

Smits, B., van Den Heuvel, L., Knoop, H., Küsters, B., Janssen, A., Borm, G., Bleijenberg, G., Rodenburg, R. & van Engelen, B. (2011). Mitochondrial Enzymes Discriminate Between Mitochondrial Disorders and Chronic Fatigue Syndrome. *Mitochondrion, 11*(5), 735–738. https://doi.org/10.1016/j.mito.2011.05.005

Soares-Miranda, L., Sandercock, G., Valente, H., Vale, S., Santos, R. & Mota, J. (2009). Vigorous Physical Activity and Vagal Modulation in Young Adults. *European Journal of Preventive Cardiology, 16,* 705–711. https://doi.org/10.1097/HJR.0b013e3283316cd1

Stackhouse, S.K., Stevens, J.E., Lee, S.C.K., Pearce, K.M., Snyder-Mackler, L. & Binder-Macleod, S.A. (2001). Maximum Voluntary Activation in Nonfatigued and Fatigued Muscle of Young and Elderly Individuals. *Physical Therapy, 81*(5), 1102–1109. https://doi.org/10.1093/ptj/81.5.1102

Staughton, J. (2021). *Aerobic Metabolism Vs Anaerobic Metabolism.* https://www.scienceabc.com/pure-sciences/aerobic-metabolism-vs-anaerobic-metabolism.html

Stauss, H.M. (2003). Heart Rate Variability. *American Journal of Physiology – Regulatory, Integrative and Comparative Physiology, 285*(5), R927–R931. https://doi.org/10.1152/ajpregu.00452.2003

Stepanski, E.J. & Wyatt, J.K. (2003). Use of Sleep Hygiene in the Treatment of Insomnia. *Sleep Medicine Review, 7*(3), 215–225. https://doi.org/10.1053/smrv.2001.0246

Stewart, J. (2000). Autonomic Nervous System Dysfunction in Adolescents With Postural Orthostatic Tachycardia Syndrome and Chronic Fatigue Syndrome Is Characterized by Attenuated Vagal Baroreflex and Potentiated Sympathetic Vasomotion. *Pediatric Research, 48,* 218–226. https://doi.org/10.1203/00006450-200008000-00016

Stewart, J.M. (2013). Common Syndromes of Orthostatic Intolerance. *Pediatrics, 131*(5), 968–980. https://doi.org/10.1542/peds.2012-2610

Stewart, J.M., Medow, M.S., Messer, Z.R., Baugham, I.L., Terilli, C. & Ocon, A.J. (2012). Postural Neurocognitive and Neuronal Activated Cerebral Blood Flow Deficits in Young Chronic Fatigue Syndrome Patients With Postural Tachycardia Syndrome. *American Journal of Physiology, Heart and Circulatory Physiology, 302*(5), H1185–H1194. https://doi.org/10.1152/ajpheart.00994.2011

Stouten, B. (2005). Identification of Ambiguities in the 1994 Chronic Fatigue Syndrome Research Case Definition and Recommendations for Resolution. *BMC Health Services Research, 5,* 37. https://doi.org/10.1186/1472-6963-5-37

Strand, E.B., Mengshoel, A.M., Sandvik, L., Helland, I.B., Abraham, S. & Nes, L.S. (2019). Pain Is Associated With Reduced Quality of Life and Functional Status in Patients With Myalgic Encephalomyelitis/Chronic Fatigue Syndrome. *Scandinavian Journal of Pain, 19*(1), 61–72. https://doi.org/10.1515/sjpain-2018-0095

Stromsdorfer, S. (2022). *Memory Aids and Strategies for Patients With Cognitive Impairment.* https://www.myotspot.com/memory-aids-cognitive-impairment

Sullivan, M.J., Higginbotham, M.B. & Cobb, F.R. (1989). Exercise Training in Patients With Chronic Heart Failure Delays Ventilatory Anaerobic Threshold and Improves Submaximal Exercise Performance. *Circulation, 79*(2), 324–329. https://doi.org/10.1161/01.CIR.79.2.324

Sullivan, M.J.L., Bishop, S.R. & Pivik, J. (1995). The Pain Catastrophizing Scale: Development and Validation. *Psychological Assessment, 7,* 524–532. https://doi.org/10.1037/1040-3590.7.4.524

Sutcliffe, K., Gray, J., Tan, M.P., Pairman, J., Wilton, K., Parry, S.W. & Newton, J.L. (2010). Home Orthostatic Training in Chronic Fatigue Syndrome – A Randomized, Placebo-Controlled Feasibility Study. *European Journal of Clinical Investigation, 40,* 18–24. https://doi.org/10.1111/j.1365-2362.2009.02225.x

Swai, J., Hu, Z., Zhao, X., Rugambwa, T. & Ming, G. (2019). Heart Rate and Heart Rate Variability Comparison Between Postural Orthostatic Tachycardia Syndrome Versus Healthy Participants: A Systematic Review and Meta-Analysis. *BMC Cardiovascular Disorders, 19*(1), 320. https://doi.org/10.21203/rs.2.16519/v3

Tanriverdi, F., Karaca, Z., Unluhizarci, K. & Kelestimur, F. (2007). The Hypothalamo-Pituitary-Adrenal Axis in Chronic Fatigue Syndrome and Fibromyalgia Syndrome. *Stress, 10*(1), 13–25. https://doi.org/10.1080/10253890601130823

Thakare, A.E., Mehrotra, R. & Singh, A. (2017). Effect of Music Tempo on Exercise Performance and Heart Rate Among Young Adults. *International Journal of Physiology, Pathophysiology and Pharmacology, 9*(2), 35–39.

Thapaliya, K., Staines, D., Marshall-Gradisnik, S., Su, J. & Barnden, L. (2022). Volumetric Differences in Hippocampal Subfields and Associations With Clinical Measures in Myalgic Encephalomyelitis/Chronic Fatigue Syndrome. *Journal of Neuroscience Research, 100*(7), 1476–1486. https://doi.org/10.3389/fnins.2022.848730

Thomas, B.L., Claassen, N., Becker, P. & Viljoen, M. (2019). Validity of Commonly Used Heart Rate Variability Markers of Autonomic Nervous System Function. *Neuropsychobiology, 78*(1), 14–26. https://doi.org/10.1159/000495519

Tomas, C., Brown, A.E., Newton, J.L. & Elson, J.L. (2019). Mitochondrial Complex Activity in Permeabilised Cells of Chronic Fatigue Syndrome Patients Using Two Cell Types. *PeerJ, 7,* E6500. https://doi.org/10.7717/peerj.6500

Tomas, C., Elson, J.L., Strassheim, V., Newton, J.L. & Walker, M. (2020). The Effect of Myalgic Encephalomyelitis/Chronic Fatigue Syndrome (ME/CFS) Severity on Cellular Bioenergetic Function. *PLOS ONE, 15*(4), E0231136. https://doi.org/10.1371/journal.pone.0231136

Tracy, L.M., Ioannou, L., Baker, K.S., Gibson, S.J., Georgiou-Karistianis, N. & Giummarra, M. (2016). Meta-Analytic Evidence for Decreased Heart Rate Variability in Chronic Pain Implicating Parasympathetic Nervous System Dysregulation. *Pain, 157*(1), 7–29. https://doi.org/10.1097/j.pain.0000000000000360

Traianos, E., Dibnah, B., Lendrem, D., Clark, Y., Macrae, V., Slater, V., Wood, K., Storey, D., Simon, B., Blake, J., Tarn, J. & Ng, W.F. (2021). The Effects of Non-Invasive Vagus Nerve Stimulation on Immunological Responses and Patient Reported Outcome Measures of Fatigue in Patients With Chronic Fatigue Syndrome, Fibromyalgia, and Rheumatoid Arthritis. *Annals of the Rheumatic Diseases, 80,* 1057–1058.

Trauer, J.M., Qian, M.Y., Doyle, J.S., Rajaratnam, S.M.W. & Cunnington, D. (2015). Cognitive Behavioral Therapy for Chronic Insomnia: A Systematic Review and Meta-Analysis. *Annals of Internal Medicine, 163*(3), 191–204. https://doi.org/10.7326/M14-2841

Uddin, M.S., Tewari, D., Mamun, A.A., Kabir, M.T., Niaz, K., Wahed, M.I.I., Barreto, G.E. & Ashraf, G.M. (2020). Circadian and Sleep Dysfunction in Alzheimer's Disease. *Ageing Research Reviews, 60,* 101046. https://doi.org/10.1016/j.arr.2020.101046

Urso, M.L. & Clarkson, P.M. (2003). Oxidative Stress, Exercise, and Antioxidant Supplementation. *Toxicology, 189*(1–2), 41–54. https://doi.org/10.1016/S0300-483X(03)00151-3

van Campen, C.L.M.C., Rowe, P.C. & Visser, F.C. (2018). Blood Volume Status in ME/CFS Correlates With the Presence or Absence of Orthostatic Symptoms: Preliminary Results. *Frontiers in Pediatrics, 6,* 352. https://doi.org/10.3389/fped.2018.00352

van Campen, C.L.M.C., Verheugt, F.W.A. & Visser, F.C. (2018). Cerebral Blood Flow Changes During Tilt Table Testing in Healthy Volunteers, as Assessed by Doppler Imaging of the Carotid and Vertebral Arteries. *Clinical Neurophysiology Practice, 3,* 91–95 https://doi.org/10.1016/j.cnp.2018.02.004

van Campen, C.L.M.C., Rowe, P.C., Verheugt, W.A. & Visser, F.C. (2020). Cognitive Function Declines Following Orthostatic Stress in Adults With Myalgic Encephalomyelitis/Chronic Fatigue Syndrome ME/CFS. *Frontiers in Neuroscience, 14,* 688. https://doi.org/10.3389/fnins.2020.00688

van Campen, C.L.M.C., Rowe, P.C. & Visser, F.C. (2020a). Cerebral Blood Flow Is Reduced in Severe Myalgic Encephalomyelitis/Chronic Fatigue Syndrome Patients During Mild Orthostatic Stress Testing: An Exploratory Study at 20 Degrees of Head-Up Tilt Testing. *Healthcare, 8,* 169. https://doi.org/10.37247/PAMED2ED.3.2021.2

van Campen, C.L.M.C., Rowe, PC. & Visser, F.C. (2020b). Reductions in Cerebral Blood Flow Can Be Provoked by Sitting in Severe Myalgic Encephalomyelitis/Chronic Fatigue Syndrome Patients. *Healthcare (Basel), 8*(4), 394. https://doi.org/10.3390/healthcare8040394

van Campen, C.L.M.C., Rowe, P.C. & Visser, F.C. (2021a). Cerebral Blood Flow Remains Reduced After Tilt Testing in Myalgic Encephalomyelitis/Chronic Fatigue Syndrome Patients. *Clinical Neurophysiology Practice, 6,* 245–255. https://doi.org/10.1016/j.cnp.2021.09.001

van Campen, C.L.M.C., Rowe, P.C. & Visser, F.C. (2021b). Deconditioning Does Not Explain Orthostatic Intolerance in ME/CFS (Myalgic Encephalomyelitis/Chronic Fatigue Syndrome). *Journal of Translational Medicine, 19,* 193. https://doi.org/10.1186/s12967-021-02819-0

van Cauwenbergh, D., Nijs, J., Kos, D., van Weijnen, L., Struyf, F. & Meeus, M. (2014). Malfunctioning of the Autonomic Nervous System in Patients With Chronic Fatigue Syndrome: A Systematic Literature Review. *European Journal of Clinical Investigation, 44*(5), 516–526. https://doi.org/10.1111/eci.12256

van der Vlist, A. C., van Veldhoven, P. L. J., van Oosterom, R. F., Verhaar, J. A. N. & De Vos, R. J. (2020). Isometric Exercises Do Not Provide Immediate Pain Relief in Achilles Tendinopathy: A Quasi-Randomized Clinical Trial. *Scandinavian Journal of Medicine & Science in Sports, 30*(9), 1712–1721. https://doi.org/10.1111/sms.13728

van Heukelom, R. O., Prins, J. B., Smits, M. G. & Bleijenberg, G. (2006). Influence of Melatonin on Fatigue Severity in Patients With Chronic Fatigue Syndrome and Late Melatonin Secretion. *European Journal of Neurology, 13*(1), 55–60. https://doi.org/10.1111/j.1468-1331.2006.01132.x

van Oosterwijck, J., Marusic, U., De Wandele, I., Paul, L., Meeus, M., Moorkens, G., Lambrecht, L., Danneels, L. & Nijs, J. (2017). The Role of Autonomic Function in Exercise-Induced Endogenous Analgesia: A Case-Control Study in Myalgic Encephalomyelitis/Chronic Fatigue Syndrome and Healthy People. *Pain Physician, 20*(3), E389–E399.

van Oosterwijck, J., Nijs, J., Meeus, M., Lefever, I., Huybrechts, L., Lambrecht, L. & Paul, L. (2010). Pain Inhibition and Postexertional Malaise in Myalgic Encephalomyelitis/Chronic Fatigue Syndrome: An Experimental Study. *Journal of Internal Medicine, 268*(3), 265–278. https://doi.org/10.1111/j.1365-2796.2010.02228.x

Vecchiet, J., Cipollone, F., Falasca, K., Mezzetti, A., Pizzigallo, E., Bucciarelli, T., De Laurentis, S., Affaitati, G., De Cesare, D. & Giamberardino, M. A. (2003). Relationship Between Musculoskeletal Symptoms and Blood Markers of Oxidative Stress in Patients With Chronic Fatigue Syndrome. *Neuroscience Letters, 335*(3), 151–154. https://doi.org/10.1016/S0304-3940(02)01058-3

Vecchiet, L., Montanari, G., Pizzigallo, E., Iezzi, S., De Bigontina, P., Dragani, L., Vecchiet, J. & Giamberardino, M. A. (1996). Sensory Characterization of Somatic Parietal Tissues in Humans With Chronic Fatigue Syndrome. *Neuroscience Letters, 208*(2), 117–120. https://doi.org/10.1016/0304-3940(96)12559-3

Vedelago, L. J. (1997). Visual Dysfunction in Chronic Fatigue Syndrome – Behavioural Optometric Assessment and Management. *Journal of Behavioral Optometry, 8*(6), 149–154.

Vinay, A. V., Venkatesh, D. & Ambarish, V. (2016). Impact of Short-Term Practice of Yoga on Heart Rate Variability. *International Journal of Yoga, 9*, 62–66. https://doi.org/10.4103/0973-6131.171714

Voermans, N. C., Knoop, H., Bleijenberg, G. & van Engelen, B. G. (2010). Pain in Ehlers – Danlos Syndrome Is Common, Severe, and Associated With Functional Impairment. *Journal of Pain and Symptom Management, 40*(3), 370–378. https://doi.org/10.1016/j.jpainsymman.2009.12.026

Vogiatzis, I. (2011). Strategies of Muscle Training in Very Severe COPD Patients. *European Respiratory Journal, 38*(4), 971–975. https://doi.org/10.1183/09031936.00075011

Wang, J. H., Chai, T. Q., Lin, G. H. & Luo, L. (2009). Effects of the Intelligent-Turtle Massage on the Physical Symptoms and Immune Functions in Patients With Chronic Fatigue Syndrome. *Journal of Traditional Chinese Medicine, 29*(1), 24–28. https://doi.org/10.1016/S0254-6272(09)60026-1

Wang, W., Zhao, F. & Ma, X. (2020). Mitochondria Dysfunction in the Pathogenesis of Alzheimer's Disease: Recent Advances. *Molecular Neurodegeneration, 15*, 30. https://doi.org/10.1186/s13024-020-00376-6

Wehrwein, E. A., Orer, H. S. & Barman, S. M. (2016). Overview of the Anatomy, Physiology, and Pharmacology of the Autonomic Nervous System. *Comprehensive Physiology, 6*(3), 1239–1278. https://doi.org/10.1002/cphy.c150037

Werner, G. G., Ford, B. Q., Mauss, I. B., Schabus, M., Blechert, J. & Wilhelm, F. H. (2015). High Cardiac Vagal Control Is Related to Better Subjective and Objective Sleep Quality. *Biological Psychology, 106*, 79–85. https://doi.org/10.1016/j.biopsycho.2015.02.004

Wewege, M. A. & Jones, M. D. (2021). Exercise-Induced Hypoalgesia in Healthy Individuals and People With Chronic Musculoskeletal Pain: A Systematic Review and Meta-Analysis. *Journal of Pain, 22*(1), 21–31. https://doi.org/10.1016/j.jpain.2020.04.003

White, P. D., Goldsmith, K. A., Johnson, A. L., Potts, L., Walwyn, R., DeCesare, J. C., Baber, H. L., Burgess, M., Clark, L. V., Cox, D. L., Bavinton, J., Angus, B. J., Murphy, G., Murphy, M., O'Dowd, H., Wilks, D., McCrone, P., Chalder, T., Sharpe, M. & PACE Trial Management Group. (2011). Comparison of Adaptive Pacing Therapy, Cognitive Behaviour Therapy, Graded Exercise Therapy, and Specialist Medical Care for Chronic Fatigue Syndrome PACE): A Randomised Trial. *The Lancet, 377*(9768), 823–836.

Whiteside, A., Hansen, S. & Chaudhuri, A. (2004). Exercise Lowers Pain Threshold in Chronic Fatigue Syndrome. *Pain, 109,* 497–499. https://doi.org/10.1016/j.pain.2004.02.029

Wieling, W. & Schatz, I.J. (2009). The Consensus Statement on the Definition of Orthostatic Hypotension: A Revisit After 13 Years. *Journal of Hypertension, 27*(5), 935–938. https://doi.org/10.1097/HJH. 0b013e32832b1145

Wiles, C.M., Jones, D.A. & Edwards, R.H. (1981). Fatigue in Human Metabolic Myopathy. *Ciba Foundation Symposium, 82,* 264–282. https://doi.org/10.1002/9780470715420.ch16

Wilson, R.L., Paterson, K.B. & Hutchinson, C.V. (2015). Increased Vulnerability to Pattern-Related Visual Stress in Myalgic Encephalomyelitis. *Perception, 44*(12), 1422–1426. https://doi.org/10.1177/0301006615614467

Wilson, R.L., Paterson, K.B., McGowan, V. & Hutchinson, C.V. (2018). Visual Aspects of Reading Performance in Myalgic Encephalomyelitis (ME). *Frontiers in Psychology, 9,* 1468. https://doi.org/10.3389/fpsyg.2018.01468

Wirth, K.J., Scheibenbogen, C. & Paul, F. (2021). An Attempt to Explain the Neurological Symptoms of Myalgic Encephalomyelitis/Chronic Fatigue Syndrome. *Journal of Translational Medicine, 19,* 471. https://doi.org/10.1186/s12967-021-03143-3

Wolfe, F., Clauw, D.J., Fitzcharles, M.A., Goldenberg, D.L., Häuser, W., Katz, R.L., Mease, P.J., Russell, A.S., Russell, I.J. & Walitt, B. (2016). 2016 Revisions to the 2010/2011 Fibromyalgia Diagnostic Criteria. *Seminars in Arthritis and Rheumatology, 46*(3), 319–329. https://doi.org/10.1016/j.semarthrit.2016.08.012

Wormgoor, M.E.A. & Rodenburg, S.C. (2021). The Evidence Base for Physiotherapy in Myalgic Encephalomyelitis/Chronic Fatigue Syndrome When Considering Post-Exertional Malaise: A Systematic Review and Narrative Synthesis. *Journal of Translational Medicine, 19*(1), 1. https://doi.org/10.1186/s12967-020-02683-4

Wu, Y., Hu, X. & Chen, L. (2020). Chronic Resistance Exercise Improves Functioning and Reduces Toll-Like Receptor Signaling in Elderly Patients With Postoperative Deconditioning. *Journal of Manipulative and Physiological Therapeutics, 43*(4), 371–383. https://doi.org/10.1016/j.jmpt.2020.01.001

Wyller, V.B., Godang, K., Mørkrid, L., Saul, J.P., Thaulow, E. & Walløe, L. (2007). Abnormal Thermoregulatory Responses in Adolescents With Chronic Fatigue Syndrome: Relation to Clinical Symptoms. *Pediatrics, 120*(1), E129–E137. https://doi.org/10.1542/peds.2006-2759

Yee, C.W. & Chellappan, D.K. (2013). Are the Current Complementary and Alternative Therapies Available for the Treatment of Low Back Pain and Chronic Fatigue Syndrome Reliable Clinically? A Review of the Literature. *Journal of Evidence-Based Complementary & Alternative Medicine, 18*(3), 216–224. https://doi.org/10.1177/2156587213485436

Yuen, A.W.C. & Sander, J.W. (2017). Can Natural Ways to Stimulate the Vagus Nerve Improve Seizure Control? *Epilepsy & Behavior, 67,* 105–110. https://doi.org/10.1016/j.yebeh.2016.10.039

Zalewski, P., Kujawski, S., Tudorowska, M., Morten, K., Tafil-Klawe, M., Klawe, J.J., Strong, J., Estévez-López, F., Murovska, M., Newton, J.L. & The European Network on Me/Cfs Euromene. (2020). The Impact of a Structured Exercise Programme Upon Cognitive Function in Chronic Fatigue Syndrome Patients. *Brain Science, 10,* 4.

Zhang, Q., Gong, J., Dong, H., Xu, S., Wang, W. & Huang, G. (2019). Acupuncture for Chronic Fatigue Syndrome: A Systematic Review and Meta-Analysis. *Acupuncture Medicine, 37*(4), 211–222. https://doi.org/10.1136/acupmed-2017-011582

Zhou, L., Chen, L., Li, X., Li, T., Dong, Z. & Wang, Y.T. (2019). Food Allergy Induces Alteration in Brain Inflammatory Status and Cognitive Impairments. *Behavioural Brain Research, 364,* 374–382. https://doi.org/10.1016/j.bbr.2018.01.011

Zonta, M.B., Diaferia, G., Pedroso, J.L. & Teive, H.A.G. (2017). Rehabilitation of Ataxia. In H. Chien & O. Barsottini (Eds.), *Movement Disorders Rehabilitation* (pp. 83–95). Springer. https://doi.org/10.1007/978-3-319-46062-8_5

Weiterführende Literatur

Castro-Marrero, J., Zaragozá, M. C., López-Vílchez, I., Galmés, J. L., Cordobilla, B., Maurel, S., Domingo, J. C. & Alegre-Martín, J. (2021). Effect of Melatonin Plus Zinc Supplementation on Fatigue Perception in Myalgic Encephalomyelitis/Chronic Fatigue Syndrome: A Randomized, Double-Blind, Placebo-Controlled Trial. *Antioxidants (Basel), 10*(7), 1010.

Marshall, R., Paul, L., McFadyen, A. K., Rafferty, D. & Wood, L. (2010). Pain Characteristics of People With Chronic Fatigue Syndrome. *Journal of Musculoskeletal Pain, 18*(2), 127–137. https://doi.org/10.3109/10582452.2010.483966

Zee, P. C., Attarian, H. & Videnovic, A. (2013). Circadian Rhythm Abnormalities. *Continuum, 19*(1), 132–147.

Teil 3: Health Professionals: Assessment und Management von ME/CFS

Kapitel 14 gibt Hinweise, wie jeder Aspekt eines Assessments angepasst werden kann, um das Risiko für PEM zu minimieren. Es wird auch ein Überblick über ein allgemeines Assessment einer Person mit ME/CFS gegeben, obwohl es keinen einheitlichen empfohlenen Prozess gibt, da jedes Assessment individuell sein sollte.

In **Kapitel 15** werden Energiemanagement, Aktivitätsmanagement und Pacing beschrieben und wie sie in Bezug auf ME/CFS angemessen umgesetzt werden können.

Kapitel 16 beschreibt die physiologischen Grundlagen der Therapie mit Herzfrequenzmessgeräten, die Anwendung dieses Ansatzes sowie die möglichen Vorteile und Schwierigkeiten. Health Professionals müssen die Prinzipien der Therapie mit einem Herzfrequenzmessgerät verstehen, um Menschen mit ME/CFS bei der erfolgreichen Anwendung zu unterstützen.

Kapitel 17 fasst die physiologischen Prozesse zusammen, die bei Menschen mit ME/CFS als Reaktion auf körperliche Anstrengung ablaufen, untersucht die Evidenzbasis für verschiedene Arten von Bewegung und erörtert die wichtigsten Fragen, die Health Professionals berücksichtigen sollten, bevor sie eine Form von Bewegung für eine Person mit ME/CFS einführen.

Kapitel 18 enthält eine Referenzliste potenzieller Outcome-Messungen und Screening-Tools, die von Health Professionals auf zwei Arten klinisch eingesetzt werden können.

14 Assessment

> **Zweck dieses Kapitels**
>
> Dieses Kapitel gibt Hinweise, wie jeder Aspekt eines Assessments angepasst werden kann, um das Risiko für PEM zu minimieren. Es wird auch ein Überblick über ein allgemeines Assessment einer Person mit ME/CFS gegeben, obwohl es keinen einheitlichen empfohlenen Prozess gibt, da jedes Assessment individuell sein sollte.

Menschen mit ME/CFS können nach körperlicher, kognitiver, sensorischer und emotionaler Anstrengung zusätzliche Symptome oder eine Verschlimmerung der aktuellen Symptome erleben (Post-exertional Malaise, PEM). Unabhängig von dem zu behandelnden Problem muss jedes Assessment einer Person mit ME/CFS darauf abzielen, den Schweregrad ihrer ME/CFS-Symptome und die identifizierten Auslöser zu verstehen. Dies ermöglicht es, die Auswirkungen der Maßnahmen zu überwachen und zu bewerten, um sicherzustellen, dass sie keine PEM verursachen. Health Professionals müssen auch erkennen, dass der Assessmentprozess selbst PEM auslösen kann und in der Lage sein, die Assessments entsprechend anzupassen. Es gibt eine Vielzahl von Gründen, warum jemand mit ME/CFS Health Professionals[10] in Anspruch nehmen kann:

- Unterstützung und Management nach einer kürzlich gestellten Diagnose von ME/CFS
- Behandlung spezifischer Symptome im Zusammenhang mit ME/CFS
- Behandlung eines Problems im Zusammenhang mit einer Komorbidität von ME/CFS
- Beurteilung und Behandlung einer Diagnose, die nichts mit ME/CFS zu tun hat.

Die Empfehlungen in diesem Kapitel beruhen auf dem Wissen und dem Verständnis der physiologischen Prozesse der Symptome von ME/CFS zusammen mit bewährten Verfahren, klinischen Erfahrungen und Rückmeldungen von Menschen mit ME/CFS. Es gibt viele Faktoren, die zu berücksichtigen sind, bevor ein Assessment einer Person mit ME/CFS durchgeführt wird, um das Potenzial für eine Verschlimmerung der Symptome zu minimieren und das Wohlbefinden und die Toleranz der Person gegenüber der Interaktion zu maximieren.

14.1 Anpassungen des Assessment-Ansatzes

Health Professionals werden einen Einfluss auf die Person mit ME/CFS haben und damit das Potenzial, ihre Symptome zu verstärken, da Menschen mit ME/CFS empfindlich auf sensorische Reize (siehe Kapitel 11) und kognitive Belastung (siehe Kapitel 8) reagieren können. Sie können die sensorischen Reize minimieren und somit die Toleranz und die Erfahrung der Person bei der Beurteilung verbessern, indem Sie Folgendes beachten:

10 Der Originaltext bezieht sich hier wiederum auf die Tätigkeiten der Physiotherapie, im deutschsprachigen Raum sind sie jedoch auch für die Mitarbeitenden der anderen Gesundheitsberufe relevant und wichtig (Anm. d. Lekt.).

- *Duftstoffe*: Vermeiden Sie stark riechende Deodorants, Parfüms, Aftershaves, Körpersprays, Waschmittel, Haarsprays, Shampoos und Zigarettenrauch. Auch wenn der Infektionsschutz wichtig ist, sollten Sie bedenken, dass Alkoholgels und Seifen ebenfalls stark parfümiert sein können.
- *Kommunikation*: Verringern Sie die Lautstärke Ihrer Stimme, aber stellen Sie sicher, dass die Person Sie noch hören kann. Überlegen Sie auch, wie schnell Sie sprechen, wie viele Fragen Sie stellen und ob diese offen oder geschlossen sind, und wie lang Ihre Sätze sind. Ermitteln Sie die bevorzugte Kommunikationsmethode der Person (z. B. schriftlich oder mündlich).
- *Aussehen*: Vermeiden Sie bei Ihrer Kleidung leuchtende Farben und gemusterte Materialien, um die visuellen Reize zu minimieren.
- *Körperbewusstsein*: Der persönliche Raum ist ein wichtiger Faktor, der mit jeder Person abgesprochen werden sollte. Minimieren Sie Gestik und Körperbewegungen, um visuelle Reize zu reduzieren.

Manche Menschen mit ME/CFS sind nicht in der Lage, ihr Haus zu verlassen, und für die meisten ist es schon eine große Anstrengung, einen Termin in der Klinik wahrzunehmen. Wenn möglich, wird ein **Behandlungstermin in der häuslichen Umgebung** empfohlen.

- Wenn der **Behandlungstermin in einer Klinik** stattfindet, geben Sie klare Informationen über den Ort und die Parkmöglichkeiten, damit die Person im Voraus planen und den Ort leicht finden kann.
- **Virtuelle Termine** per Video- oder Telefonanruf haben den Vorteil, dass die Person zu Hause bleiben kann; es ist jedoch wichtig, die kognitive und sensorische Belastung zu berücksichtigen. Sie können die sensorische Belastung verringern, indem Sie die Kameras ausschalten und die Dauer des Termins auf ein Minimum beschränken.

Manche Menschen mit ME/CFS werden ins Krankenhaus eingewiesen, entweder aufgrund der Schwere ihrer Symptome oder aus einem anderen Grund. Die Umgebung einer Krankenhausstation kann für Menschen mit ME/CFS aufgrund der sensorischen Stimulation, des Risikos von im Krankenhaus erworbenen Schäden und der veränderten Routine eine große Herausforderung darstellen. Health Professionals, die an der Betreuung von Menschen mit ME/CFS in einem Krankenhaus beteiligt sind, sollten alle Anstrengungen unternehmen, um die Umgebung anzupassen und sich für die Person einzusetzen, um sicherzustellen, dass das andere Personal für diese Probleme sensibilisiert ist. Weitere Informationen über Krankenhauseinweisungen sind in Kapitel 3 enthalten.

Menschen mit ME/CFS leiden unter schwankenden Symptomen und/oder Schlafmustern, daher sollte der **Zeitpunkt des Assessments** im Voraus mit der Person vereinbart werden, wobei zu berücksichtigen ist, dass die Symptome unvorhersehbar sein können und eine gewisse Flexibilität erforderlich sein kann.

Achten Sie auf mögliche **Umweltreize** wie Beleuchtung, Temperatur, Geruch (z. B. Lufterfrischer) und Lärm (z. B. Hintergrundmusik). Wenn Sie eine Person mit ME/CFS in einer Klinik behandeln, versuchen Sie, die Umgebung so angenehm wie möglich zu gestalten und die sensorische Stimulation zu begrenzen. Seien Sie sich bewusst, dass manche Menschen mit ME/CFS sich dafür entscheiden, geräuschunterdrückende Ohrenschützer und/oder Sonnenbrillen oder Augenmasken zu tragen, um den Grad der Stimulation zu reduzieren. Im Team sollten Sie sicherstellen, dass auch die anderen Mitarbeitenden über die erforderlichen Anpassungen und die Gründe dafür informiert sind.

Ziehen Sie in Erwägung, der Person während des Termins **Zeit zum Ausruhen** zu geben, was bedeuten kann, dass die Dauer des Termins verlängert oder der Termin in mehrere kürzere Interaktionen aufgeteilt wird.

Berücksichtigen Sie die **Position der Person** während der Interaktion und die Unterstützung durch die verwendeten Sitzmöbel. Stellen Sie fest, ob die Person körperlich in der Lage ist, eine aufrechte Haltung einzunehmen. Besprechen Sie mit der Person, welche Position am bequemsten zu halten ist und das Risiko einer Symptomverschlimmerung verringert, z. B. Füße hochlegen oder Rückenlage. Weitere Vorschläge zur Anpassung der Interaktionen, insbesondere für Menschen mit schwerem oder sehr schwerem ME/CFS, finden sich in Kapitel 3.

14.2 Vorbereitung des Assessments

Menschen mit ME/CFS können kognitive Beeinträchtigungen aufweisen, die in Kapitel 8 behandelt werden. Eine langwierige Beurteilung kann zu kognitiver Ermüdung führen, daher sollten Sie überlegen, wie Sie im Vorfeld Informationen über die Betroffenen einholen können, indem Sie die Person kontaktieren oder ihre betreuenden Personen fragen. Formulare und/oder Fragebögen können verwendet werden, um Informationen im Voraus zu sammeln; offene Fragen können jedoch kognitiv anspruchsvoller sein, so dass die Gestaltung oder Auswahl der Dokumente vor der Beurteilung sorgfältig überlegt werden sollte.

Die **Feststellung der Symptome der PEM** der Person sollte eine Priorität bei der Informationsbeschaffung vor dem Assessment sein, da dies bestimmt, wie viel die Person tolerieren kann und wie das persönliche Assessment strukturiert sein wird. Outcome-Messungen und Screening-Instrumente werden in Kapitel 18 näher erläutert. Informationen wie Medikamente, Krankengeschichte und Details über den Tagesablauf sind ebenfalls leicht im Voraus zu beschaffen, um Zeit bei der Beurteilung zu sparen.

14.3 Struktur des Assessments

Der erste Schritt bei dem Assessment einer Person mit ME/CFS besteht darin, festzustellen, warum sie Unterstützung durch Health Professionals sucht und welche Prioritäten sie bei der Behandlung hat. Für Menschen mit ME/CFS ist dies besonders wichtig, da sie zeitlich begrenzt sind, so dass ihre Prioritäten im Mittelpunkt des Assessment stehen sollten.

Dieses Kapitel enthält Informationen darüber, wie man ein detailliertes Assessment einer Person mit ME/CFS durchführt. Es ist Aufgabe der Health Professionals, anhand ihres klinischen Urteils und der Prioritäten der Person bestimmen, welche Bereiche des Assessment anwendbar sind und in welcher Reihenfolge Sie das Assessment durchführen. In Anbetracht der möglichen Detailtiefe muss ein vollständiges Assessment möglicherweise über mehr als einen Termin erfolgen, um eine Verschlimmerung der Symptome zu vermeiden.

Zustimmung: Vergewissern Sie sich, dass die Person in der Lage ist, eine informierte Zustimmung zu geben, indem Sie ihr die möglichen Auswirkungen der Untersuchung und jeder Intervention im Hinblick auf eine Verschlimmerung der Symptome erklären. Seien Sie sich bewusst, dass manche Menschen mit ME/CFS nicht in der Lage sind, eine mündliche Einwilligung zu geben, so dass alternative Methoden zur Einholung der Einwilligung erforderlich sein können. Dies ist besonders für Menschen mit schwerem und sehr schwerem ME/CFS relevant (siehe Kapitel 3).

Status: Fragen Sie die Person, warum sie Unterstützung sucht, und ermitteln Sie ihre Hauptprobleme oder Prioritäten. Dies kann mit ihrer ME/CFS-Diagnose zusammenhängen oder auch nicht. Weitere Hinweise zu spezifischen ME/CFS-Symptomen sind weiter unten in diesem Kapitel aufgeführt und sollten unabhängig von der anfänglichen Erkrankung berücksichtigt werden, da sie Einfluss darauf haben können, wie Sie Ihr Assessment und Ihre Behandlung anpassen.

Vorgeschichte des aktuellen Zustands: Ein kurzer zeitlicher Überblick über die Geschichte der Person mit ME/CFS ist nützlich, wobei zu bedenken ist, dass manche Menschen schon seit Jahren oder sogar Jahrzehnten an dieser Krankheit leiden können.

- Stellen Sie fest, ob die Person eine offizielle Diagnose von ME/CFS erhalten hat, wer diese Diagnose gestellt hat und wann, und ob die Ursache für den Ausbruch der Krankheit bekannt ist.
- Stellen Sie auch fest, ob es Muster von Rückfällen und Remissionen gibt und wie diese mit dem gegenwärtigen Zustand der Person zusammenhängen.
- Wurde die Person in der Vergangenheit medizinisch untersucht: Wie lauteten die Ergebnisse?

Medizinische Anamnese und Komorbiditäten: Menschen mit ME/CFS können andere Komorbiditäten haben, die sich auf ihre Symptome auswirken können. Stellen Sie fest, ob sie bereits von anderen medizinischen Fachkräften oder Teams betreut werden. Einige Komorbiditäten können die Art der Behandlung beeinflussen. Kapitel 2 enthält weitere Einzelheiten zu ausgewählten Komorbiditäten und zu den zu berücksichtigenden Faktoren.

Frühere Erfahrungen mit gesundheitstherapeutischen Behandlungen: Fragen Sie die Person, welche therapeutischen Behandlungen sie bisher in Anspruch genommen hat, und stellen Sie diese fest, welcher Ansatz hilfreich war, ob ein Ansatz zu einer Verschlimmerung der Symptome geführt hat und wie sie glauben, dass die Therapie ihnen in diesem Fall helfen könnte. Es ist wichtig, die Erfahrungen der Person zu validieren und zu berücksichtigen, dass sie in der Vergangenheit möglicherweise keine positiven Erfahrungen mit den Dienstleistungen der Gesundheitsversorgung gemacht hat.

Medikation: Stellen Sie fest, welche Medikamente die Person einnimmt, und beachten Sie dabei alle, die die Herzfrequenz beeinflussen können (z.B. Betablocker), da dies objektive Messungen oder Managementstrategien beeinflussen kann, die die Herzfrequenz als Marker verwenden. Einige Medikamente können auch Auswirkungen auf das autonome Nervensystem haben. Eine Liste gängiger Medikamente und Nahrungsergänzungsmittel finden Sie im Anhang.

Flüssigkeitszufuhr und Ernährung: Die Nahrungsaufnahme und Empfindlichkeiten können sich auf die Symptome auswirken, einschließlich der Schlaf- und Ruhequalität, z.B. Alkohol- oder Koffeinkonsum. Informationen über die Flüssigkeits- und Salzaufnahme können von besonderem Interesse sein, wenn orthostatische Unverträglichkeiten vermutet oder bereits diagnostiziert werden. Überlegen Sie, ob die Person von einer Überweisung an einen Ernährungsberater profitieren würde, der sie in diesem Bereich fachkundig berät.

Magen-Darm-Symptome wie Blähungen, Krämpfe oder Veränderungen in der Häufigkeit oder Beschaffenheit des Stuhlgangs können auf ein Reizdarmsyndrom hindeuten, das eine häufige Komorbidität von ME/CFS ist (siehe Kapitel 2). Abdominale Beschwerden und Müdigkeit können auch Symptome anderer ernsthafter Erkrankungen sein, wie Eierstockkrebs oder entzündliche Darmerkrankungen, so dass alle unerklärlichen gastrointestinalen Symptome zur ärztlichen Untersuchung überwiesen werden sollten.

Soziale Anamnese: Eine typische Sozialanamnese umfasst Informationen über Beschäftigung, Familie und Hobbys. Bei der Arbeit mit Menschen mit ME/CFS ist es auch hilfreich, ein besseres Verständnis für das physische und emotionale Umfeld der Person zu entwickeln, um Bereiche der Unterstützung, potenzielle Stressoren und Schlüsselprioritäten für Energie zu identifizieren.

- **Soziale Unterstützung:** Finden Sie heraus, wer zu ihrem sozialen Netzwerk gehört, z.B. Familie, Bezugspersonen und Freunde. Sind irgendwelche Beziehungen durch die Erkrankung beeinträchtigt? Es ist hilfreich festzustellen, ob es Menschen gibt, die eine therapeutische Intervention unterstützen können, oder ob es Herausforderungen geben könnte.
- **Beschäftigung** (falls zutreffend): Anforderungen, Routine, Anpassungen und verfügbare Unterstützung.

- **Ausbildung** (falls zutreffend): Anforderungen, Routine, Anpassungen und verfügbare Unterstützung.
- **Entspannung/Freude/Hobbys:** Gibt es Aktivitäten, die der Person Erholung bieten oder für sie sehr wichtig sind? Würde ein zusätzlicher Eingriff bedeuten, dass sie die Fähigkeit verliert, diesen Aktivitäten nachzugehen, was sich möglicherweise negativ auf ihre Lebensqualität auswirken könnte? Gibt es wichtige Aktivitäten, die die Person derzeit nicht bewältigen kann?

Häusliche Umgebung: Das Verständnis der häuslichen Umgebung hilft dabei, sich ein Bild davon zu machen, wie die Person derzeit zurechtkommt, und kann Schlüsselbereiche aufzeigen, die mit Hilfsmitteln und Anpassungen angegangen werden könnten.

Hilfsmittel und Anpassungen

- Betttyp: Profil, Größe, Matratzenart
- Entfernung zwischen wichtigen Punkten (Schlafzimmer, Bad, Küche)
- Stufen, Treppen und Zugänge
- Bereits verwendete Hilfsmittel und Anpassungen: z. B. Sitzhocker, Geländer, Duschstuhl, Mobilitätshilfen
- Bestimmte Aktivitäten oder den Zugang zu Bereichen der Wohnung, die durch die Symptome beeinträchtigt werden.

Aktivitäten des täglichen Lebens: Das Gespräch über normale Aktivitäten des täglichen Lebens kann zu einem besseren Verständnis dafür führen, wie viel Energie derzeit verbraucht wird, wie groß die Auswirkungen ihrer Symptome auf das tägliche Leben sind und die Bereiche, in denen Hilfsmittel oder Veränderungen von Nutzen sein könnten.

- *Waschen*: Wie oft wird geduscht/gebadet, und wie wirkt sich dies auf die Symptome aus?
- *Anziehen*: Gibt es Kleidungsstücke, die schwierig zu tragen sind, und benötigen sie Hilfe?
- *Zubereitung von Mahlzeiten*: Wie viel können sie in der Küche bewältigen, und welche Tätigkeiten fallen ihnen am schwersten?
- *Hausarbeit*: Welche Aufgaben sind schwierig/unmöglich, und welche Aufgaben sind unerlässlich?
- *Unterstützung*: Erhalten die Betroffenen Hilfe bei den Aktivitäten des täglichen Lebens? Ist Unterstützung verfügbar?
- *Haushaltsverwaltung*: Wer ist für allgemeine Verwaltungsaufgaben wie die Verwaltung der Finanzen, der Haushaltsrechnungen usw. zuständig?

Tägliche Routine: Einer der wichtigsten Teile des subjektiven Assessments besteht darin, den Tagesablauf der Person im Detail zu erkunden. Erstellen Sie einen Zeitplan für einen typischen Tag und arbeiten Sie mit der Person zusammen, um die körperlichen und kognitiven Aufgaben sowie die Ruhephasen aufzulisten. Das Ausfüllen eines Tagebuchs zum Tagesablauf kann zeitaufwändig sein, daher ist es hilfreich, im Vorfeld des Assessments einen Überblick über diese Informationen zu erhalten. Es ist jedoch von Vorteil, den Tagesablauf im Zusammenhang mit den Symptomen der Person während des Assessments ausführlicher zu besprechen. Ein Überblick über den Tagesablauf einer Person hilft Ihnen, ein Bild des aktuellen Aktivitätsniveaus während des Tages zu erstellen und mögliche Auslöser von PEM zu erkennen.

Subjektive Symptome von ME/CFS: Unabhängig vom Grund für eine therapeutische Intervention ist es wichtig, die wichtigsten Symptome der ME/CFS einer Person zu verstehen und zu wissen, wie sie sich auf ihr tägliches Leben und ihre potenzielle Fähigkeit, eine Intervention zu tolerieren, auswirken.

Bei der Behandlung einer Person mit ME/CFS, die ein künstliches Kniegelenk erhalten hat, muss die Physiotherapie beispielsweise wissen, ob diese Person ein typisches Rehabilitationsprogramm vertragen würde oder ob dieses angepasst werden muss, um PEM, Schmerzen, orthostatische Intoleranz, Muskelermüdung und die aktuellen Anforderungen an das Energiemanagement zu berücksichtigen.

Ermitteln Sie die wichtigsten Symptome der ME/CFS der Person, was sie auslöst, ob sie durch irgendetwas gelindert werden und wie schwerwiegend sie sind. Es gibt eine Reihe von Screening-Instrumenten und Outcome-Messungen, die zur Erfassung des Schweregrads und des Verlaufs der Symptome verwendet werden können, aber angesichts der Anzahl potenzieller Symptome und der kognitiven Belastung, die für das Ausfüllen jeder Messung erforderlich ist, ist es wichtig, diese sorgfältig auszuwählen. Wie man herausfindet, welches Instrument für die jeweilige Person am besten geeignet ist, wird in Kapitel 18 behandelt. **Tabelle 14-1** zeigt eine Liste der wichtigsten Symptome von ME/CFS und was bei der Durchführung eines subjektiven Assessments berücksichtigt werden sollte.

Objektive Bewertung: Ein Assessment umfasst in der Regel eine subjektive Anamnese, gefolgt von einer körperlichen Untersuchung, deren Schwerpunkte sich an den Ergebnissen der subjektiven Anamnese orientieren sollten.

Mo: „Ich kann mich an keine Details meines ersten Assessments erinnern! Beim zweiten mussten wir alles noch einmal durchgehen. Schriftliche Unterlagen sind wirklich hilfreich."

Tabelle 14-1: Subjektives Assessment der ME/CFS-Symptome

Symptomverschlimmerung nach Anstrengung (PEM)	Hinzutreten von Symptomen oder Verschlimmerung bestehender Symptome nach Anstrengung (siehe Kapitel 6). Es kann sein, dass eine Person ihre Symptome nicht mit dieser Terminologie benennt. Sie könnte ein Muster von Symptomen beschreiben, das Müdigkeit, Schmerzen und kognitive Funktionsstörungen („Gehirnnebel") umfassen kann, die sich durch Anstrengung verschlimmern und körperlich, kognitiv, sensorisch, emotional, sozial oder unbestimmt sein können. Die Erstellung eines typischen Tages- oder Wochenplans kann helfen, Muster von PEM zu erkennen (mögliche Outcome-Messungen für PEM werden in Kapitel 18 erörtert).
Fatigue/Müdigkeit/ Ermüdung	Das sind vage Begriffe, die für verschiedene Menschen unterschiedliche Bedeutungen haben können (siehe Kapitel 7). Achten Sie darauf, wie sich Fatigue/Müdigkeit/Ermüdung auf die Lebensqualität der Person auswirkt, d. h. darauf, wie sie ihre Aktivitäten des täglichen Lebens bewältigt und ob sie in der Lage ist, zu arbeiten, soziale Kontakte zu pflegen, Sport zu treiben oder Hobbys nachzugehen. Fatigue/Müdigkeit/Ermüdung kann sich als körperliche oder kognitive Ermüdung (oder beides) äußern. Es gibt Outcome-Messungen für Fatigue, die das allgemeine Ausmaß der Auswirkungen von Fatigue auf die Lebensqualität und Funktion auswirkt (diese werden in Kapitel 18 beschrieben).
Kognitive Dysfunktion	Berichtet die Person über Schwierigkeiten bei kognitiven Aufgaben wie z. B. Gedächtnis, Aufmerksamkeit, Konzentration, Planung und Problemlösung, Wortfindungsprobleme? Wenn ja, wie wirkt sich dies auf ihre Funktionsfähigkeit aus? Wurden ihre kognitiven Probleme von geeigneten ärztlichen Fachpersonen beurteilt und untersucht?

Tabelle 14-1: Fortsetzung

Schlafstörung	Stellen Sie fest, ob es Symptome gibt, die die Schlafqualität beeinträchtigen: Schmerzen, rasende Gedanken, Restless-Leg-Syndrom, Atembeschwerden, Angstzustände, Depressionen, häufiges Wasserlassen, Probleme mit dem Schlaf-Wach-Rhythmus (siehe Kapitel 9 für weitere Informationen). Ermitteln Sie die gegenwärtige Schlafroutine/den gegenwärtigen Schlafrhythmus: Wann geht die betroffene Person zu Bett, wie sieht ihre Routine zur Schlafenszeit aus, wie viele Stunden schläft sie und in welcher Position schläft sie (z. B. mit erhöhtem Kopf/Beinen)? Ist ihr Schlafrhythmus fest oder veränderlich? Fällt es ihr leicht, einzuschlafen? Wacht die betroffene Person oft auf? Wie sieht die Schlafumgebung aus? Gibt es sensorische Reize durch Licht, Geräusche, Bildschirme oder andere Umweltfaktoren? Wirkt sich die Schwere der Symptome auf die Schlafqualität aus oder umgekehrt? Fühlt sich die betroffene Person nach dem Schlaf erfrischt? Leidet die betroffene Person an Schlafapnoe, Schlaflosigkeit oder anderen Schlafstörungen? Wurde sie schon einmal darauf untersucht?
Schmerz	Fragen Sie nach den Schmerzsymptomen in Bezug auf: Lokalisation, Muster, erschwerenden und erleichternden Faktoren: – Art der Schmerzen (z. B. neurogene, rheumatologische, entzündliche, mechanische) – Beziehung zu einer anderen Symptomverschlechterung (z. B. im Muster von PEM) (einfache Bewertungsskalen für Schmerzen werden in Kapitel 18 beschrieben) – Sind die Schmerzen ein Warnsignal? Gibt es Anzeichen für Fibromyalgie? Werden Nacken- und Schulterschmerzen in der Art eines „Kleiderbügels“ erwähnt? Dies kann auf eine orthostatische Intoleranz hinweisen (siehe Kapitel 12). – Bestehen Schmerzen im Bereich des Kiefergelenks und der dazugehörigen Strukturen, die auf eine Temporomandibuläre Dysfunktion (TMD) hinweisen können? – Werden Migräne oder Kopfschmerzen gemeldet? (Weitere Informationen über Schmerzen finden Sie in Kapitel 10, einzelne Komorbiditäten werden in Kapitel 2 beschrieben.)
Neurologische Dysfunktionen	Wurden motorische Beeinträchtigungen in Form von Faszikulationen, Dystonie, Tonusveränderungen, Unruhe oder auffälliger Schwäche festgestellt? Wurden diese Symptome untersucht? Besteht eine Überempfindlichkeit gegen Licht, Geräusche, Berührung oder Geruch? Gibt es neurologische Anzeichen, die eine ärztliche Überweisung erforderlich machen könnten?

Tabelle 14-1: Fortsetzung

Autonome Dysfunktion	Gibt es Anzeichen für eine autonome Dysfunktion? – Herzklopfen, mit oder ohne Herzrhythmusstörungen, Schwindelgefühle, mühsames Atmen, Dyspnoe bei Anstrengung (Atemnot), Übelkeit – Funktionsstörungen der Blase oder des Darms – Gibt es Hinweise auf orthostatische Unverträglichkeiten? – Verschlimmern sich die Symptome in aufrechter Haltung oder werden sie durch andere Positionen wie hochgelegte Füße, gekreuzte Beine oder Rückenlage gelindert? – Wenn der Verdacht auf eine Störung des Atemmusters besteht, sollten Sie eine geeignete Outcome-Messung in Betracht ziehen (siehe Kapitel 18) (Weitere Informationen über autonome Funktionsstörungen finden Sie in Kapitel 12.)
Neuroendokrine Manifestationen	Berichten die Betroffenen über ein extremes Hitze- oder Kälteempfinden oder eine Unfähigkeit, mit wechselnden Temperaturen zurechtzukommen? Schwanken diese Symptome in Abhängigkeit von der Anstrengung oder sind sie konstant?
Immundefekte	Treten Immunsymptome wie Halsschmerzen, grippeähnliche Symptome oder empfindliche Lymphknoten auf? Schwanken diese Symptome in Abhängigkeit von bekannten Auslösern oder sind sie konstant? Wurden neu aufgetretene Symptome auf das Vorhandensein einer neuen/akuten Infektion, die nicht mit ME/CFS zusammenhängt, überprüft, die eine Überweisung und Untersuchung erfordern? Achten Sie auf Anzeichen eines Mastzellenaktivierungssyndroms (MCAS), insbesondere auf ein Muster von Symptomen in Verbindung mit möglichen Auslösern.

Was die potenziellen Stressoren für einen Patienten mit ME/CFS angeht, so sollte man bedenken, dass eine körperliche Untersuchung auch die folgenden Punkte beinhaltet:

- Mehrfache Veränderungen der Körperhaltung
- Körperliche Anstrengung, die oft eine maximale Muskelkontraktion erfordert, um Kraft und Stärke zu testen
- Sensorische Stimulation in Form von Druck durch Handhabung, passiven Bewegungen und Gelenkmobilisationen.

Ana: Die Physiotherapeuten, die am hilfreichsten waren, waren diejenigen, die ohne vorgefasste Meinungen zu mir kamen und mir zuhörten.

Bei Personen mit ME/CFS kann sich ein typisches objektives Assessment negativ auf Symptome wie Schmerzen, orthostatische Intoleranz und PEM auswirken. Daher sollte jedes objektive Assessment klinisch begründet werden, um die Relevanz für das Problem zu ermitteln und das Risiko einer Symptomverschlimmerung zu berücksichtigen. Notwendige objektive Tests, die den Körper besonders belasten, wie z. B. der NASA-Lean-Test, müssen möglicherweise in einer anderen Sitzung als der Erstuntersuchung angesetzt werden, um eine Verschlimmerung der Symptome zu vermeiden. Objektive Beurteilungen, die für ME/CFS spezifisch sind, sind in **Tabelle 14-2** aufgeführt.

Tabelle 14-2: Objektive Beurteilung von Menschen mit ME/CFS

Beobachtung	Beobachten Sie die betroffene Person und alle Anpassungen, die sie in ihrer Umgebung vorgenommen hat, oder ihre Reaktion auf die Klinikumgebung und ihre Interaktion. Einige Anzeichen von PEM können erkennbar sein, z. B. Blässe, nachlassende kognitive Funktionen, Sprachschwierigkeiten wie Lallen oder einsilbige Antworten, nachlassende körperliche Fähigkeiten, erhöhte Empfindlichkeit gegenüber sensorischen Reizen und Muskelzuckungen. Objektive Messwerte wie Herzfrequenz, Blutdruck, Sauerstoffsättigung und Atemfrequenz können ebenfalls gemessen und überwacht werden, insbesondere bei Positionsveränderungen. Diese Beobachtungen sollten einen kontinuierlichen Überwachungsprozess während jeder Interaktion bilden.
Integrität von Muskeln, Gelenken und Haut	Bei einer herkömmlichen Bewertung des passiven Bewegungsumfangs werden Muskellänge, Muskeltonus, Gelenkbeweglichkeit und Hautintegrität getestet, was insbesondere für bettlägerige Personen von Bedeutung ist, um das Potenzial für Gewebeverkürzungen und Kontrakturen zu ermitteln, was wiederum als Grundlage für Empfehlungen zur körperlichen Haltung dient. Bei Bedenken hinsichtlich der Hautintegrität kann eine Überweisung zur Unterstützung der Pflege bei Druckgeschwüren erfolgen. Bei der Beurteilung der Gelenke sollte berücksichtigt werden, dass Menschen mit ME/CFS aufgrund eines möglichen Vitamin-D-Mangels durch verminderte Sonneneinstrahlung und reduzierte gewichtsbelastende Aktivitäten einem Osteoporoserisiko ausgesetzt sein können (Berkovitz et al., 2009). Berücksichtigen Sie beim Umgang mit Menschen die mögliche Empfindlichkeit gegenüber Berührungen und halten Sie eine offene Kommunikation und Beobachtung aufrecht.
Hypermobilität	Das Beighton-Scoring-System (Remvig et al., 2007) ist ein einfaches und offen zugängliches Diagnoseinstrument für Hypermobilität mit einer Neun-Punkte-Skala für bestimmte Bewegungen, die mit Hypermobilität in Verbindung gebracht werden. Die Identifizierung hypermobiler Gelenke ermöglicht eine weitere Untersuchung der berichteten Muskel-Skelett-Schmerzen sowie eine vorsichtige Handhabung und Lagerung. Beachten Sie das Potenzial für Komorbiditäten von Hirnstamm und Rückenmark (siehe Kapitel 2).
Muskelkraft	Globale Test für Muskelkraft sollten aufgrund des Potenzials für eine Verschlimmerung der Symptome nicht routinemäßig durchgeführt werden. Ein Krafttest kann zum Beispiel im Falle einer bestimmten Verletzung angezeigt sein. Bedenken Sie, dass Menschen mit ME/CFS Muskeln haben, die schneller ermüden, insbesondere bei wiederholten Kontraktionen (siehe Kapitel 7).
Neurologische Tests	Erwägen Sie neurologische Untersuchungen, wenn besondere neurologische Symptome festgestellt wurden, und berücksichtigen Sie dabei mögliche Empfindsamkeiten gegenüber Berührungen.

Tabelle 14-2: Fortsetzung

Neurodynamische Prüfung	Schmerzsymptome könnten mit Hilfe neurodynamischer Tests untersucht werden, wobei potenzielle Empfindlichkeiten gegenüber Berührungen und die Verschlimmerung von Symptomen berücksichtigt werden.
Analyse der Bewegungsabläufe	Beschränkung der Bewertung auf die wichtigsten funktionellen Bewegungen, die in der subjektiven Bewertung als vorrangig eingestuft wurden. Allgemeine Mobilitätsbeurteilungen können zu einer Verschlimmerung der Symptome führen und haben für die betreffende Person möglicherweise keine Priorität.
Orthostatische Intoleranz	Wenn der Verdacht auf orthostatische Intoleranz besteht, sollten Sie eine objektive Messmethode wie den Active Stand Test oder den NASA-Lean-Test in Betracht ziehen (siehe Kapitel 18).
Autonome Dysfunktion	Die Herzfrequenzvariabilität ist ein mögliches objektives Maß für die autonome Funktion. Eine Reihe von im Handel erhältlichen Herzfrequenzmessgeräten kann die Herzfrequenzvariabilität messen (siehe Kapitel 18 für weitere Informationen).
Dysfunktionale Atmung	Falls angezeigt, prüfen Sie, ob die Atmung gestört ist, indem Sie die Bewegung des Magens im Vergleich zum oberen Brustkorb beobachten und beurteilen Sie die Atemtechnik (siehe Kapitel 12 für weitere Informationen über Atemstörungen).
Toleranz gegenüber körperlicher Anstrengung	Belastungstoleranztests werden für Menschen mit ME/CFS nicht empfohlen, da sie bekanntermaßen zu einer Verschlimmerung der Symptome führen können Die subjektive Beurteilung sollte ausreichen, um derzeitige Tätigkeitsgrenzen festzustellen.

14.4 Anwendung der Ergebnisse in der Praxis

Die aus einem Assessment gewonnenen Informationen führen zur Entwicklung eines Managementplans oder beeinflussen die Behandlungsentscheidungen, wenn die Person wegen einer Erkrankung behandelt wird, die nichts mit ME/CFS zu tun hat. Wenn Sie die Symptome des ME/CFS direkt ansprechen, sind die wichtigsten Fragen, die den Managementplan bestimmen sollten:

- Was sind die wichtigsten Probleme/Prioritäten/Ziele der Person?
- Gibt es bestimmte Auslöser für eine Verschlimmerung der Symptome und wie sollte der Managementplan angepasst werden, um diese zu vermeiden?
- Wie werde ich die Reaktion der Person auf den Managementplan überwachen?

Management-Ideen werden in diesem Buch in Bezug auf bestimmte Symptome oder im Allgemeinen diskutiert. Es gibt keinen festen Managementplan, der für Menschen mit ME/CFS empfohlen wird. Alle Pläne sollten individuell angepasst und regelmäßig überwacht und bewertet werden. Eine vollständige Beurteilung kann mehrere Sitzungen in Anspruch nehmen, und ein Managementplan kann sich weiterentwickeln, wenn Strategien getestet, bewertet und bei Bedarf geändert werden.

Unabhängig vom Grund für eine therapeutische Intervention sollte bei jeder Person mit ME/CFS eine Untersuchung durchgeführt werden, die die Art, den Schweregrad und die Auslöser ihrer Symptome bestimmt. Die Schlüsselfragen, die jeden Behandlungsplan bestimmen sollten, sind:

1) Gibt es bestimmte Auslöser für eine Verschlimmerung der Symptome und wie sollte der Managementplan angepasst werden, um diese zu vermeiden?
2) Wie werde ich die Reaktion der Person auf meinen Managementplan überwachen?

In einigen Fällen kann eine typische Intervention für eine Person mit ME/CFS nicht geeignet sein, aber es kann eine Reihe von Möglichkeiten geben, sie anzupassen, z. B. wenn eine Muskel-Skelett-Erkrankung eine bestimmte Übung erfordert, könnte diese angepasst werden, indem die Position der Person verändert wird, die Intensität verändert wird oder Mittel und Wege gefunden werden, den Tagesablauf so anzupassen, dass die Übung ohne übermäßige Anstrengung durchgeführt werden kann. Ob Bewegung für Menschen mit ME/CFS geeignet ist und wie sie sicher durchgeführt werden kann, wird in Kapitel 17 näher erläutert.

In anderen Fällen kann eine Intervention nicht für eine Person mit ME/CFS geeignet sein, die keine andere Möglichkeit der Anpassung hat, z. B. eine Reha nach einer orthopädischen Operation bei einer Person mit schwerem ME/CFS, die keine zusätzliche körperliche Anstrengung verträgt. In diesen Fällen sollte man sich auf die Prioritäten des Betroffenen konzentrieren und die Symptome so weit wie möglich minimieren. Eine offene und ehrliche Diskussion mit der betroffenen Person ermöglicht eine gemeinsame Entscheidungsfindung.

Oliver: Eine physiotherapeutische Untersuchung half mir, Probleme mit meiner Körperhaltung zu erkennen und sie mit einigen sanften Übungen und einer Änderung meines Arbeitsplatzes anzugehen.

Zusammenfassung

Jedes Assessment einer Person mit ME/CFS sollte die Art, den Schweregrad und die Auslöser ihrer ME/CFS-Symptome bestimmen, unabhängig vom Grund für die therapeutische Intervention.

Ein therapeutisches Assessment kann selbst zu einer Verschlimmerung der Symptome führen, so dass Anpassungen des gesamten Assessmentprozesses erforderlich sind.

Alle Managementpläne für Menschen mit ME/CFS sollten der Vermeidung von PEM Vorrang einräumen und ein Mittel zur Überwachung und Bewertung der Verschlimmerung von Symptomen vorsehen.

15 Energiemanagement/Pacing

Zweck dieses Kapitels

In diesem Kapitel werden Energiemanagement, Aktivitätsmanagement und Pacing beschrieben und wie sie in Bezug auf ME/CFS angemessen umgesetzt werden können.

Energiemanagement ist eine Strategie, bei der es darum geht, die Aktivitäten so zu steuern, dass das verfügbare Energieniveau nicht überschritten wird. Menschen mit ME/CFS haben berichtet, dass Energiemanagement eine der effektivsten Formen der Symptomkontrolle ist. Auch wenn Health Professionals mit den Konzepten des Energiemanagements, des Aktivitätsmanagements und des Pacing vertraut sind, ist es wichtig zu verstehen, dass es verschiedene Arten des Energiemanagements gibt, von denen einige für Menschen mit ME/CFS möglicherweise nicht geeignet sind. Es ist auch wichtig anzuerkennen, dass Energiemanagement keine Behandlung für ME/CFS ist, sondern eine Strategie, die Menschen mit ME/CFS helfen kann, ihre Symptome zu bewältigen.

Energiemanagement/Aktivitätsmanagement (die Begriffe werden in der Literatur austauschbar verwendet) kann als eine Strategie definiert werden, die darin besteht, die Aktivitäten einer Person so zu steuern, dass sie innerhalb ihres verfügbaren Energieniveaus bleibt (National Institute for Health and Care Management (NICE), 2021). Energiemanagement umfasst Strategien zur Minimierung des Energiebedarfs für Aufgaben und zur Maximierung der Aktivitäten, die mit der verfügbaren Energie einer Person durchgeführt werden können. Zu diesen Strategien gehören der Einsatz von Geräten oder Technologien zur Anpassung von Aktivitäten sowie die Planung und Priorisierung von Zeitplänen. Auf diese Strategien wird weiter unten in diesem Kapitel näher eingegangen.

15.1 Definition

Pacing[11] wird als ein Ansatz beschrieben, der ein Gleichgewicht zwischen Aktivitäten und Ruhe herstellt, um bei der Bewältigung von Symptomen zu helfen (Goudsmit et al., 2012), und er wird von Health Professionals bei vielen Erkrankungen eingesetzt, die mit chronischen Schmerzen und chronischer Fatigue einhergehen (Antcliff et al., 2019). Allerdings ist das Pacing in der Forschung ein schlecht definiertes Konstrukt, für das es weder eine einheitliche Definition noch eine nachweisbare Evidenzbasis gibt (Antcliff et al., 2019; Gill & Brown, 2009). Es werden zwei Arten von Pacing unterschieden (Antcliff et al., 2019):

1) „Quota-contingent Pacing“ (Quotenabhängige Taktung): Durchführung von Aktivitäten nach einer bestimmten Taktung (Um-

11 Energiemanagement [= Pacing] hilft Menschen mit ME/CFS zu lernen, die ihnen zur Verfügung stehende Energiemenge zu nutzen und gleichzeitig das Risiko von Post-exertioneller Malaise oder einer Verschlimmerung der Symptome durch Überschreitung ihrer Grenzen zu verringern. Zu den Grundsätzen für das Tempo gehören: Festlegen kurzer, zeitlich begrenzter Aktivitätsfenster, regelmäßiges Wechseln von Position und Aktivität, Aufteilen von Aufgaben in kleinere Aufgaben über den Tag verteilt, Aufteilen großer Aufgaben in kleinere Aufgaben über eine Woche verteilt (Anm. d. Lek.)

fang, Distanz, Ziel), um die körperliche Funktion zu verbessern

2) „Symptomabhängiges Pacing“ (Symptomabhängige Taktung): Die Aktivitäten richten sich nach der wahrgenommenen Symptomstärke, mit dem Ziel, Symptome zu vermeiden und Energie zu sparen. Zu den Begriffen, die dies beschreiben können, gehören „adaptives Pacing (Taktung)“ und „Hüllentheorie“.

Das **quotenabhängige Pacing** wird mit einer Verbesserung des Funktionsniveaus in Verbindung gebracht und von medizinischen Fachkräften, die mit Menschen mit chronischen Schmerzen und chronischer Fatigue arbeiten, häufiger eingesetzt als das **symptomabhängige Pacing**. Eine Online-Umfrage (Antcliff et al., 2019) unter 92 Angehörigen der Gesundheitsberufe, darunter auch Physiotherapeut:innen, ergab, dass 50 Prozent der Befragten angaben, das quotenabhängige Pacing im Rahmen ihrer klinischen Praxis anzuwenden, während nur 5,4 Prozent die Hüllentheorie und 12 Prozent das adaptive Pacing verwendeten, die beide Arten des symptomabhängigen Pacings sind. In einer randomisierten kontrollierten Studie (White et al., 2011) wurde die Wirksamkeit des symptomabhängigen Pacings mit dem quotenabhängigen Pacing bei ME/CFS verglichen. Mehr als 600 Menschen mit ME/CFS, die nach den grundlegenden Oxford-Kriterien diagnostiziert wurden, zu denen das Post-exertional Malaise (PEM) nicht gehört (siehe Kapitel 1), wurden in folgende Gruppen aufgeteilt:

- „Einfaches, nicht-inkrementelles (schrittweises) Pacing“ (Aktivitäten werden so geplant, dass ein Gleichgewicht zwischen Aktivität und Ruhe entsteht)
- „Einfaches inkrementelles (schrittweises) Pacing“ (eine allmähliche und geplante Steigerung der körperlichen Aktivität oder Bewegung)
- „Komplexes inkrementelles Pacing“ (eine Kombination aus einfachem Pacing, inkrementellem Pacing und gezielter Beeinflussung von Kognitionen und Verhaltensweisen, um eine Erweiterung der körperlichen Leistungsfähigkeit zu fördern)
- Fachärztliche Versorgung (Kontrollgruppe).

Die Studie legt nahe, dass ein einfaches, nicht-inkrementelles Pacing nicht wirksamer ist als die fachärztliche Versorgung, während inkrementelle Methoden mäßig bessere Ergebnisse erzielten. Die in dieser Studie verwendeten Pacing-Konzepte wurden jedoch als zu unklar kritisiert (Jason, 2017), und es gab zahlreiche Kritiken an der Qualität der Studie selbst, was viele dazu veranlasste, ihre Ergebnisse zu ignorieren. Eine ausführlichere Diskussion dieser Kritikpunkte findet sich in Kapitel 17.

Das quotenabhängige Pacing beinhaltet eine schrittweise Steigerung der Aktivität und seine Behandlungsprinzipien entsprechen daher denen der abgestuften Bewegungstherapie, bei der allmähliche Verbesserungen erwartet werden und die Aktivitäten unabhängig von der Verschlimmerung der Symptome fortgesetzt werden sollten, da sich der Körper „anpassen“ wird (Bavinton et al., 2004). Dieses Prinzip mag zwar für viele Erkrankungen geeignet sein, aber wenn eine Person mit ME/CFS dazu ermutigt wird, ihr Aktivitätsniveau unabhängig von ihren Symptomen zu erhöhen, besteht die Wahrscheinlichkeit, dass sie wiederholt PEM auslöst und eine weitere Verschlimmerung der Symptome erfährt. Weitere Gründe, warum ein abgestufter Ansatz für Menschen mit ME/CFS nicht geeignet ist, werden in den Kapiteln 6 und 17 diskutiert.

Das symptomabhängige Pacing konzentriert sich auf die Verringerung der Verschlimmerung von Symptomen. In der Umfrage unter Angehörigen der Gesundheitsberufe (Antcliff et al., 2019) verwendeten nur 0,1 Prozent das Pacing, um Energie zu sparen, und 1,7 Prozent, um die Symptome zu reduzieren; für Menschen mit ME/CFS sollte das primäre Ziel des Pacings jedoch darin bestehen, die Symptome zu reduzieren und so viel Aufgaben wie möglich mit der verfügbaren Energie zu ermöglichen.

Health Professionals sollten daher erkennen, dass ihr typisches Verständnis von Pacing möglicherweise nicht die am besten geeignete Technik für Menschen mit ME/CFS ist, und dass Energiemanagement für diese Gruppe von Menschen keine Behandlung ist, die auf eine strukturierte Verbesserung abzielt: Es ist eine Strategie, um eine Verschlimmerung der Symptome zu vermeiden und die Funktion und Lebensqualität zu maximieren.

Da das Konzept des symptomabhängigen Pacings mit geeigneten Energiemanagementstrategien für Menschen mit ME/CFS übereinstimmt, wird diese Art der Stimulation im weiteren Verlauf dieses Kapitels unter dem Begriff „Energiemanagement" zusammengefasst.

15.2 Energiemanagement für Menschen mit ME/CFS

PEM ist das charakteristische Merkmal von ME/CFS und beinhaltet das Hinzutreten von Symptomen oder die Verstärkung bestehender Symptome als Reaktion auf körperliche, kognitive, sensorische und emotionale Belastungen (Bateman et al., 2021). Weitere Informationen zu PEM finden Sie in Kapitel 6. Die Aufgabe des Energiemanagements ist es, Menschen mit ME/CFS zu helfen, ihre verfügbare Energie zu nutzen und gleichzeitig das Risiko einer PEM zu minimieren.

Energiemanagement ist eine Selbstmanagementstrategie, bei der es darum geht, die Aktivitäten einer Person so zu steuern, dass sie innerhalb ihres Energiebudgets bleibt (NICE, 2021). Eine „Energiehülle" beschreibt die Menge an wahrgenommener Energie, die einer Person zur Verfügung steht, ohne eine Zunahme ihrer Symptome auszulösen. Wenn eine Person mit ME/CFS nur die Energie verbraucht, die innerhalb ihrer „Hülle" zur Verfügung steht, kann sie vermutlich die Häufigkeit und Schwere ihrer Symptome reduzieren (Jason et al., 2008). Um ein optimales Aktivitätsniveau zu erreichen, sollte eine Person ihre Energievorräte weder über- noch unterschreiten, sondern versuchen, innerhalb ihrer Energiegrenzen zu bleiben (Jason & Benton, 2009). Die Evidenzbasis für die Wirksamkeit des Energiemanagements bei Menschen mit ME/CFS ist begrenzt. Eine Reihe von Fallstudien legt nahe, dass das Einhalten der Energiegrenzen ein wirksamer Mechanismus zur Verringerung der Symptomverschlechterung bei Menschen mit ME/CFS ist (Jason et al., 1999; Pesek et al., 2000). Darüber hinaus wurde in einer kleinen Kohortenstudie (Jason et al., 2010) mit 30 Menschen mit ME/CFS der Einsatz einer Begleitperson (Buddy) zur Unterstützung bei grundlegenden Lebensaufgaben, die körperlich oder kognitiv zu anstrengend waren, untersucht, um eine Überanstrengung zu reduzieren. Die Ergebnisse zeigten, dass die Personen, die die Buddy-Intervention erhielten, eine signifikant stärkere Verringerung des Ermüdungsgrads aufwiesen als die Personen in einer Kontrollgruppe ohne Unterstützung, was darauf hindeutet, dass die Intervention Menschen mit ME/CFS in die Lage versetzte, Überanstrengung zu reduzieren und möglicherweise innerhalb ihres Energiebereichs zu bleiben, obwohl die Energiemenge nicht gemessen wurde.

In einer Studie (Jason & Benton, 2009) wurde versucht, die Messung des Energiemanagements zu standardisieren, indem 110 Personen mit ME/CFS gebeten wurden, auf einer 100-Punkte-Skala die Menge an Energie zu bewerten, die ihnen ihrer Meinung nach zur Verfügung steht, und die Menge an Energie, die sie tatsächlich verbrauchen. Die Forscher:innen errechneten dann einen prozentualen täglichen „Energiequotienten", indem sie die verbrauchte Energie durch die wahrgenommene Energie teilten und mit 100 multiplizierten. Ein Energiequotient von weniger als 100 bedeutete, dass die Personen weniger Energie verbraucht hatten, als sie wahrgenommen hatten, während ein Quotient von mehr als 100 anzeigte, dass sie mehr Energie verbraucht hatten, als sie wahrgenommen hatten. Die Studie ergab, dass 86 Prozent der Teilnehmer:innen einen täglichen Energiequotienten von mehr als 100 aufwiesen, was bedeutet, dass sie mehr Energie verbrauchten, als sie ihrer Meinung nach zur Verfügung hatten.

Die Studie verfolgte auch den Schweregrad der Symptome und fand statistisch signifikante Zusammenhänge zwischen höheren Energiequotienten und höheren Schweregraden für PEM und Fatigue, was darauf hindeutet, dass die Menschen eine Verschlimmerung der Symptome erfahren, wenn sie mehr Energie verbrauchten, als sie wahrnahmen.

Der „Energiequotient“ wurde später verwendet, um vier Gruppen mit insgesamt über 450 Menschen mit ME/CFS, die PEM aufwiesen, zu verfolgen, und es wurde erneut festgestellt, dass Menschen, die ihren Energieumfang überschritten, eine zunehmende Symptomschwere aufwiesen (O'Connor et al., 2019). In dieser Studie wurde auch festgestellt, dass Personen mit einem hohen Funktionsniveau, die eine „größere“ Hüllkurve aufwiesen, bei Überschreitung der Hüllkurve eine ähnliche Symptomschwere aufwiesen wie Personen mit einem sehr niedrigen Funktionsniveau, was darauf hindeutet, dass sich eine Überanstrengung besonders auf Personen mit einem höheren Funktionsniveau auswirkt und die Theorie der Energiehüllkurve daher für Personen mit einem leichteren ME/CFS von größtem Nutzen sein könnte.

Obwohl die Evidenzbasis für Energiemanagement begrenzt ist, wird diese Strategie von Menschen mit ME/CFS häufig als einer der nützlichsten Ansätze genannt (Goudsmit et al., 2012; Jason et al., 2013). Online-Umfragen haben gezeigt, dass von 4000 Antworten das Pacing sehr stark als die effektivste Form des Managements bewertet wurde (ME Association, 2008) und 45 Prozent von 1000 Befragten berichteten, dass Pacing ihre Symptome verbessert hat, obwohl 14 Prozent berichteten, dass sich ihre Symptome verschlechtert haben (ME Association, 2015). Eine Analyse mehrerer Erhebungen (Geraghty et al., 2019) mit einer Stichprobengröße von 18 000 Personen ergab, dass Pacing als die günstigste Behandlung angesehen wurde, wobei 82 Prozent der Menschen mit ME/CFS über eine Verbesserung ihrer Symptome berichteten. Allerdings handelt es sich bei den Erhebungen um eine selbst ausgewählte Gruppe von Befragten, so dass es zu Selektionsverzerrungen kommen kann, und es ist oft unklar, welche Form der Stimulation oder des Energiemanagements eingesetzt wurde oder welche ME/CFS-Diagnosekriterien für die einzelnen Befragten verwendet wurden.

15.3 Unterstützung des Energiemanagements

Es gibt keinen einzigen Energiemanagementplan, der für jede Person mit ME/CFS geeignet ist. Ein geeigneter Plan hängt von vielen Faktoren ab, daher sollten vor einer Diskussion über Energiemanagement die folgenden **Informationen** eingeholt werden:

- Symptomschwere
- Bekannte Auslöser von PEM
- Derzeitige Verpflichtungen (z. B. Arbeit, Kinder, Haustiere, Pflegeaufgaben)
- Umfang der Unterstützung, die der Person zur Verfügung steht (z. B. Unterstützung durch die Familie, Pflegepersonen, finanzielle Stabilität)
- Individuelle Prioritäten
- Erprobte Energiemanagementtechniken und Evaluation ihrer Unterstützung.

Ermitteln Sie den aktuellen Tagesablauf der Person und achten Sie dabei auf Aktivitäten, die körperliche, kognitive, sensorische und emotionale Belastungen beinhalten, da diese Aktivitäten potenzielle Ursachen für PEM sein können. Möglicherweise ist die Person bereits in der Lage zu erkennen, welche Aktivitäten ihr besondere Probleme bereiten, oder es gibt keine offensichtliche Ursache. In diesem Fall kann es von Vorteil sein, die Aktivitäten und Symptome über einen längeren Zeitraum zu beobachten, und die Verwendung eines Herzfrequenzmessgeräts kann dabei helfen, Aktivitäten zu identifizieren, die körperliche Anstrengung verursachen. Weitere Informationen zur Überwachung der Herzfrequenz finden Sie in Kapitel 16.

Allein das Sammeln dieser Menge an Informationen kann ausreichen, um eine kognitive Belastung zu verursachen und PEM auszulösen. Daher sollten Sie Methoden in Betracht ziehen, um Informationen außerhalb einer persönlichen Interaktion zu erhalten, z. B. das vorherige Versenden eines Fragebogens, der innerhalb des eigenen Zeitrahmens der Person ausgefüllt werden kann. Weitere Vorschläge für die Informationsbeschaffung vor der Untersuchung finden Sie in Kapitel 14.

Für die **Prioritäten im Energiebereich** wurde die Analogie einer „Energiesparkasse" vorgeschlagen, in der eine Person mit ME/CFS vier „Energiekonten" anlegt (Carruthers et al., 2011). Das „primäre Konto" ist Energie für die wesentlichen Aktivitäten des täglichen Lebens, wie Körperpflege und Ernährung. Für unerwartete Ereignisse sollte eine „Notreserve" angelegt werden. Ein „gemeinsames Budget" besteht aus Energie, die für soziale Interaktionen verwendet werden sollte. Und schließlich sollte es eine „Energiespar-Investition" geben, bei der eine gute Erholungsqualität dazu beiträgt, die Verschlimmerung von Symptomen zu minimieren und in die künftige Gesundheit zu „investieren". Dieses letzte Konzept, innerhalb der Energiegrenzen zu bleiben, um die künftige Gesundheit zu verbessern, wurde in einer Studie aufgezeigt, die ergab, dass Menschen mit ME/CFS im Laufe der Zeit besser den täglichen Anforderungen genügten, wenn sie Energiemanagementstrategien anwandten, die ihnen halfen, innerhalb ihres Energiebudgets zu bleiben (Jason & Benton, 2009).

Das **Konzept der Ruhe** unterscheidet sich von dem des Schlafs. Ruhe wird als vielschichtig angesehen, wobei in einer Arbeit drei Komponenten beschrieben werden (Nurit & Michal, 2003):

- Körperlich: Bewegungsmangel
- Geistig: Freiheit von „allem, was müde macht"
- Spirituell: schafft Harmonie und Ruhe.

Wenn man bedenkt, dass die potenziellen Auslöser von PEM körperlicher, kognitiver, sensorischer und emotionaler Natur sind, ist es klar, dass echte Ruhe ein Mittel sein kann, um eine Verschlimmerung der Symptome zu vermeiden. Wenn eine Person mit ME/CFS bereits Ruhezeiten einplant, ist es wichtig zu klären, was sie während dieser Zeit tut. Manche Menschen erkennen vielleicht nur die körperlichen Aspekte der Ruhe und schließen eine kognitive oder sensorische Aktivität ein, die Lesen, Schauen oder Hören beinhalten kann. Wenn die kognitive oder sensorische Anstrengung ein Auslöser für ihre Symptome ist, merken sie möglicherweise nicht, dass sie sich nicht wirklich ausruhen, und es sollte ihnen geraten werden, alle Stimulationen zu reduzieren, um eine echte erholsame Ruhe zu erreichen.

Ruhe kann manchmal von Menschen abgelehnt werden, weil sie als zu passiv angesehen wird. Eine Person mit vielen Verantwortlichkeiten kann unglaubliche Schuldgefühle haben, wenn sie sich ausruht und sich stattdessen selbst unter Druck setzen. Indem man Ruhe als eine Strategie zur Bewältigung von Symptomen betrachtet, können Health Professionals der Person helfen, die Bedeutung von Ruhe zu verstehen und sie in ihren Behandlungsplan einzubeziehen.

15.4 Techniken des Energiemanagements

Es gibt viele Strategien, um Aktivitäten innerhalb der Energiegrenzen zu steuern (Bateman et al., 2021; Carruthers et al., 2011; Friedberg et al., 2019). Die Liste in **Tabelle 15-1** sollte eher als eine Auswahl von Ideen, denn als eine starre Reihe von Anweisungen gesehen werden, und es ist wichtig zu bedenken, dass es derzeit nur sehr wenige Belege für die Wirksamkeit dieser Maßnahmen gibt. Wie bei jeder Managementstrategie für Menschen mit ME/CFS sollten die Symptome als Reaktion auf eine Änderung oder Ergänzung der Routine ständig

Tabelle 15-1: Energiemanagementtechniken

Anpassen des Zeitplans Eine Änderung der Reihenfolge des Tagesablaufs und das Einbauen von Ruhephasen können dazu beitragen, die Anstrengung zu verringern und damit die Auslöser für PEM zu reduzieren.	Planen Sie Ruhezeiten zwischen Aktivitäten ein, die als Hauptauslöser für PEM identifiziert wurden. Wechseln Sie körperliche und kognitive Aktivitäten ab (denken Sie daran, dass kognitive Aktivitäten genauso anstrengend sein können). Wechseln Sie die Körperpositionen, z. B. Liegen, Sitzen oder Stehen.
Anpassung der Aktivitäten Die Aktivitäten könnten auf verschiedene Weise angepasst werden, um den Energieaufwand für ihre Durchführung zu verringern.	Teilen Sie die Aktivitäten in kleinere Komponenten ein, mit Pausen dazwischen. Reduzieren Sie die Stunden und/oder den Aufenthalt an Orten der Schule/Arbeit. Ändern Sie die Position, in der eine Tätigkeit ausgeübt wird, z. B. Sitzen statt Stehen, Vermeiden Sie Überkopfpositionen.
Überwachung der Energie Wenn man verfolgt, wie viel Energie verbraucht wurde oder wie anstrengend eine Aufgabe ist, kann man seinen Energieverbrauch überwachen und wissen, wann man eine Pause einlegen sollte.	Überwachen Sie die Herzfrequenz (siehe Kapitel 16)). Schrittzähler „Löffeltheorie“, bei der Energieeinheiten als „Löffel“ gezählt werden, wobei jede Aufgabe einen Löffel verbraucht (Miserandino, 2003). Handgelenkbänder, die die verfügbare Energie repräsentieren und nach jeder Anstrengung auf das gegenüberliegende Handgelenk übertragen werden. Zeitschaltuhr/Alarm Apps (es gibt inzwischen mehrere Apps für intelligente Geräte, die bei der Erfassung des Energieverbrauchs helfen). Aktivitäts- und Symptomtagebuch zur längerfristigen Beobachtung Borg-Skala der wahrgenommenen Anstrengung kann einen unmittelbaren subjektiven Hinweis auf den Ermüdungsgrad geben (Balady et al., 2010).
Anpassungsfähige Hilfsmittel und Ausrüstung Spezielle Geräte können den Energieaufwand verringern. Wenn die Bereitstellung dieser Art von Geräten nicht in den Bereich der Praxis fällt, sollten Sie eine Überweisung an Ergotherapeut:innen veranlassen.	Sitzhocker (Bad/Küche) Duschstuhl/-hocker, Kommode (verkürzt den Weg zur Toilette), Treppenlift, Rollstuhl/Elektromobil
Hilfsmittel/Hilfsgeräte Diese Hilfsmittel und Geräte können den Energieaufwand für die Erledigung einer Aufgabe reduzieren oder die Häufigkeit des Aufstehens begrenzen (was auch bei orthostatischer Intoleranz helfen kann).	Elektrischer Dosenöffner, elektrische Zahnbürste, Wasserkocher, Kippschalter, intelligente Beleuchtung, intelligente Türklingeln, intelligente Technologie für Vorhänge/Jalousien

Tabelle 15-1: Fortsetzung

Kognitive Hilfen Hilfsmittel und Aufgabenanpassungen können dazu beitragen, die kognitive Belastung zu verringern und kognitive Dysfunktionen zu berücksichtigen.	Sie haben zugewiesene Orte für Gegenstände wie Schlüssel, Geld, Medikamente, Telefon. Verwenden Sie Aufgaben-/To-do-Listen. Bewahren Sie an wichtigen Stellen Notizblöcke auf, um wichtige Informationen zu notieren. Verwenden Sie Etiketten, um zu erkennen, wo die Gegenstände gelagert werden. Verwenden Sie ein Tagebuch als Gedächtnisstütze. Verwenden Sie Wandtafeln/Kalender, um tägliche Ereignisse und Termine festzuhalten. Nutzen Sie intelligente Technologie, um Erinnerungen und Alarme einzustellen.
Anpassungen bei den Mahlzeiten Wenn eine Person mit ME/CFS keine Unterstützung bei der Zubereitung von Mahlzeiten hat, können verschiedene Anpassungen vorgenommen werden, um den erforderlichen Energieaufwand zu verringern.	Kaufen Sie gefrorene, vorgeschnittene Zutaten. Kochen Sie an ruhigeren Tagen auf Vorrat, damit die Mahlzeiten für arbeitsreiche Tage/Symptome vorhalten. Kaufen Sie online: das reduziert die körperliche Anstrengung und ein einziger Einkauf kann in kleinere Einheiten aufgeteilt werden, um die kognitive Anstrengung zu vermindern. Verwenden Sie einen langsamen Kocher/Druckkochtopf. Bereiten Sie Frischhaltetüten mit Zutaten vor, die dann später zubereitet werden können.
Zusätzliche Unterstützung Für manche Menschen mit ME/CFS kann es notwendig sein, jemanden einzustellen, der sie bei der persönlichen Pflege oder bei allgemeinen Aufgaben im Haushalt unterstützt. Dies ist aber auch mit erheblichen Kosten verbunden. Die Unterstützung des Zugangs zu finanzieller Hilfe kann von Vorteil sein.	Pflegekräfte oder persönliche Assistent:innen für die persönliche Pflege oder Verwaltungsaufgaben Reinigungskräfte/Gärtner:innen

überwacht werden, und das Management sollte immer individuell gestaltet werden.

Kim: Mein Physiotherapeut hat mir Ratschläge, Erinnerungen und praktische Tipps zum Thema Tempo gegeben. Wenn Veranstaltungen oder Verpflichtungen anstehen, achte ich darauf, dass ich mich im Voraus ausruhe und danach Zeit zur Erholung habe.

Es ist wichtig zu wissen, dass Energiemanagement viel Geduld und Hingabe erfordert. Eine Person mit ME/CFS muss möglicherweise Aktivitäten, die für sie sehr bedeutsam sind, opfern oder Kompromisse eingehen. Daher sollte jede Diskussion über Energiemanagementtechniken mit Professionalität, Mitgefühl und dem Verständnis geführt werden, dass der Ratschlag dem Betroffenen zwar helfen kann, seine Symptome zu bewältigen, dass er aber auch zu einer vollständigen Veränderung ihres Lebens führen.

Wie in Kapitel 1 erläutert, ist es üblich, dass die Symptome von ME/CFS im Laufe der Zeit schwanken. Der Energiehaushalt kann veränderlich sein, und eine Person mit ME/CFS kann Zeiträume erleben, in denen sie mehr leisten kann, und Zeiten, in denen sie nicht so viel leisten kann. Strategien für das Energiemanagement sind daher nicht festgelegt, und Health Professionals können eine nützliche Rolle spielen, indem sie im Laufe der Zeit Anleitung und Unterstützung bieten, je nachdem, wie stark die Schwere der Symptome schwankt.

Oliver: Das Pacing ist schwer zu beschreiben, weil es nicht etwas ist, das einfach sofort passiert, sondern eine konstante Sache, an der man arbeiten muss, und viel Ausprobieren.

Eine Person mit ME/CFS braucht möglicherweise Unterstützung, um ihre Aktivitäten während einer Periode erhöhter Symptomschwere weiter anzupassen, oder sie kann nach Anleitung suchen, wie sie ihre Aktivität sicher steigern kann, wenn ihr Energiehaushalt zugenommen hat. Die Symptome sollten immer genau beobachtet und bewertet werden, wenn sich das **Aktivitätsniveau einer Person** ändert, um sicherzustellen, dass keine PEM ausgelöst wird.

Obwohl das Energiemanagement als eine der vorteilhaftesten Strategien für Menschen mit ME/CFS identifiziert wurde, gibt es **Einschränkungen**. Die Einschätzung der zur Verfügung stehenden Energie kann sehr schwierig sein (Carruthers et al., 2011), wie die weiter oben in diesem Kapitel beschriebene Studie zeigt, in der festgestellt wurde, dass 86 Prozent von 110 Menschen mit ME/CFS ihre wahrgenommene Energiegrenze überschritten hatten (Jason & Benton, 2009). Sich auf das Symptomverhalten zu verlassen, um zu wissen, wann eine Person sich zu sehr anstrengt, ist nicht möglich, da PEM in der Regel eine verzögerte Reaktion ist, oft um Tage später auftritt, und die Wahrnehmung von Anstrengung bei einigen Menschen mit ME/CFS verändert sein kann, was in Kapitel 7 näher erläutert wird. Die Überwachung der Herzfrequenz kann eine nützliche Echtzeit-Messung der Anstrengung sein, obwohl auch dies nicht ohne Einschränkungen ist. Weitere Informationen zur Überwachung der Herzfrequenz finden Sie in Kapitel 16.

Es wird zwar empfohlen, zu planen und Prioritäten zu setzen, aber angesichts der fluktuierenden Natur von ME/CFS in Kombination mit möglichen unerwarteten Ereignissen wie neuen Infektionen oder Situationen, die dringende Maßnahmen erfordern, ist der Ansatz nicht so einfach. Eine Person kann Verpflichtungen haben, z. B. die Betreuung von Kindern oder älteren Menschen, die viele Energiemanagementpraktiken völlig undurchführbar machen.

Energiemanagementtechniken können auch für Menschen mit schwerem oder sehr schwerem ME/CFS irrelevant sein, bei denen die Schwere der Symptome so stark ist, dass sie sich nicht mehr selbst kontrollieren können.

Mo: Mein Energiemanagement umfasst das Kochen in großen Mengen und Online-Shopping, die Verwendung von Weckern als Erinnerung, um eine Pause vom Computer zu machen, und Hilfsmittel wie einen Duschstuhl und einen Sitzhocker, um Aktivitäten des täglichen Lebens zu erleichtern, ohne eine Verschlimmerung der Symptome zu verursachen.

Menschen mit schwerem und sehr schwerem ME/CFS scheinen in keine der Forschungsarbeiten zum Energiemanagement und zum Pacing einbezogen worden zu sein, so dass alle Schlussfolgerungen aus den aktuellen Erkenntnissen nicht auf diese Gruppe übertragen werden können. Schweres und sehr schweres ME/CFS wird in Kapitel 3 weiter erörtert.

Health Professionals sollten verstehen, dass das Energiemanagement ein Instrument ist, um die Lebensqualität bei Menschen mit ME/CFS zu maximieren und gleichzeitig die Verschlimmerung der Symptome zu minimieren, aber das ist nicht immer einfach, praktisch oder nützlich.

Zusammenfassung

„Energiemanagement", „Aktivitätsmanagement" und „symptomabhängiges Pacing" sind Begriffe, die alle dieselbe Strategie beschreiben: den Energieverbrauch zu minimieren, um die Symptomausprägung zu verringern und gleichzeitig die funktionellen Fähigkeiten zu maximieren.
Andere Arten von Pacing werden üblicherweise von Health Professionals verwendet, die sich auf die Steigerung der Aktivität konzentrieren, oft in festgelegten Schritten. Diese Art des Pacings ist für Menschen mit ME/CFS aufgrund der Natur der PEM nicht geeignet.
Das Energiemanagement umfasst Strategien zur Anpassung der Aktivitäten, um den Energieaufwand zu verringern, was den Einsatz von Hilfsmitteln, Ausrüstung und Technologie beinhalten kann.

Anwendung in der Praxis

Energiemanagement ist ein mögliches Instrument, das bei der Arbeit mit Menschen mit ME/CFS für das Symptommanagement in Betracht gezogen werden kann.
Ziel des Energiemanagements ist es, die Verschlimmerung von Symptomen zu verringern, indem die Energiebilanz eingehalten wird.
Die Planung von Energiemanagementstrategien sollte ein gemeinsames Projekt zwischen Health Professionals und der Person mit ME/CFS sein.

16 Pacing mit einem Herzfrequenzmessgerät

Zweck dieses Kapitels

Dieses Kapitel beschreibt die physiologischen Grundlagen des Pacings mit Herzfrequenzmessgeräten, die Anwendung dieses Ansatzes sowie die möglichen Vorteile und Schwierigkeiten. Health Professionals müssen die Prinzipien des Pacings mit einem Herzfrequenzmessgerät verstehen, um Menschen mit ME/CFS bei der erfolgreichen Anwendung dieser Managementstrategie zu unterstützen.

Energiemanagement/Pacing ist eine Schlüsselstrategie für Menschen mit ME/CFS, um ihre täglichen Aktivitäten im Rahmen ihres Energiebedarfs zu managen (siehe Kapitel 15), um eine Symptomverschlimmerung nach der Anstrengung (PEM) zu vermeiden. Es kann jedoch schwierig sein, innerhalb der Energiegrenzen zu bleiben, da PEM oft eine verzögerte Reaktion auf die Anstrengung ist. Die Messung der Herzfrequenz mit einem Herzfrequenzmessgerät bietet Menschen mit ME/CFS eine objektive Möglichkeit, die Aktivität in „Echtzeit" zu steuern, um PEM zu reduzieren, und der Ansatz kann entweder als langfristige Managementstrategie oder als Teil eines Assessmentprozesses eingesetzt werden.

Physiologische Grundlage für das Pacing mit einem Herzfrequenzmessgerät ist ein Ansatz, bei dem ein tragbares Gerät zur Überwachung der Herzfrequenz während der Aktivität verwendet wird, mit dem Ziel, die Zeit, die im anaeroben Stoffwechsel verbracht wird, entweder zu unterschreiten oder zu minimieren. Da eine wiederholte Anstrengung auf diesem Niveau eine weitere Verschlechterung der Leistung zu verursachen scheint, die auf PEM hinweist, kann eine Person mit ME/CFS theoretisch dazu beitragen, PEM zu vermeiden oder zu minimieren, wenn sie ein Aktivitätsniveau vermeidet oder minimiert, das sie dazu veranlasst, anaerob zu arbeiten.

Der Übergang vom aeroben zum anaeroben Stoffwechsel wird mit Begriffen wie „Laktatschwelle", „Herzfrequenz-Abweichungspunkt" und „ventilatorische anaerobe Schwelle" (VAT) bezeichnet (Ghosh, 2004). Diese Schwelle kann mit einem kardiopulmonalen Belastungstest (CPET) (Albouaini et al., 2007) ermittelt werden, der in Kapitel 6 näher erläutert wird.

Faith: Ich habe meinen Herzfrequenzmesser bei ganz alltäglichen Dingen wie dem Zähneputzen abgelegt! Es ist fast unmöglich, mein Leben innerhalb eines festgelegten Rahmens zu leben, aber der Monitor hat mir geholfen, zu erkennen, wann ich mir eine Pause gönnen muss, und ich benutze ihn als objektiven Maßstab, um meiner Familie zu zeigen, wie ich mich fühle, was ihnen hilft zu verstehen, warum ich eine Aktivität vielleicht abbrechen muss.

Bei Belastungstests können Menschen mit ME/CFS im Vergleich zu alters- und geschlechtsgleichen Kontrollpersonen schneller in den anaeroben Stoffwechsel übergehen, und sie zeigen bei einem wiederholten Test 24 Stunden später eine weitere Leistungsverschlechterung (Davenport et al., 2020). Diese Leistungsverschlechterung ist das charakteristische Merkmal von Menschen mit ME/CFS und kann ein Hinweis auf PEM sein (Davenport et al., 2019).

Es ist nicht möglich, das Niveau des Gasaustauschs zu ermitteln, um festzustellen, ob ein Patient in einen anaeroben Stoffwechsel gelangt, wenn keine geeignete Ausrüstung und keine Analyse aus einem CPET vorliegt. Die Herzschlagfrequenz, die in Schlägen pro Minute gemessen wird, steigt jedoch in der Regel linear mit allen anderen Messungen der Herz-Kreislauf-Funktion (Davenport et al., 2019; Balady et al., 2010), und die Herzfrequenz kann mit Hilfe von zugänglich tragbaren Geräten gemessen werden. Daher kann die Überwachung der Herzfrequenz eine praktische „Echtzeit"-Maßnahme sein, um abzuschätzen, wann eine Person auf einen anaeroben Stoffwechsel hinarbeitet.

Es ist wichtig zu erkennen, dass die Verwendung eines Herzfrequenzmessgeräts für Menschen mit ME/CFS sich stark von der Verwendung eines Herzfrequenzmessgeräts für die Trainingsvorgaben in anderen Bevölkerungsgruppen unterscheidet. In den meisten Bevölkerungsgruppen kann beispielsweise die Trainingsintensität anhand von „Herzfrequenz-Zielzonen" festgelegt werden, mit dem Ziel, an oder um die anaerobe Schwelle zu trainieren, um die kardiovaskuläre Fitness zu verbessern (Davis et al., 1979; Ghosh, 2004). Für die Allgemeinbevölkerung wird empfohlen, mit 40 bis 60 Prozent der maximalen Herzfrequenz bei „mäßiger Intensität" und mit mehr als 60 Prozent bei „starker Intensität" zu trainieren (Balady et al., 2010).

Bei Menschen mit ME/CFS werden Herzfrequenzmessgeräte jedoch aus dem gegenteiligen Grund eingesetzt: Sie informieren darüber, wann eine Person sich zu sehr anstrengt, so dass sie ihr Arbeitspensum reduzieren kann, um die im anaeroben Stoffwechsel verbrachte Zeit zu vermeiden oder zu minimieren. So kann sie erkennen, wann sie ihr Aktivitätsniveau reduzieren muss, um PEM zu vermeiden oder zu minimieren.

16.1 Evidenz für Stimulation mit einem Herzfrequenzmonitor

Derzeit gibt es nur begrenzte Evidenz für die **Stimulation mit einem Herzfrequenzmonitor**. In einer veröffentlichten Fallstudie (Stevens & Davenport, 2010) wurde die VAT eines Menschen mit ME/CFS mit Hilfe eines zweitägigen CPET ermittelt und dann ein Pacing-Training mit einem Herzfrequenzmessgerät neben einem Flexibilitäts- und Kräftigungsprogramm durchgeführt. Nach einem Jahr war der Teilnehmer in der Lage, alltägliche Aktivitäten ohne Symptome auszuführen, wobei sich der maximale Sauerstoffverbrauch (VO_2) und die maximale Minutenventilation (VE) verbesserten. Da es sich hier um eine Einzelfallstudie handelt, können die Ergebnisse nicht auf die breite Bevölkerung von Menschen mit ME/CFS verallgemeinert werden. Trotz des derzeitigen Mangels an Forschungsergebnissen wird das Pacing mit einem Herzfrequenzmessgerät von vielen Menschen mit ME/CFS angewandt. In einer landesweiten Umfrage wurden Menschen mit ME/CFS nach ihren Erfahrungen mit der Verwendung eines Herzfrequenzmessgeräts gefragt (Clague-Baker et al., 2023) und 488 Antworten mit über 30 berichteten Vorteilen erhalten, darunter:

- Der Ansatz ermöglichte es ihnen, ihre PEM-Auslöser zu verstehen (72 Prozent).
- Der Ansatz half ihnen, die PEM zu minimieren (57 Prozent).
- Die Verwendung von Herzfrequenzmessgeräten hat dazu beigetragen, das Bewusstsein der Menschen in ihrem Umfeld für die Auswirkungen der Aktivität auf ihre Herzfrequenz zu schärfen (52 Prozent).

Zu den wichtigsten negativen Aspekten, die in der Umfrage genannt wurden, gehören die Kosten für die Anschaffung eines tragbaren Geräts (43 Prozent) und die mangelnde Unterstützung durch Gesundheitsdienstleistende bei der Einrichtung und Verwaltung eines Herzfrequenzmessgeräts als Teil eines Energiemanagementplans (57 Prozent). Die Verwendung eines Herzfrequenzmessgeräts zur Messung der Herzfrequenz ist ein Bereich, der mehr Forschung erfordert, um den Ansatz besser zu verstehen, damit Gesundheitsfachkräfte Menschen mit ME/CFS evidenzbasierte Unterstützung bieten können.

16.2 Herzfrequenzgrenze für die Verwendung beim Pacing

Es gibt nur wenige Belege, die einen endgültigen Ansatz für die Verwendung von **Herzfrequenzmessgeräten für einen Grenzwert** unterstützen. Der erste Parameter ist die Bestimmung des Herzfrequenzniveaus, bei dem ein Grenzwert festgelegt wird, und ob die Person versuchen wird, immer unter dem Grenzwert zu bleiben oder die Zeit, die über dem Grenzwert liegt, zu minimieren. Menschen mit ME/CFS haben berichtet, dass sie eine Vielzahl von Methoden nutzen, um die Herzfrequenz zu bestimmen, bei der sie einen Grenzwert festlegen (Clague-Baker et al., 2023).

Ein **kardiopulmonaler Belastungstest** (CPET) kann zur Schätzung der Herzfrequenz verwendet werden, bei der eine Person in den anaeroben Stoffwechsel übergeht (Albouaini et al., 2007). Um die PEM genauer abzubilden, ist ein wiederholter zweitägiger CPET erforderlich, wobei beim zweiten Test die Messungen zur Bestimmung der Herzfrequenzgrenzen vorgenommen werden. Die Art eines CPET würde jedoch eine Person mit ME/CFS in ein Niveau der körperlichen Anstrengung treiben, das PEM auslösen würde und daher schädlich sein könnte.

Ein CPET kann nur Aufschluss darüber geben, wie die Person auf eine bestimmte Aufgabe reagiert, oft ein Laufband oder ein Heimtrainer mit ansteigender Geschwindigkeit oder Widerstand, und liefert nur Informationen über die Person am Tag der Untersuchung. Die Ergebnisse sind daher nicht unbedingt auf typische Aktivitäten des täglichen Lebens verallgemeinerbar oder spiegeln die schwankende Natur von ME/CFS wider. Auch die Ressourcen für einen CPET sind in der klinischen Praxis nicht allgemein verfügbar. In der internationalen Umfrage hatten nur 3,8 Prozent der Befragten einen CPET zur Bestimmung ihrer Herzfrequenzgrenze verwendet (Clague-Baker et al., 2023).

Die Workwell Foundation, ein Team von Sportphysiologen aus den USA, die sich auf ME/CFS spezialisiert haben, berichten auf der Grundlage ihrer Erfahrungen, dass Menschen mit ME/CFS bei nur **15 Schlägen über ihrer Ruheherzfrequenz** in den anaeroben Stoffwechsel eintreten (Workwell Fondation, 2022). Sie empfehlen, die Ruheherzfrequenz aus einem Durchschnitt von Messungen über sieben Tage zu bestimmen, wobei die Person ihre Herzfrequenz nach dem Aufwachen misst, wenn sie noch flach im Bett liegt. In der internationalen Umfrage verwendeten 13,7 Prozent der Befragten diese Methode (Clague-Baker et al., 2023). Eine Begrenzung der Aktivitäten auf nur 15 Schläge pro Minute über der Ruheherzfrequenz kann jedoch sehr restriktiv und möglicherweise unpraktisch sein.

Der **Prozentsatz der maximalen Herzfrequenz** kann durch Berechnung eines Prozentsatzes der maximalen Herzfrequenz festgelegt werden. Die maximale Herzfrequenz ist die höchste Anzahl von Schlägen pro Minute, die ein Herz bei einer Person kontrahieren kann, und sie variiert je nach Alter, Geschlecht und Fitnessniveau. Eine gängige Methode zur Berechnung der maximalen Herzfrequenz (Tanaka et al., 2002) ist die folgende Gleichung: 220 minus Alter. Die maximale Herzfrequenz eines 50-Jährigen wäre zum Beispiel: 220 minus 50 = 170.

Diese Berechnung basierte jedoch auf Daten aus Belastungstests an gesunden jungen Männern und kann daher nicht auf Frauen oder ältere Erwachsene verallgemeinert werden (Gulati et al., 2010; Tanaka et al., 2002). Es wurde eine überarbeitete Berechnung auf der Grundlage einer breiteren Datenbasis entwickelt (Tanaka et al., 2002), die beide Geschlechter einschließt und wie folgt dargestellt wird: 208 - (0,7 × Alter).

Zum Beispiel wäre die maximale Herzfrequenz eines 50-Jährigen: 208 – (0.7 × 50) = 173.

Eine spätere Berechnung wurde speziell für Frauen entwickelt und lautet (Gulati et al., 2010): 206 – (0,88 × Alter). Zum Beispiel wäre die maximale Herzfrequenz einer 50-jährigen Frau: 206 – (0.88 × 50) = 162.

Manche Menschen nehmen Medikamente ein, die die Herzfrequenz senken, wie z. B. Beta-Adeno-Blocker. Für Personen, die diese Art von Medikamenten einnehmen, wurde eine nachfolgende Berechnung (Brawner et al., 2004) entwickelt: 164 – (0,7 × Alter). Die maximale Herzfrequenz eines 50-Jährigen, der Betablocker einnimmt, wäre zum Beispiel: 164 – (0.7 × 50) = 129.

In der internationalen Umfrage gaben Menschen mit ME/CFS an, dass sie eine Grenze in Form eines Prozentsatzes ihrer maximalen Herzfrequenz festlegen (unter Verwendung der Standard-Berechnung von 220 - Alter), wobei eine Vielzahl von Prozentsätzen angegeben wurde, darunter 60 Prozent der maximalen Herzfrequenz (von 19 Prozent der Befragten), 55 Prozent (von 10,3 Prozent) und 50 Prozent (von 11,7 Prozent) (Clague-Baker et al., 2023).

In Anbetracht der mangelnden Spezifität der Berechnung einer genauen maximalen Herzfrequenz sowie des Fehlens einer definierten Anleitung, welcher Prozentsatz der maximalen Herzfrequenz verwendet werden sollte, sollten diese Berechnungen eher als Vorschläge denn als Vorschriften betrachtet werden.

16.3 Herzfrequenzvariabilität

Die **Herzfrequenzvariabilität** (HRV) beschreibt die Variabilität des Intervalls zwischen aufeinanderfolgenden Herzschlägen (Tracy et al., 2016). Die HRV hat sich bei der Messung der autonomen Funktion als sehr zuverlässig erwiesen, wobei eine hohe Variabilität auf ein gesundes System und eine geringe Variabilität auf eine autonome Dysfunktion hinweist (Bertsch et al., 2012). Die HRV wird in Kapitel 12 ausführlicher behandelt. Einige tragbare Geräte können die HRV messen und einige Menschen mit ME/CFS haben diese Messung als Teil ihrer Energiemanagementstrategien eingesetzt. In der internationalen Umfrage (Clague-Baker et al., 2023) nutzten 53,7 Prozent der Befragten die HRV, um ihren Tagesrhythmus zu steuern, indem sie nach dem Aufwachen eine Messung vornahmen und diese mit ihren normalen Werten verglichen, wobei ein niedrigerer als der normale Wert darauf hindeutet, dass sie an diesem Tag der Ruhe mehr Priorität einräumen sollten.

Es gibt jedoch derzeit keine veröffentlichten Forschungsergebnisse zur Verwendung der HRV bei der Stimulation von Menschen mit ME/CFS, und einige Befragte in der Umfrage berichten, dass die Methode mit ihren Symptomen unvereinbar oder einfach zu kompliziert für eine Analyse sein kann (Clague-Baker et al., 2023).

16.4 Unterstützung der Health Professionals

Obwohl das Pacing mit einem Herzfrequenzmessgerät derzeit keine evidenzbasierte Strategie ist, ist es für Health Professionals dennoch von Vorteil, sie in Betracht zu ziehen, da sie eine nicht-invasive Methode zur Gewinnung objektiver Daten darstellt und bereits von einigen Menschen mit ME/CFS erfolgreich eingesetzt wird. In der internationalen Umfrage (Clague-Baker et al., 2023) war die größte Einschränkung bei der Verwendung eines Herzfrequenzmessgeräts zur Schrittmessung die fehlende Unterstützung des Ansatzes durch medizinische Fachpersonen, die von 57 Prozent der Befragten genannt wurde. Wenn Health Professionals diesen Ansatz in ihre Behandlungspläne aufnehmen würden, könnten sie Menschen mit ME/CFS weitere Unterstützung bieten.

Da es keine festen Protokolle für die Stimulation mit einem Herzfrequenzmonitor gibt, sollten Health Professionals gemeinsam mit der Person mit ME/CFS herausfinden, wie Herzfrequenzmonitore ihr Leben am besten bereichern können. Ein Herzfrequenzmessgerät kann auf zwei Arten eingesetzt werden:

- Als Teil eines Assessmentprozesses, im dem das Gerät kurzfristig getragen wird, um der Person die Möglichkeit zu geben, ihre körperlichen Einschränkungen und Fähigkeiten mit objektiven Echtzeit-Informationen kennenzulernen (dieser Prozess kann der Person ermöglichen, die wichtigsten Aktivitäten zu identifizieren, die zu einer Überanstrengung führen, die dann als Teil des Energiemanagementplans geändert werden könnten).
- Als Bestandteil eines Energiemanagementplans, der langfristig zur Steuerung der täglichen Aktivitäten eingesetzt wird.

Es kann eine Probezeit erforderlich sein, bevor die Person mit ME/CFS entscheidet, ob der Ansatz langfristig für sie geeignet ist. Selbst bei kurzfristiger Anwendung kann ein Herzfrequenzmessgerät hilfreich sein, um die Erfahrungen der Person mit objektiven Daten zu validieren und ein Echtzeit-Feedback über die Auswirkungen der täglichen Aktivitäten zu erhalten (Clague-Baker et al., 2023). Ein Herzfrequenzmonitor könnte auch in Echtzeit Informationen darüber liefern, ob eine Person mit ME/CFS eine therapeutische Intervention verträgt, was hilfreich sein könnte, wenn man etwas Neues in die Routine der Person einführt oder eine neue Strategie zur Symptombewältigung ausprobiert.

Auswahl eines tragbaren Geräts

Herzfrequenzmessgeräte sind weithin verfügbar und können sich in Preis und Funktion erheblich unterscheiden. Derzeit gibt es kein tragbares Gerät, das speziell für Menschen mit ME/CFS entwickelt wurde. In der internationalen Umfrage wurden über 100 verschiedene Arten von tragbaren Geräten gemeldet (Clague-Baker et al., 2023).

Herzfrequenzmesser können am Handgelenk getragen oder mit einem Gurt über der Brust oder dem Arm verbunden werden. Was die Genauigkeit betrifft, können am Handgelenk getragene Geräte die Herzfrequenz im Ruhezustand genau messen, verlieren jedoch an Genauigkeit, wenn die Intensität der Anstrengung zunimmt (Pasadyn et al., 2019). Brustgurte weisen insbesondere bei intensiver körperlicher Betätigung eine höhere Genauigkeit auf (Pasadyn et al., 2019; Wang et al., 2017).

Diese Studien wurden jedoch mit gesunden Erwachsenen durchgeführt, die während anstrengender Übungen getestet wurden, und spiegeln nicht die täglichen Aktivitäten einer Person mit ME/CFS wider.

> **Kim**: Ich messe jeden Morgen meine Herzfrequenzvariabilität als objektives Maß für meinen Energielevel. Ich passe damit mein übliches Tempo an und finde es sehr hilfreich, um objektives Feedback zu erhalten.

In der internationalen Umfrage verwendeten 83 Prozent der Befragten ein Gerät, das am Handgelenk getragen wurde, während nur 12,3 Prozent ein Gerät am Handgelenk mit einem Brustgurt kombinierten. Einige Befragte empfanden Brustgurte als unbequem oder hatten aufgrund ihrer kognitiven Dysfunktion Schwierigkeiten mit komplexeren Technologien (Clague-Baker et al., 2023).

Für Health Professionals ist es wichtig, die Vielfalt der tragbaren Geräte zu verstehen, damit sie eine Person mit ME/CFS bei der Auswahl eines für sie geeigneten tragbaren Geräts unterstützen können.

Festlegung eines Grenzwerts/Messwerts

Wie bereits in diesem Kapitel beschrieben, gibt es keine standardisierte Methode zur Bestimmung der Herzfrequenz, die als Grenzwert verwendet werden soll. Health Professionals sollten mit der Person mit ME/CFS zusammenarbeiten, um zu entscheiden, welche Methode verwendet werden soll. Dies kann von der Schwere der Symptome der Person, ihren Prioritäten und Verantwortlichkeiten, dem Vorliegen von Komorbiditäten oder der Einnahme von Medikamenten, die sich auf die Herzfrequenz auswirken, und ihrer persönlichen Einstellung zum Risiko abhängen.

Es ist hilfreich, ein Verfahren zur Erfassung von Daten über Symptome und Aktivitäten, z. B. ein Tagebuch oder kurze Notizen zu implementieren, so dass sie nach einigen Wochen des Ausprobierens des Pacings mit einem Herzfrequenzmessgerät analysiert werden können. Zu diesem Zeitpunkt können die aktuellen Einstellungen bewertet und auf der Grundlage von Informationen wie z. B.:

- Haben sich die Symptome verringert oder verschlimmert, oder gab es keine Veränderung?
- Wurden die Aktivitäten zu sehr eingeschränkt?
- Hatten die Personen das Gefühl, dass sie ihr Arbeitspensum erhöhen konnten, ohne Symptome auszulösen, oder lag die Grenze an einem Punkt, der PEM verursachte und weiter gesenkt werden musste?
- Fand die Person die Verwendung eines Herzfrequenzmessgeräts hilfreich?

Diese Informationen können Aufschluss darüber geben, ob der Grenzwert für die Herzfrequenz geändert werden sollte, und wichtige Aktivitäten aufzeigen, die im Rahmen eines Energiemanagementplans geändert werden könnten, und eine Diskussion darüber erleichtern, ob die Überwachung der Herzfrequenz für die betreffende Person in Zukunft von Vorteil wäre.

Einschränkungen des Pacings mit einem Herzfrequenzmessgerät

Abgesehen von der fehlenden Evidenzbasis für diesen Ansatz gibt es mehrere Einschränkungen des Pacings mit einem Herzfrequenzmessgerät.

- Tragbare Geräte sind mit beträchtlichen Kosten verbunden, und in der internationalen Umfrage unter Menschen mit ME/CFS gaben 43 Prozent an, dass dies ein negativer Aspekt bei der Verwendung eines Herzfrequenzmessgeräts zur Überwachung der Herzfrequenz ist (Clague-Baker et al., 2023).
- Die Verwendung der Herzfrequenz als Grenzwert kann das tägliche Leben einer Person erheblich einschränken, und 43 Prozent der Befragten in der internationalen Umfrage empfanden dies als negativen Aspekt des Ansatzes, während 31 Prozent angaben, dass das Gerät sie ständig alarmierte (Clague-Baker et al., 2023).
- Kognitive Anstrengung wird mit Herzfrequenzmessgeräten nur selten erkannt (Clague-Baker et al., 2023). Daher kann dieser Ansatz zwar für das Management der körperlichen Anstrengung nützlich sein, ein umfassenderer Ansatz für das Energiemanagement sollte jedoch auch kognitive, sensorische und emotionale Auslöser berücksichtigen. In Kapitel 15 finden Sie weitere Informationen zum Energiemanagement.
- Orthostatische Unverträglichkeiten wie das posturale orthostatische Tachykardie-Syndrom (POTS) sind eine häufige Komorbidität bei Menschen mit ME/CFS und können mit einer veränderten oder überhöhten Herzfrequenz einhergehen.
- Einschränkungen im Stehen (siehe Kapitel 2 für weitere Informationen): Gängige Medikamente gegen POTS, wie z. B. Betablocker, bewirken eine Senkung der Herzfrequenz. In diesen Situationen kann es schwierig sein, einen geeigneten Grenzwert für die Herzfrequenz zu bestimmen, und die Grenzwerte müssen je nach Symptomen und Medikamenten möglicherweise über- oder untertrieben werden.
- Manche Menschen mit ME/CFS haben sensorische Unverträglichkeiten und empfinden es als unangenehm, etwas um ihre Brust, ihren Arm oder ihr Handgelenk zu tragen.
- Die ständige Überwachung der Herzfrequenz kann bei manchen Menschen Ängste auslösen oder zur Besessenheit werden. 27 Prozent gaben an, dass sie die Warnungen, die sie bei Überschreitung ihrer Grenzwerte erhielten, als zu stressig empfanden (Clague-Baker et al., 2023).

Zusammenfassung

Menschen mit ME/CFS können PEM nach körperlicher Anstrengung erleben, wenn sie im anaeroben Stoffwechsel gearbeitet haben.
Menschen mit ME/CFS können im anaeroben Stoffwechsel bei geringerer Belastung arbeiten als die gesunde Bevölkerung, und bei wiederholter Belastung kann es zu einer weiteren Verschlechterung ihrer Symptome kommen.
Pacing mit einem Herzfrequenzmonitor ist ein Ansatz, der die Verwendung eines tragbaren Geräts zur Überwachung der Herzfrequenz beinhaltet, um die im anaeroben Stoffwechsel verbrachte Zeit zu minimieren oder zu vermeiden und möglicherweise PEM zu minimieren oder zu vermeiden.
Die Herzfrequenzvariabilität kann auch als täglicher Vergleich verwendet werden, um PEM zu antizipieren und Funktionsstörungen des autonomen Nervensystems zu überwachen.
Die Verwendung von Herzfrequenzmessgeräten für das Pacing hat viele Vorteile, wie z.B. das Verständnis von Belastungsauslösern und die Verringerung der PEM, aber es gibt auch eine Reihe von Einschränkungen.

Anwendung in der Praxis

Ein Herzfrequenzmessgerät könnte ein objektives Maß für die Eignung einer therapeutischen Maßnahme sein.
Die Verwendung eines Herzfrequenzmessgeräts zur Messung des Tempos könnte ein Bewertungsinstrument oder ein längerfristiger Ansatz im Rahmen eines Energiemanagementplans sein.
Es gibt kein Standardprotokoll für die Stimulation mit einem Herzfrequenzmessgerät, daher sollte die Vorgehensweise in Zusammenarbeit mit der Person mit ME/CFS entwickelt und regelmäßig überwacht und bewertet werden, damit die vorteilhafteste Einstellung festgelegt werden kann.

17 Bewegung

Zweck dieses Kapitels

Dieses Kapitel fasst die physiologischen Prozesse zusammen, die bei Menschen mit ME/CFS als Reaktion auf körperliche Anstrengung ablaufen, untersucht die Evidenzbasis für verschiedene Arten von Bewegung und erörtert die wichtigsten Fragen, die Health Professionals berücksichtigen sollten, bevor sie eine Form von Bewegung für eine Person mit ME/CFS einführen.

Alle Health Professionals sollten sich darüber im Klaren sein, dass eine Person mit ME/CFS durch Sport beeinträchtigt werden kann. Bewegung kann als eine zielgerichtete und strukturierte Aktivität definiert werden, die auf die Verbesserung oder Erhaltung der körperlichen Fitness ausgerichtet ist (NICE, 2021). Bewegung ist ein Beispiel für körperliche Aktivität, d.h. jeder Einsatz der Skelettmuskulatur, bei dem Energie verbraucht wird (World Health Organization (WHO), 2020).

Bewegung ist eine der wichtigsten Maßnahmen, die Health Professionals bei fast allen Krankheiten oder Krankheitsbildern einsetzen. Zahllose Studien belegen ihren Nutzen für die Gesundheit, darunter die Senkung des Risikos von Herz-Kreislauf-Erkrankungen (Nystoriak & Bhatnagar, 2018), die Verhinderung des Abbaus von Muskelmasse im Alter (Fragala et al., 2019), die Verbesserung der Kraft und Ausdauer von Menschen mit chronisch obstruktiver Lungenerkrankung (Vogiatzis, 2011) und chronischer Herzerkrankung (Cornish et al., 2011) und sogar die Linderung der Symptome einer klinischen Depression (Craft & Perna, 2004). Bei allen Vorteilen kann Sport aber auch eine Stressreaktion auslösen, die bei Dysregulation gesundheitsschädlich sein kann, beispielsweise in Form von Anaphylaxie, Belastungsasthma, Überlastungssyndrom und einer Verschlimmerung komorbider Erkrankungen (Cooper et al., 2007).

Da das Hauptmerkmal von ME/CFS die Symptomverschlimmerung nach der Anstrengung (Post-exertional Malaise, PEM) ist, ist die Wahrscheinlichkeit groß, dass ein typischer bewegungsbasierter Ansatz die Symptome verschlimmert und Schaden verursacht (Kindlon, 2011). Daher müssen alle Health Professionals die Risiken von Bewegung für Menschen mit ME/CFS verstehen, unabhängig davon, ob sie mit der Person direkt wegen ihrer ME/CFS-Symptome arbeiten oder wegen eines nicht damit zusammenhängenden Problems, z.B. einer Muskel-Skelett-Verletzung oder zur Erholung von einer orthopädischen Operation. Health Professionals sollten sich auch vergewissern, dass die Person mit ME/CFS sich dieser Risiken bewusst ist, so dass sie in der Lage ist, in Kenntnis der Sachlage ihre Zustimmung zu einem Eingriff zu geben.

17.1 Auswirkungen körperlicher Anstrengung auf Menschen mit ME/CFS

Die physiologischen Auswirkungen von körperlicher Anstrengung bei Menschen mit ME/CFS wurden unter Laborbedingungen untersucht, in der Regel in Tests, bei denen auf stationären Fahrrädern oder Laufbändern bis zur maximalen Anstrengung gearbeitet wird. Es hat sich gezeigt, dass eine solche körperliche Anstrengung bei Menschen mit ME/CFS Folgendes auslöst:

- Verschlechterung der kardiopulmonalen Funktion (Davenport et al., 2019)
- Frühe intrazelluläre Azidose (Chaudhuri & Behan, 2004)
- Erhöhte intramuskuläre Azidose und verlängerte Erholungsphase (Jones et al., 2012)
- Anormaler Anstieg der Milchsäure (Lien et al., 2019)
- Abnorm erhöhte Werte von oxidativem Stress bei verlängerter Erholung (Jammes et al., 2005)
- Frühe Ermüdung mit längerer Erholungsphase (Jäkel et al., 2021; Paul et al., 1999)
- Abnahme der allgemeinen Funktion (Mateo et al., 2020)
- Veränderter Ionentransport und veränderte Aktivität der Ionenkanäle (Whistler et al., 2005)
- Schneller Anstieg der Genexpression zum Nachweis von Muskelmetaboliten, der Verarbeitung im sympathischen Nervensystem und der Immunfunktion (Light et al., 2009)
- Deutliche Zunahme der Aktivatoren von entzündlichen Immunzellen (Sorensen et al., 2003)
- Verändertes Darmmikrobiom und erhöhte bakterielle Translokation (Shukla et al., 2015)
- Verminderte Sauerstoffversorgung des präfrontalen Kortex (Neary et al., 2008)
- Beeinträchtigung der kognitiven Verarbeitung (Lamanca et al., 1998; Mateo et al., 2020)
- Erniedrigte Schmerzschwelle (van Oosterwijck et al., 2010).

Weitere Informationen zu diesen Reaktionen und ihrer Rolle bei der PEM finden Sie in Kapitel 6.

17.2 Abgestufte Bewegungstherapie (GET)

Die **abgestufte Bewegungstherapie** (graded exercise therapy; GET) basiert auf der Theorie, dass ME/CFS-Symptome durch körperliche Inaktivität aufrechterhalten werden, was zu einer Dekonditionierung, weiteren Symptomen und einer veränderten Wahrnehmung von Anstrengung führt, was wiederum zu einer aktiven Vermeidung von Aktivität führt (Bavinton et al., 2002). Die Dekonditionierung beschreibt eine fortschreitende Reduzierung der körperlichen Leistungsfähigkeit, die häufig durch eine verminderte körperliche Aktivität verursacht wird (Fulcher & White, 1998). Health Professionals setzen Bewegung als wirksame Methode zur Vorbeugung oder Umkehrung der Dekonditionierung ein, beispielsweise bei der postoperativen Dekonditionierung bei älteren Menschen (Wu & Chen, 2020), bei Menschen mit Rückenmarksverletzungen (Maher et al., 2017) und bei Schlaganfallpatienten (Ivey et al., 2008).

Ana: In einem stationären Programm musste ich an meinem ersten Tag 40 Minuten lang Sport treiben. Ich erlitt einen so schweren Rückfall, dass ich völlig ans Bett gefesselt war und entlassen wurde. Der Rückfall dauerte neun Monate.

Daher besteht das Prinzip von GET darin, die Dekonditionierung einer Person mit ME/CFS umzukehren und anschließend ihre Toleranz gegenüber körperlicher Aktivität zu erhöhen (Fulcher & White, 1998). Bei GET wird zunächst eine Ausgangsbasis für körperliche Aktivität festgelegt und anschließend die Häufigkeit, Dauer und Intensität der körperlichen Aktivität und des aeroben Trainings schrittweise erhöht (Bavinton et al., 2002; White et al., 2011). Im Vergleich zur medizinischen Standardbehandlung wurde berichtet, dass die GET die subjektive Müdigkeit und die körperliche Funktion von Menschen mit ME/CFS verbessert, wenn sie unter Anleitung ausgebildeter Health Professionals wie Physiotherapeut:innen durchgeführt wird (White et al., 2011), und es hat sich gezeigt, dass sich die Fatigue verbessert, wenn Bewegung als selbstgesteuertes Programm durchgeführt wird (Clark et al., 2017). Bei einer 12-monatigen Nachuntersuchung einer randomisierten Studie (der „PACE"-Studie) hatten sich 22 Prozent der Teilnehmer:innen, die an der GET teilnahmen, vollständig erholt, verglichen mit 7 Prozent bei der Standardbehandlung (White et al., 2013).

Die Qualität der Evidenzen für die Wirksamkeit der abgestuften Bewegungstherapie und ihre Sicherheit für Menschen mit ME/CFS wurde jedoch wiederholt in Frage gestellt (Stouten, 2017), und obwohl die GET in der Vergangenheit in klinischen Leitlinien enthalten war, wurde sie später als Behandlungsempfehlung aus den Leitlinien in den USA (Centers for Disease Control and Prevention, 2022) und in Großbritannien (NICE, 2021) entfernt. Die Wirksamkeit von GET ist fraglich, da Dekonditionierung nicht als Hauptursache für ME/CFS angesehen wird, was in Kapitel 7 erörtert wird. Es gibt auch einige Hauptkritikpunkte an der Evidenzbasis, wie im folgenden Abschnitt beschrieben.

Die **Diagnose von ME/CFS ist problematisch** und viele Kriterien beinhalten nicht das charakteristische Symptom der PEM. Wie sich dies auf die Verallgemeinerbarkeit von Forschungsergebnissen auswirkt, wird in Kapitel 1 ausführlich diskutiert.

Ein systematischer Review aus dem Jahr 2021 gruppierte Studien zu physiotherapeutischen Interventionen bei Menschen mit ME/CFS nach den verwendeten diagnostischen Kriterien und stellte fest, dass keine der Studien zu GET nach diagnostischen Kriterien durchgeführt wurden, die PEM einschließen (Wormgoor & Rodenburg, 2021). Bemerkenswert ist, dass die große randomisierte kontrollierte Studie (PACE) die die Oxford-Kriterien (White et al., 2013) verwendet hat, die PEM nicht erwähnen und so grundlegend sind, dass sie inzwischen zur „Ausmusterung" empfohlen wurden (Smith et al., 2014).

Ein Cochrane-Review (Larun et al., 2019) der Evidenz für Bewegungstherapie bei ME/CFS umfasste acht randomisierte, kontrollierte Studien mit Daten von 1518 Teilnehmenden und kam zu dem Schluss, dass Bewegungstherapie im Vergleich zur üblichen Versorgung wahrscheinlich einen positiven Effekt auf die Fatigue hat. Alle Studien wurden mit Teilnehmenden durchgeführt, die entweder nach den Fukuda-Kriterien oder den Oxford-Kriterien diagnostiziert wurden, so dass Menschen, die nach anderen Kriterien diagnostiziert wurden, möglicherweise andere Effekte erfahren.

Während in der PACE-Studie die selbstberichtete Müdigkeit und die körperliche Funktion nach der GET als verbessert angegeben wurden, wurden die Daten von einer unabhängigen Gruppe neu analysiert, und alle berichteten Behandlungseffekte verschwanden, als die objektiven Messwerte berücksichtigt wurden (Stouten, 2017). Diese **Diskrepanz zwischen subjektiven und objektiven Messwerten** wurde auch in mehreren anderen Studien beobachtet, was darauf hindeutet, dass subjektive Verbesserungen nicht unbedingt in objektive Verbesserungen übergehen (Geraghty & Blease, 2019). In einem systematischen Review der Evidenzen wurde auch festgestellt, dass die klinische Bedeutung der gemeldeten subjektiven Verbesserungen häufig nicht diskutiert wurde (Wormgoor & Rodenburg, 2021).

Eine weitere in der PACE-Studie verwendete Outcome-Messung war die „Rückkehr ins Arbeitsleben". Die beteiligten Gruppen wurden 12 Monate später neu bewertet, und es gab keinen eindeutigen Unterschied bei den verlorenen Beschäftigungsniveaus und den Sozialhilfezahlungen zwischen den einzelnen Interventionen (McCrone et al., 2012). Im Jahr 2022 wurde ein Literatur-Review über die Wirksamkeit der GET durchgeführt, der zu dem Schluss kam, dass nach der Behandlung mit GET (und kognitiver Verhaltenstherapie) mehr Menschen arbeitsunfähig waren als zuvor (Vink & Vink-Niese, 2022).

Die berichteten Vorteile einer abgestuften Bewegungstherapie für ME/CFS zeigen **keine**

signifikante Langzeitwirkung. Die Behauptungen über die Genesung in der PACE-Studie wurden aufgrund von Änderungen der Auswahlkriterien in der Mitte der Studie in Frage gestellt, was bedeutete, dass ein Teilnehmer sich technisch gesehen gegenüber dem Ausgangswert verschlechtern konnte, aber nach den überarbeiteten Parametern der Studie immer noch als „genesen" gezählt wurde (Kindlon, 2011).

Die Verbesserungen, die bei selbstgesteuerten Bewegungsübungen festgestellt wurden, bleiben nachweislich bei der langfristigen Neubewertung erhalten, aber ähnliche Verbesserungen wurden auch in einer Gruppe mit medizinischer Standardversorgung festgestellt, was bedeutet, dass es keinen signifikanten Unterschied mehr zwischen Intervention und Kontrolle gibt (Clark et al., 2021; Wearden et al., 2010).

Es ist wichtig zu verstehen, wie Verbesserungen im Laufe der Zeit eintreten können. In einer Studie wurde festgestellt, dass Menschen mit ME/CFS in der Lage waren, ihre tägliche körperliche Aktivität vier Wochen lang zu steigern (Black & McCully, 2005). Als das Forschungsteam jedoch die Daten erneut analysierte, stellten sie fest, dass die Teilnehmer:innen nur in den ersten vier bis zehn Tagen in der Lage waren, ihre Aktivitätsziele zu erreichen, wobei die Aktivität in den folgenden Wochen abnahm. Dies wurde mit gesunden Kontrollpersonen verglichen, die ihre Aktivität steigern und dann beibehalten konnten (Black et al., 2005). Eine abgestufte Bewegungstherapie oder ein Bewegungsprogramm, das schrittweise Steigerungen vorsieht, scheint also keinen langfristigen Nutzen oder eine Langzeitwirkung für Menschen mit ME/CFS zu haben.

Einige Studien kommen zu dem Schluss, dass mit Bewegungsinterventionen bei Menschen mit ME/CFS Verbesserungen erzielt werden können, weisen aber auch darauf hin, dass viele Menschen die Intervention nicht durchführen konnten. In einer Studie wurde beispielsweise festgestellt, dass ein individueller Trainingsplan die Fatigue reduziert und die Funktion von Menschen mit ME/CFS verbessert, aber auch erwähnt, dass über 50 Prozent der Teilnehmer:innen die **Behandlung nicht vertragen** (Kujawski et al., 2021). Eine andere Studie zeigte eine Verbesserung der visuellen Aufmerksamkeit nach 16 Wochen strukturierter Bewegungsübungen, berichtete aber, dass 36 Prozent der Teilnehmer:innen das Programm nicht durchhalten konnten (Zalewski et al., 2020). Dieses Problem mit der Adhärenz könnte zusammen mit den zuvor beschriebenen Diskrepanzen bei den diagnostischen Kriterien darauf hindeuten, dass diejenigen, die an PEM leiden, das Trainingsprogramm möglicherweise nicht vertragen, während diejenigen, die vielleicht aufgrund anderer Ursachen Fatigue-Symptome haben, besser darauf ansprechen könnten. Menschen mit ME/CFS haben über eine Verschlechterung durch GET berichtet und es wurde als „unethisch" und „potenziell schädlich" bezeichnet (Twisk & Maes, 2009).

Eine Überprüfung von zehn Umfragen bei Menschen mit ME/CFS aus der ganzen Welt ergab, dass 51 Prozent der Befragten angaben, dass die GET ihren Gesundheitszustand verschlechtert hat (Kindlon, 2011), obwohl einige Forscher:innen diese qualitativen Ergebnisse auf eine unangemessen durchgeführte Bewegungstherapie unter der Anleitung von unzureichend ausgebildeten Physiotherapeut:innen zurückgeführt haben (HANDI Working Group, 2020).

Es gibt derzeit nicht genügend Belege dafür, dass die GET eine nützliche Behandlung für Menschen mit ME/CFS ist, und die der Behandlung zugrunde liegenden Prinzipien stimmen nicht mit der bekannten Pathophysiologie der Erkrankung überein. Daher sollte GET bei Menschen mit ME/CFS nicht eingesetzt werden.

17.3 Menschen mit ME/CFS und Sport

Auch wenn Bewegung bei ME/CFS keine Heilung oder Behandlung darstellt (Coutts et al., 2001), kann sie dennoch von Nutzen sein, wenn es um die Bewältigung spezifischer Symptome geht, wenn sie als Behandlung für eine nicht damit zusammenhängende Erkrankung eingesetzt wird oder weil Bewegung für die Person wichtig ist. In dieser Hinsicht müssen Health Professionals mit der Person zusammenarbeiten, um herauszufinden, ob Bewegung eine geeignete Intervention ist und in welcher Form sie sicher ist.

In Anbetracht der Tatsache, dass die in diesem Kapitel beschriebenen negativen physiologischen Auswirkungen alle mit einer Belastung bis zur maximalen Anstrengung im anaeroben Stoffwechsel einhergehen, ist es denkbar, dass ein Trainingssystem, das unterhalb der anaeroben Schwelle arbeitet, von einer Person mit ME/CFS toleriert werden könnte (VanNess et al., 2000). Wie in Kapitel 6 erörtert, ist es wichtig zu wissen, dass Menschen mit ME/CFS schon bei einer viel geringeren Anstrengung in den anaeroben Stoffwechsel übergehen als die Allgemeinbevölkerung, wobei die Leistung bei wiederholter Anstrengung weiter abnimmt. Jede zusätzliche Anstrengung im Tagesablauf einer Person sollte im Rahmen des in Kapitel 15 besprochenen Gesamtkonzepts des Energiemanagements sehr sorgfältig abgewogen werden. Die Struktur eines jeden Übungsprogramms sollte auch die schwankende Natur der ME/CFS-Symptome berücksichtigen (Nijs et al., 2008). Flexibilität ist der Schlüssel. In einer Studie (Wallman et al., 2004) wurden beispielsweise 32 Personen, bei denen ME/CFS anhand der Fukuda-Kriterien (die PEM nicht als wesentlich einstufen) diagnostiziert wurde, in ein 12-wöchiges Trainingsprogramm aufgenommen, bei dem jeden zweiten Tag 5 bis 15 Minuten lang eine aerobe Aktivität wie Gehen, Radfahren oder Schwimmen ausgeübt wurde. Das Programm war so konzipiert, dass die Teilnehmer:innen bei einer Verschlimmerung der Symptome die nächste Trainingseinheit verschieben und die Intensität der Nachuntersuchung reduzieren mussten.

In der Studie wurde berichtet, dass die Teilnehmer:innen in der Lage waren, sich an das Protokoll zu halten. Sie verglich auch die Übungsgruppe mit einem Dehnungs- und Entspannungsprogramm und berichtete über Verbesserungen bei der Verringerung der wahrgenommenen Anstrengung während der Übungstests in der Übungsgruppe, obwohl kein signifikanter Unterschied in einer selbst bewerteten Skala der Verbesserung zwischen den Gruppen, den endgültigen Sauerstoffaufnahmewerten oder dem Aktivitätsniveau festgestellt wurde. Bemerkenswert an dieser Studie ist, dass der Begriff „abgestufte Bewegungstherapie“ zur Beschreibung der Intervention verwendet wurde, obwohl die Intervention nicht einem strukturierten Abstufungsprogramm folgte, sondern je nach Symptomen flexibel war. Bei der Interpretation von Zusammenfassungen und Titeln von Studien im Zusammenhang mit „abgestufter Bewegungstherapie“ ist Vorsicht geboten, da der Begriff weit gefasst und falsch angewendet werden kann.

Es ist wichtig anzuerkennen, dass es immer noch sehr wenige Belege für die Sicherheit und Wirksamkeit von Bewegung für Menschen mit ME/CFS gibt, selbst wenn Bewegung auf einem Niveau unterhalb der anaeroben Schwelle verordnet wird. Daher müssen Health Professionals, die für eine Person mit ME/CFS eine körperliche Betätigung in Erwägung zieht, sei es zur direkten Behandlung eines ME/CFS-Symptoms oder für ein anderes Problem, mehrere wichtige Fragen berücksichtigen:

1) Was ist der Zweck der Bewegung?

Bewegung wird ME/CFS nicht direkt behandeln oder heilen, aber eine Bewegungsübung kann verschrieben werden, um ein bestimmtes Problem anzugehen, zum Beispiel Schwäche, Schmerzen oder Steifheit. Alternativ kann Bewegung auch wichtig sein, um die Gesundheit der Gelenke und Muskeln zu erhalten und die Lebensqualität zu verbessern. Für Menschen mit ME/CFS könnte Bewegung als Teil eines Managementplans in Betracht gezogen werden:

- Stärkung einer Muskelgruppe, die für eine relevante funktionelle Tätigkeit eingesetzt werden kann, z. B. Quadrizeps zur Verbesserung der Sitz-Steh-Bewegung (Davenport et al., 2010).
- Verbesserung der Muskelpumpe der unteren Gliedmaßen und Verbesserung des venösen Rückflusses in aufrechter Haltung (Fu & Levine, 2018), was zur Bewältigung von Symptomen der orthostatischen Intoleranz beiträgt (siehe Kapitel 12).
- Behandlung eines Problems, das nichts mit ME/CFS zu tun hat, z. B. eine Verletzung des Bewegungsapparats oder nach einer Operation.
- Behandlung von Schmerzen, z. B. zur Stärkung der Muskeln, um die Stabilität der Gelenke bei Hypermobilität zu verbessern; bei Schmerzen ist Vorsicht geboten, da körperliche Anstrengung die Schmerzen noch verstärken kann und die Druckschmerzschwelle herabsetzen kann und möglicherweise Schmerzen verstärken kann (siehe Kapitel 10).
- Psychologische Vorteile wie das Gefühl, etwas erreicht zu haben, und Wohlbefinden (VanNess et al., 2000).
- Bewegung ist für diese Person wichtig und sie möchte einen sicheren Weg finden, sie in ihr Leben zu integrieren.

Wichtig ist eine klinische Begründung zum Zweck und dem angestrebten Ergebnis.

2) Welche Art von Bewegung ist für diese Person am besten geeignet?

Bewegung gibt es in vielen Formen, mit dem Ziel, um Teile des Körpers zu dehnen oder zu stärken oder das Herz-Kreislauf-System zu belasten. Die Entscheidung darüber, welche Art von Bewegung für eine Person mit ME/CFS geeignet ist, sollte gemeinsam getroffen werden, wobei zu berücksichtigen ist, was der Person Spaß macht, was sie vielleicht schon ausprobiert hat und was ihre spezifischen Ziele sind.

Oliver: Ich konnte sehr lange Zeit nicht trainieren; erst als ich mein Energiemanagement in den Griff bekam, konnte ich anfangen, ein wenig zu trainieren. Ich trainiere, um mein Niveau konstant zu halten: ein leichter Spaziergang und ein wenig Krafttraining, damit ich meine Muskelmasse erhalten kann. Aber ich schaffe nicht so viel wie ein normaler Mensch.

Eine Übung kann spezifisch für ein Problem sein, das nichts mit ME/CFS zu tun hat, z. B. eine Verletzung des Bewegungsapparats. In diesem Fall müssen Health Professionals dennoch abwägen, ob die Übung im Hinblick auf ME/CFS geeignet ist oder ob Anpassungen vorgenommen werden müssen. Die Positionierung einer Person (Liegen, Sitzen, Stehen) oder die Beteiligung von Überkopfaktivitäten beeinflussen das Niveau der erforderlichen körperlichen Anstrengung. Stehende Positionen können auch die Symptome im Zusammenhang mit orthostatischer Intoleranz (siehe Kapitel 12).

Es gibt nur wenige Studien (Broadbent et al., 2020; Coutts et al., 2001; Khanpour-Ardestani et al., 2021; Stevens & Davenport, 2010), die die Sicherheit und Wirksamkeit verschiedener Arten von Bewegung für Menschen mit ME/CFS untersucht haben. Menschen mit schwerem oder sehr schwerem ME/CFS werden in der Regel von der Forschung ausgeschlossen, so dass eine Anwendung der Ergebnisse auf diese Gruppe nicht möglich ist. Weitere Informationen über die Arbeit mit Menschen, die an schwerem oder sehr schwerem ME/CFS leiden, finden sich in Kapitel 3. Darüber hinaus definiert keine Studie den Schweregrad der Teilnehmer:innen und es scheint, dass die meisten Teilnehmer:innen als „leicht" definiert werden würden, wenn man die Art der untersuchten Interventionen bedenkt. Weitere Informationen über Schweregrade finden Sie in Kapitel 1.

Kräftigungs- und Ausdauerprogramme

Die Weltgesundheitsorganisation empfiehlt, dass gesunde Erwachsene und Erwachsene mit chronischen Erkrankungen (ohne ME/CFS) entweder 150 bis 300 Minuten pro Woche mäßig intensive aerobe körperliche Aktivität oder 75 bis 100 Minuten pro Woche intensive aerobe körperliche Aktivität ausüben sollten, zusammen mit Muskelstärkungsaktivitäten zweimal pro Woche (WHO, 2020). Einige Studien haben jedoch herausgefunden, dass sehr kurze, hochintensive Aktivitäten bei gesunden Menschen, wie z. B. dreimal pro Woche 60 Minuten langes, intensives Radfahren (Gillen et al., 2014; Little et al., 2019), sich positiv auf die kardiovaskuläre Fitness auswirken, wobei sogar festgestellt wurde, dass zehn Minuten langes, hochintensives Radfahren die kardiovaskuläre Fitness effektiver verbessert als 30 Minuten langes, moderates Radfahren (Cuddy et al., 2019). Daher können selbst kleine Mengen an Aktivität positive Auswirkungen haben, ohne dass die Intensität über die Fähigkeiten einer Person mit ME/CFS hinaus gesteigert werden muss. Die Workwell Foundation empfiehlt Parameter, die es einer Person erlauben, innerhalb ihrer metabolischen Grenzen zu trainieren:

- Sehr kurze Aktivitätsphasen, nicht länger als zwei Minuten am Stück
- Mindestens eine Minute Pause zwischen jeder Aktivität
- Eine einzelne Sitzung sollte nicht länger als 20 Minuten dauern.

Diese Parameter sind jedoch nicht evidenzbasiert. Daher sollte jede Intervention individuell angepasst und auf unerwünschte Reaktionen überwacht werden, wobei zu berücksichtigen ist, dass sich die PEM um mehrere Tage verzögern kann, und die übrigen Hinweise in diesem Kapitel zur Messung des Ergebnisses und zur Frage, ob die Aktivität einen angemessenen Energieeinsatz darstellt, zu berücksichtigen sind.

Die Workwell Foundation empfiehlt, mit statischen Dehnübungen und aktiven Bewegungsübungen zu beginnen, um zu prüfen, ob diese toleriert werden, bevor zusätzliche Kräftigungs- und Ausdauerübungen in Betracht gezogen werden (Davenport et al., 2010). In einer Fallstudie (Stevens & Davenport, 2010) wird ein Mann mit ME/CFS vorgestellt, der das Monitoring der Herzfrequenz für seine alltäglichen Aktivitäten nutzte und er führte ein individuelles Trainingsprogramm aus, das dreimal wöchentlich die Beweglichkeit, das Krafttraining und die Kurzzeitausdauer trainierte. Das Ergebnis nach einem Jahr war, dass er die Teilnahme am Übungsprogramm beibehalten hatte, mehr Aktivitäten des täglichen Lebens bewältigen konnte, ohne PEM auszulösen, und bei kardiopulmonalen Belastungstests eine um 75 Prozent verkürzte Erholungszeit aufwies. Da es sich jedoch um eine Einzelfallstudie handelt, lassen sich die Ergebnisse nicht auf die Allgemeinheit übertragen.

Wenn man Kraft- oder Ausdauertraining in Erwägung zieht, ist es wichtig zu wissen, dass Menschen mit ME/CFS bei wiederholten Krafttests nachweislich schlechtere Leistungen erbringen (Jäkel et al., 2021; Paul et al., 1999), so dass hohe Wiederholungszahlen kontraproduktiv sein können. Weitere Einzelheiten zur peripheren Fatigue finden Sie in Kapitel 8.

Yoga- und Qigong-Übungen

Yoga und Qigong sind Übungsstile, die statische Haltungen, langsame Bewegungen und Atemkontrolle beinhalten, und ihre Auswirkungen auf Menschen mit ME/CFS wurden in einer Reihe kleiner Studien untersucht (Khanpour-Ardestani et al., 2021). Subjektive mentale und körperliche Ermüdungswerte haben sich durch diese Interventionen verbessert; allerdings wurden in den Studien auch unerwünschte Ereignisse wie eine Verschlechterung der Symptome und verstärkte Schmerzen und Müdigkeit festgestellt (Khanpour-Ardestani et al., 2021). Es ist daher nicht möglich, eine Aussage darüber zu treffen, ob diese Art von Training geeignet ist, und es sollte immer ein individueller Ansatz mit ständiger Überwachung verfolgt werden.

Bewegung im Wasser

Eine Pilotstudie (Broadbent et al., 2020) mit elf Personen mit ME/CFS untersuchte ein fünfwöchiges Wassergymnastikprogramm mit zwei Sitzungen pro Woche im Selbststudium, um herauszufinden, ob sie von den typischen Effekten der Wassergymnastik wie Schmerzlinderung, verbesserte Durchblutung und körperliche Funktion profitieren würden. Die Teilnehmer:innen wurden mit einer Diagnose ausgewählt, die entweder auf den kanadischen Kriterien (die PEM einschließen) oder den Fukuda-Kriterien (die PEM nicht einschließen) basierte, und ihre Symptome wurden jeden Tag sehr genau auf Anzeichen von PEM überwacht. Während ein bis zwei Tage nach jeder Sitzung eine gewisse Zunahme der Symptome festgestellt wurde, zeigte sich nach drei Wochen eine allgemeine Tendenz zur Abnahme der Schwere der Symptome. Es handelte sich jedoch um eine sehr kleine Studie ohne Kontrollgruppe, so dass weitere Untersuchungen in größerem Maßstab erforderlich wären.

Gehen

Gehprogramme für Menschen mit ME/CFS wurden in mehreren kleinen Studien untersucht. In einer Studie mit 20 Personen mit ME/CFS, die an einem 20-wöchigen Gehprogramm mit einer Intensität von 50 Prozent der maximalen Herzfrequenz teilnahmen, wurde eine Steigerung des „Wohlbefindens" festgestellt (Coutts et al., 2001). Es wurden keine anderen Ergebnisse oder Vorteile festgestellt, und die Teilnehmer:innen wurden nach Fukuda-Kriterien ausgewählt, die PEM nicht einschließen.

Eine andere Studie (Clapp et al., 1999) untersuchte, ob intermittierendes Gehen von zehn Menschen mit ME/CFS toleriert werden würde. Ein 30-minütiger Spaziergang auf dem Laufband wurde in zehn Drei-Minuten-Phasen aufgeteilt, mit drei Minuten Ruhe und Erholung zwischen jedem Satz. Die Teilnehmer:innen waren in der Lage, die Aktivität zu absolvieren, ohne dass sich ihr Grad der Behinderung während der einwöchigen Beobachtung nach der Sitzung veränderte. An dieser Studie nahmen jedoch zehn Teilnehmer:innen teil, die die Fukuda-Kriterien erfüllten (zu denen PEM nicht gehört), und sie berichteten über keine positiven Auswirkungen der Intervention. Die Studie kommt zwar zu dem Schluss, dass das intermittierende Gehen nicht zu einer signifikanten Verschlimmerung der Symptome führte, stellt aber auch fest, dass die Teilnehmer:innen nach dem Training über Symptome wie Kopf- und Beinschmerzen, Müdigkeit und Halsschmerzen berichteten, was auf eine Verschlimmerung der Symptome und Anzeichen von PEM hindeutet.

In beiden Studien wurde ein Ansatz verwendet, der mit limitierter Energie arbeitete und den anaeroben Stoffwechsel vermied. Im Gegensatz dazu wurde in einer Studie (Black et al., 2005) versucht, das Aktivitätsniveau mit einem vorgeschriebenen Gehprogramm über vier Wochen um 30 Prozent zu steigern. Die Studie umfasste sechs Teilnehmer:innen, von denen vier die vorgeschriebene Aktivitätssteigerung nicht erreichten, und alle Teilnehmer:innen berichteten über eine Verschlechterung der Stimmung sowie über zunehmende Schmerzen und Müdigkeit im Verlauf des Programms.

Gehen mag als sanfte Übung angesehen werden, aber eine kleine Studie (Paul et al., 2009) untersuchte den physiologischen Energieaufwand des Gehens bei 17 Menschen mit ME/CFS im Vergleich zu Kontrollpersonen, indem sie die Sauerstoffaufnahme kontrollierte, wenn die Teilnehmer:innen fünf Minuten lang mit der gleichen Geschwindigkeit gingen. Menschen mit ME/CFS hatten eine deutlich geringere Sauerstoffaufnahme als gesunde Kontrollpersonen, was die Forschenden zu dem Schluss brachte, dass sie einen höheren Energiebedarf hatten und der physiologische Energieaufwand des Gehens viel höher war.

Das Gehen innerhalb der Energiegrenzen kann positive Auswirkungen auf die Stimmung von Menschen mit ME/CFS haben, aber die Evidenz besteht aus kleinen Pilotstudien, sodass ihre Ergebnisse nicht auf die klinische Praxis übertragen werden können. Es ist auch wichtig zu bedenken, dass allgemeine Aktivitäten des täglichen Lebens bereits regelmäßiges Gehen beinhalten, und jedes zusätzliche Gehen muss den Prioritäten der Person und dem Potenzial für eine Verschlimmerung der Symptome untergeordnet werden.

Eine obligatorische Maßnahme für jede therapeutische Intervention bei Menschen mit ME/CFS ist die Überwachung auf Anzeichen von PEM, d.h. zusätzliche Symptome oder die Verschlimmerung aktueller Symptome nach Anstrengung (siehe Kapitel 6). Die Messung von PEM ist schwierig, weil es sich um eine individuelle Erfahrung handelt, die eine Reihe von Symptomen mit einer Vielzahl von Zeiträumen umfasst. Subjektive Methoden zur Messung von PEM werden in Kapitel 18 ausführlich erörtert.

Kim: Sanfte Bewegung hat sich als nützlich erwiesen, wenn ich innerhalb meiner Grenzen liege. Ich konnte langsam Core-Kraft und Flexibilität aufbauen.

PEM kann eine verzögerte Reaktion sein, meist ein bis zwei Tage nach einer Aktivität (Holtzman et al., 2019), so dass es möglicherweise nicht offensichtlich ist, dass die Intervention nicht toleriert wird, bis es zu spät ist. Die Verwendung eines objektiven Messgeräts, wie z.B. eines Herzfrequenzmessgeräts, kann eine Echtzeit-Überwachung der Reaktion einer Person auf eine Übung ermöglichen und die Intensität einer Aktivität moderieren. Auch die Herzfrequenzvariabilität kann ein Mittel sein, um zu messen, wie gut die Belastung vertragen wird (weitere Einzelheiten zur Verwendung von Herzfrequenzmessgeräten für Menschen mit ME/CFS finden Sie in Kapitel 16). Zusätzlich kann es hilfreich sein, den Blutdruck und die Sauerstoffsättigung zu überwachen und ein tägliches Aktivitäts- und Symptomprotokoll zu führen.

Das Potenzial für Symptomschwankungen sollte berücksichtigt werden. Eine Übung kann in einer „guten" Woche toleriert werden, aber während eines Symptomschubs unerträglich sein. Jede Intervention sollte sorgfältig überwacht und auf Anzeichen einer Symptomverschlechterung über mehrere Wochen hinweg ausgewertet werden, bevor eine zusätzliche Aktivität aufgenommen oder eine Änderung des aktuellen Bewegungsniveaus in Betracht gezogen wird.

17.4 Outcome-Messung

Es sollte eine geeignete Outcome-Messung durchgeführt werden, um Informationen über die Wirksamkeit einer Übung zu erhalten. Es gibt eine breite Palette von Outcome-Messungen, die in Bezug auf die Symptome verwendet werden können. Daher ist es wichtig, einen Indikator auszuwählen, der das gewünschte Ergebnis der Übung misst, sowie einen Indikator, der die Symptome von ME/CFS misst, die durch die erhöhte Aktivität möglicherweise verschlimmert werden. „Erhaltungsübungen", die für die allgemeine Gesundheit und Lebensqualität eingesetzt werden, können anhand der Adhärenz und Verträglichkeit sowie der Symptomstabilität gemessen werden, so dass eine Outcome-Messung, die das Spektrum der bei ME/CFS auftretenden Symptome erfasst, wie der DePaul Symptom Questionnaire (Jason & Sunnquist, 2018), geeignet sein könnte. Eine Outcome-Messung kann nicht nur die Wirksamkeit einer Intervention erfassen, sondern auch eine Verschlechterung aufzeigen, die darauf hindeuten kann, dass die Maßnahme nicht geeignet ist.

Ist Bewegung für diese Person ein angemessener Einsatz von Energie? Es ist wichtig zu prüfen, ob die Ausübung von Sport für jede Person angemessen ist. Eine nicht damit zusammenhängende Verletzung kann für die betreffende Person aufgrund der Folgen von Schmerzen oder Funktionseinschränkungen zu einer Priorität werden. Manche Menschen schätzen Bewegung als eine angenehme tägliche Aktivität und würden ihr bei ihrem Energieaufwand Vorrang einräumen, wenn sie dazu in der Lage wären. Andere haben vielleicht Hobbys und Aktivitäten, die körperliche Betätigung (kein strukturiertes Training) erfordern und die für die Lebensqualität dieser Person von größerer Bedeutung sind, z. B. Gartenarbeit, das Spielen eines Musikinstruments oder Kunsthandwerk.

Einige Menschen mit ME/CFS müssen sich leider auf ihre begrenzte Energie verlassen, um die wesentlichen Aktivitäten des täglichen Lebens auszuführen, und jeder zusätzliche Energieaufwand führt zu einer Verschlimmerung der Symptome. Wie in Kapitel 6 erörtert, ist körperliche Anstrengung nicht der einzige Auslöser für PEM, so dass sich Health Professionals der anderen Anforderungen an eine Person bewusst sein sollten, die kognitiv, sensorisch und emotional sein können. In diesen Fällen muss die Entscheidung für ein zusätzliches formales Trainingsprogramm klinisch gut begründet sein.

Da eine einzelne Übung keinen der komplexen physiologischen Prozesse anspricht, die bei ME/CFS eine Rolle spielen, müssen Health Professionals bestimmen, welchen Wert jede Übung für die betreffende Person hat und ob sie eine angemessene Nutzung ihrer Energie darstellt. Ein offenes und ehrliches Gespräch mit der betroffenen Person über den Nutzen und die potenziellen negativen Auswirkungen von Bewegung ist unerlässlich, damit ein Plan mit gemeinsamer Entscheidungsfindung entwickelt werden kann.

Zusammenfassung

Bewegung ist keine Behandlung oder Heilung für ME/CFS und kann die Symptome verschlimmern.
Es ist erwiesen, dass maximale körperliche Anstrengung schädliche physische Auswirkungen haben kann.
Die Evidenzbasis für alle Bewegungsstudien bei ME/CFS ist begrenzt.
Individuell zugeschnittene Trainingsprogramme können sich positiv auf Funktion, Schmerzen, Stimmung und Lebensqualität auswirken, aber die Evidenzbasis ist begrenzt.
Die Forschung über Bewegung für Menschen mit ME/CFS scheint Menschen mit milderen Ausprägungen von ME/CFS zu rekrutieren, daher können alle Schlussfolgerungen nicht auf Menschen mit mittlerem und schwerem ME/CFS übertragen werden.

Anwendung in der Praxis

Die Einführung jeglicher sportlicher Betätigung für eine Person mit ME/CFS muss klinisch begründet sein und die wichtigsten Fragen berücksichtigen:

- Was ist der Zweck der Übung?
- Welche Art von Bewegung ist für diese Person am besten geeignet?
- Wie überprüfe ich, ob die Person die Übung verträgt?
- Wie kann ich messen, ob die Übung für die Person von Nutzen ist?
- Ist körperliche Betätigung für diese Person ein angemessener Einsatz von Energie?

In Anbetracht der Labordaten, die negative physiologische Reaktionen auf Anstrengung zeigen, und der spärlichen Beweise, die einen signifikanten Nutzen von Bewegung für Menschen mit ME/CFS belegen, sollten Health Professionals ein offenes Gespräch mit der Person führen, um gemeinsam zu entscheiden, ob die Vorteile der Einführung von Bewegung die Risiken überwiegen.

18 Messungen des Outcome

Zweck dieses Kapitels

Dieses Kapitel enthält eine Referenzliste potenzieller Outcome-Messungen und Screening-Tools, die von Health Professionals auf zwei Arten klinisch eingesetzt werden können:

- Eine standardisierte Methode zur Bewertung und Messung der Wirksamkeit einer Behandlung, die direkt auf die Symptome von ME/CFS abzielt.
- Eine standardisierte Methode zur Überwachung der Symptome von ME/CFS, wenn jemand wegen eines nicht verwandten Problems behandelt wird, um sicherzustellen, dass die Behandlung keine zusätzlichen Symptome oder eine Verschlimmerung der aktuellen Symptome verursacht.

Dieses Kapitel gibt einen Überblick über die wichtigsten Outcome-Messungen und Screening-Instrumente, die klinisch sind und in der Forschung im Zusammenhang mit ME/CFS verwendet werden, und liefert eine kurze Zusammenfassung über die Eignung der einzelnen Maßnahmen. Nicht jede Outcome-Messung, die routinemäßig bei ME/CFS verwendet wird, ist unbedingt geeignet.

Es ist wichtig anzumerken, dass keine dieser Maßnahmen als Instrument zur Diagnose von ME/CFS verwendet wird. Die Diagnose wird auf der Grundlage einer ausführlichen Anamnese anhand ausgewählter Kriterien gestellt; weitere Informationen hierzu finden Sie in Kapitel 1.

In der Forschung zu ME/CFS wurden viele verschiedene Outcome-Messungen verwendet. Ein systematischer Review (Wormgoor & Rodenburg, 2021) untersuchte randomisierte, kontrollierte Studien zu physiotherapeutischen Interventionen bei ME/CFS und stellte fest, dass es in 18 Studien 37 verschiedene Outcome-Messungen gab. Die Fülle der Outcome-Messungen, die im Zusammenhang mit ME/CFS verwendet werden, spiegelt die vielen unterschiedlichen Symptome und Systeme wider, die von der Krankheit betroffen sind. Das breite Spektrum der verfügbaren Outcome-Messungen verdeutlicht auch eine wichtige ergebnisbezogene Maßnahmen bei der Bewertung von Forschungsergebnissen im Zusammenhang mit ME/CFS.

Erstens wird es schwierig, die Ergebnisse einer Reihe von Studien zu vergleichen, wenn die verwendeten Messgrößen nicht einheitlich sind. Und zweitens, wenn eine Studie behauptet, dass eine Intervention jemandem mit ME/CFS geholfen hat, ist es wichtig zu bestimmen, welche Outcome-Messungen verwendet wurden, um diesen Nutzen nachzuweisen und ob sie klinisch relevant sind. In einigen Forschungsarbeiten zu ME/CFS werden routinemäßig Messgrößen verwendet, die erhebliche Mängel in Bezug auf Validität oder Reliabilität aufweisen. Diese Messgrößen werden in diesem Kapitel gegebenenfalls hervorgehoben.

18.1 Outcome-Messungen und Screening-Tools

Outcome-Messungen können verwendet werden, um den Schweregrad der Symptome oder der Behinderung einer Person zu bewerten (van Campen et al., 2020) und um die Wirkung einer Maßnahme zu beschreiben (Stokes, 2004) entweder in der klinischen Praxis oder in der Forschung.

Eine Outcome-Messung sollte valide (sie misst das, was sie messen soll) und zuverlässig sein (sie kann die Ergebnisse in verschiedenen Situationen und bei der Durchführung durch verschiedene Personen reproduzieren) (Stokes, 2004). Ein Maß für die Reliabilität („Koeffizienz") wird in der Forschung als Zahl bis zu 1,00 angegeben, wobei ein Wert nahe 1,00 als am zuverlässigsten gilt. Wo immer möglich, werden diese Zahlen in diesem Kapitel angegeben. Der Reliabilitätskoeffizient schätzt den Anteil der Variation, der nicht auf einen Messfehler zurückzuführen ist und bei wiederholten Messungen reproduziert werden kann (Lachin, 2004). Screening-Tools sind eine kurze Maßnahme zur Erfassung von Symptomen, die möglicherweise weitere Untersuchungen erfordern. Sie können keine Diagnose stellen. Es gibt keine Screening-Instrumente für ME/CFS als Krankheit, aber es gibt einige Screening-Methoden für spezifische Symptome, wie orthostatische Unverträglichkeiten, die von Health Professionals durchgeführt werden können.

Outcome-Messungen können entweder objektiv oder nach Angaben des Patienten („patient reported outcome"; PRO) erfolgen. Eine typische objektive Outcome-Messung kann eine standardisierte Beobachtung oder Leistungsmessung umfassen (Bean et al., 2011). Ein PRO liefert Informationen über den Gesundheitszustand, die Lebensqualität oder die aktuelle Funktion einer Person, wie sie von der Person selbst und ohne Interpretation durch den Kliniker angegeben werden (Weldring & Smith, 2013). Ein PRO kann spezifisch für eine Krankheitserfahrung sein oder ein allgemeineres Bild der Gesundheit und Lebensqualität einer Person erfassen. Die Verwendung von PROs in der klinischen Praxis kann bei der Diskussion und Erkennung von gesundheitsbezogene Lebensqualität sowie die Überwachung der Qualität der Pflege (Greenhalgh, 2009). Eine systematische Überprüfung der von Patient:innen gemeldeten Ergebnisse, die bei der Beurteilung von Erwachsenen mit ME/CFS verwendet werden, ergab jedoch eine begrenzte Qualität und deutliche Diskrepanzen zwischen den Ergebnissen der Messungen und der Art und Weise, wie Menschen mit ME/CFS ihre eigenen Erfahrungen definieren. Outcome-Messungen können zwar nützlich sein, doch ist es auch wichtig, subjektive und objektive Bewertungsfähigkeiten zu nutzen, wie in Kapitel 14 beschrieben, um ein vollständiges Bild zu erhalten.

Objektive und vom Patienten berichtete Ergebnisse liefern verschiedene Aspekte von Informationen über die Person und ihren Gesundheitszustand (Bean et al., 2011), und die Verwendung einer Kombination dieser Messungen ermöglicht es dem Arzt, die klinische Wirksamkeit einer Intervention zu verstehen und gleichzeitig festzustellen, wie die Person das Gefühl hat, dass sie davon profitiert hat (Weldring & Smith, 2013). Diese Messungen sind jedoch dadurch begrenzt, dass sie Informationen über die Person zum Zeitpunkt der Messung erfassen und möglicherweise nicht immer die schwankende Natur der ME/CFS-Symptome widerspiegeln.

Die **Wahl der Outcome-Messung oder des Screening-Tools für die Praxis** ist eine wichtige Entscheidung und hängt weitgehend von der Art der therapeutischen Intervention ab. Eine obligatorische Maßnahme für jede Interaktion ist die Überwachung auf Anzeichen von Symptomverschlimmerung nach der Anstrengung (PEM, siehe Kapitel 6), d.h. zusätzliche Symptome oder eine Verschlimmerung der aktuellen Symptome aufgrund der Anstrengung. Wenn eine therapeutische Maßnahme PEM hervorruft, ist sie für die betreffende Person nicht geeignet, und Health Professionals müssen ihre Praxis sofort anpassen. Das Erleben von PEM ist individuell und umfasst ein breites Spektrum möglicher Symptome, so dass es fast unmöglich ist, ein standardisiertes objektives Maß zu schaffen. Der DePaul Symptom Questionnaire (der später in diesem Kapitel besprochen wird) ist ein von den Patienten berichtetes Ergebnis, das einen Abschnitt zu PEM enthält. Alternativ könnte eine einfache Numerical Rating Scale (NRS), z. B. „Bewerten Sie den Schweregrad Ihrer PEM-Symptome auf einer Skala von 0 bis 10“, eine schnelle Möglichkeit zur Überwachung der Symptomerfahrung in der klinischen Praxis sein, obwohl nicht feststeht, ob diese Methode im Laufe der Zeit zuverlässige und gültige Daten liefern würde.

Andere Outcome-Messungen oder Screening-Instrumente können ausgewählt werden, um ein bestimmtes Symptom zu beobachten oder eine ganzheitlichere Betrachtung der Person vorzunehmen. Die Verwendung von PROs in der klinischen Praxis kann bei der Diskussion und Erkennung von Beeinträchtigungen der gesundheitsbezogenen Lebensqualität sowie bei der Überwachung der Qualität der Pflege (Greenhalgh, 2009) eingesetzt werden.

In Anbetracht der Anzahl möglicher Symptome, die eine Person mit ME/CFS aufweist, ist es nicht möglich, eine Outcome-Messung vorzunehmen, die jedes einzelne Symptom erfasst. Health Professionals müssen entscheiden, welche Ergebnisse vorrangig sind und den genauesten Eindruck davon vermitteln, wie sich ihre Intervention auf die Person auswirkt.

Die Zielerreichung kann eine weitere Möglichkeit sein, die Wirksamkeit einer Intervention zu überwachen, z. B., ob die Person ihr gewünschtes Ergebnis erreicht hat. Dies kann schwierig werden, wenn die Intervention Teil eines Erhaltungsprogramms ist, das darauf abzielt, eine Verschlechterung zu verhindern und die Funktion zu erhalten.

Schließlich sollte sorgfältig überlegt werden, welche Art von Outcome-Messung verwendet wird, sei es zur direkten Überwachung von ME/CFS-Symptomen oder als Teil einer nicht damit verbundenen Intervention. Einige objektive Outcome-Messungen sind mit körperlicher Anstrengung verbunden, und viele Belastungstoleranztests sind für Menschen mit ME/CFS überhaupt nicht geeignet. Subjektive Messungen in Form von Fragebögen sollten ebenfalls mit Vorsicht eingesetzt werden, wobei die Länge und Komplexität eines Fragebogens und die daraus resultierende kognitive Belastung zu berücksichtigen sind. Die bloße Durchführung einer Outcome-Messung oder eines Screening-Tools kann bei einer Person mit ME/CFS ungewollt eine PEM und eine Verschlimmerung der Symptome verursachen.

18.2 ME/CFS-spezifische Outcome-Messungen

Die Symptome und der Schweregrad von ME/CFS sind sehr unterschiedlich und individuell. Daher ist es schwierig, ein standardisiertes Maß für das Outcome zu erstellen, das die gesamte Erfahrung mit ME/CFS erfasst. Dies führt zu Problemen sowohl bei der Bewertung und dem Vergleich der Evidenzbasis als auch beim Management der klinischen Praxis. Derzeit gibt es kein objektives Maß für ME/CFS, aber es wurden zwei spezifische, von Patienten berichtete Ergebnisse entwickelt:

Ein speziell für die Erfassung von Symptomen der ME/CFS entwickelter Fragebogen ist der **DePaul Symptom Questionnaire** (DSQ) (Jason & Sunnquist, 2018), ein Selbstauskunftsbogen, der die Betroffenen bittet, die Häufigkeit und den Schweregrad ihrer Symptome zu bewerten. Diese Werte werden standardisiert und gemittelt, um zusammengesetzte Werte zu erhalten, die acht Bereiche abdecken:

- Schlafstörung
- Symptomverschlimmerung nach Anstrengung (PEM)
- Neurokognitive Dysfunktion
- Immundysfunktion
- Neuroendokrine Dysfunktion
- Schmerzen
- Magen-Darm-Beschwerden
- Orthostatische Intoleranz.

Der DSQ weist eine Test-Retest-Reliabilität mit Pearson's oder Kappa-Korrelationskoeffizienten von 0,70 oder höher auf und gilt als gut in Bezug auf Augenschein- und Inhaltsvalidität (Jason et al., 2015). Eine Studie untersuchte jedoch Menschen mit schwerem ME/CFS und verwendete den DSQ, um zwischen bettlägerigen (sehr schweres ME/CFS) und an das Haus gebundenen (schweres ME/CFS) Personen zu unterscheiden. Dabei wurde festgestellt, dass die Messung von PEM nur eingeschränkt möglich ist, da bettlägerige Personen weniger in der Lage sind, Aktivitäten auszuführen, die nach der Skala PEM auslösen, und daher trotz schwerer Symptome niedrigere Werte erzielen (Conroy et al., 2021). Die erste Version des DSQ wurde als Reaktion auf die Rückmeldungen der Patienten überarbeitet, und es wurde eine neue Version, der DSQ-2, entwickelt, die ein umfassenderes Verständnis der Symptomerfahrung ermöglicht und eine gute Reliabilität der internen Konsistenz (Cronbachs Alpha 0,73 bis 0,91) für jedes Symptom aufweist (Bedree et al., 2019).

Es wurde eine kürzere Screening-Version mit der Bezeichnung **DSQ-SF** (Short Form) entwickelt, die die Symptome auf eine kurze Liste von 14 Symptomen reduziert und daher ein wirksames Instrument für zeitlich begrenzte Forschung und klinische Praxis sein könnte. Mit der Kurzform konnte in einer Multisite-Stichprobe eine ähnliche Anzahl von Personen identifiziert werden wie mit der längeren Form (Jason & Sunnquist, 2018).

Schließlich wurde ein pädiatrisches Instrument mit der Bezeichnung **DSQ-Ped** (pädiatrisch) entwickelt, das Formulare sowohl für das Kind als auch für die Eltern enthält und eine gute interne Reliabilität aufweist (Cronbachs Alpha 0,83) (Jason & Sunnquist, 2018).

Die **Chronic Fatigue and Immune Dysfunction Syndrome (CFIDS) Disability Scale**, auch bekannt als **Bell Disability Scale**, wurde entwickelt, um den Schweregrad der Symptome und den Grad der funktionellen Beeinträchtigung durch ME/CFS zu messen, wobei der Schwerpunkt auf dem Schweregrad der Symptome im Zusammenhang mit der Anstrengung liegt (Bell, 1994).

Die Betroffenen werden gebeten, sich selbst auf einer 10-Punkte-Skala (von 0 bis 100) zu bewerten, wobei 0 für „ständig schwere Symptome; ständig bettlägerig; nicht in der Lage, sich selbst zu versorgen“ und 100 für „keine Symptome in Ruhe; keine Symptome bei körperlicher Betätigung; normales allgemeines Aktivitätsniveau; in der Lage, ohne Schwierigkeiten Vollzeit zu arbeiten“ steht. Obwohl die Skala einfach zu benutzen ist und speziell für Menschen mit ME/CFS entwickelt wurde, ist sie nicht in großen Studien validiert worden.

18.3 Symptomspezifische Outcome-Messungen

Wenn eine Intervention gegen ein bestimmtes Symptom von ME/CFS eingesetzt wird, kann eine symptomspezifische Outcome-Messung angebracht sein.

18.3.1 Fatigue/Müdigkeit/Ermüdung

Wie in Kapitel 7 erörtert, sind „Fatigue/Müdigkeit/Ermüdung“ vage Begriffe, die sowohl die Symptome einer Vielzahl von Krankheitszuständen als auch das Erleben in der Allgemeinbevölkerung beschreiben können. Leider spiegeln viele Outcome-Messungen nicht genau die Art der Ermüdung wider, die Menschen mit ME/CFS erleben (Stouten, 2005) und sind daher nicht aussagekräftig. Daher ist es wichtig, bei der Arbeit mit einer Person mit ME/CFS eine Skala zu verwenden, die zwischen allgemeiner Müdigkeit und den spezifischen Symptomen von Menschen mit ME/CFS unterscheiden kann (Jason et al., 2011). Es gibt über 50 Skalen zur Messung von Müdigkeit. **Tabelle 18-1** ist eine Zusammenfassung der wichtigsten Skalen für Fatigue/Müdigkeit/Ermüdung, die in der Forschung speziell für Menschen mit ME/CFS verwendet werden.

Tabelle 18-1: Subjektive Messungen der Fatigue

Maßnahme	Beschreibung	Kommentar
Fatigue Severity Scale (FSS)	Ein neun Punkte umfassender Fragebogen (Krupp et al., 1989)	Interne Konsistenz, Test-Retest-Reliabilität, (ICC = 0,81 bis 0,89) für Multiple Sklerose und Lupus (Krupp et al., 1989) Unterscheidung zwischen der Fatigue bei ME/CFS und der Fatigue bei gesunden Kontrollpersonen (Jason et al., 2011) Unterscheidung zwischen Fatigue, Erfahrungen mit Lupus, Multipler Sklerose und der gesunden Bevölkerung (Krupp et al., 1989) Kritik: bildet die schwereren Formen von ME/CFS nicht ab und ein Ceiling-Effekt tritt ein, da die Höchstpunktzahl zu leicht erreicht wird (Stouten, 2005).
Das Patient Reported Outcome Measurement Information System (PROMIS)	PROMIS ist eine Reihe von Outcome-Messungen, die vom National Institute for Health in den USA entwickelt wurden.	Für Menschen mit ME/CFS wurde festgestellt, dass der PROMIS-F-SF eine gute interne Zuverlässigkeit aufweist.
Fatigue Short Form (PROMIS F-SF)	Der Fatigue Short Form umfasst acht Fragenkomplexe für selbstberichtete Messungen der Müdigkeit (Yang et al., 2019).	Gute Reliabilität (Cronbachs Alpha 0,72 bis 0,88) bei Menschen mit Fibromyalgie, Sichelzellenkrankheit, kardiometabolischem Risiko, Schwangerschaft und gesunden Kontrollpersonen (Ameringer et al., 2016)
Fatigue Impact Scale (FIS)	Eine 40 Punkte umfassende Skala, die untersucht, wie sich Symptome der Fatigue auf kognitive, physische und psychosoziale Funktionen auswirken (Fisk et al., 1994).	Gute interne Konsistenz (0.87), erzielte bei der linearen Diskriminanzanalyse eine Genauigkeit von 80 % bei Chronischem Fatigue-Syndrom (Fisk et al., 1994). Für Multiple Sklerose, gute Test-Retest-Reliabilität (0,68 bis 0,85), aber eine geringe Korrelation mit der Fatigue Severity Scale (Mathiowetz, 2003)
Chalder Fatigue Scale	Ein 14-teiliger Fragebogen zur Messung von Ausmaß und Schwere der Müdigkeit (Jackson, 2015)	ME/CFS lässt sich nicht von Lupus oder Multipler Sklerose unterscheiden (Jason et al., 1997). Es ist nicht möglich, ME/CFS von schweren Depressionen zu unterscheiden (Friedberg et al., 2019). Es wurde festgestellt, dass sie bei Menschen mit ME/CFS einen Ceiling-Effekt haben (Stouten, 2005) und kein guter Indikator für Veränderungen sind (Lewis et al., 2013).

Maßnahme	Beschreibung	Kommentar
		Überschneidungen in den Ergebnissen zwischen Personen, die sich selbst als mittelschwer oder schwer an ME/ CFS erkrankt beschreiben (Goudsmit et al., 2008) Die Skala hat sich in der Allgemeinbevölkerung als reliabel (Cronbachs Alpha 0,88 bis 0,90) und valide erwiesen (Chalder et al., 1993). In der Lage, ME/CFS von gesunden Kontrollproben zu unterscheiden (Jason et al., 1997) Trotz der genannten Einschränkungen wurde diese Skala in 56 % der randomisierten kontrollierten Studien (RCTs) zur physiotherapeutischen Behandlung von ME/CFS verwendet (Wormgoor & Rodenburg, 2021). Diese Einschränkungen sollten bei der Bewertung von Forschungsergebnissen berücksichtigt werden.
Checkliste Individual Strenght (CIS)	Misst vier Dimensionen der Müdigkeit: Schweregrad, Konzentrationsprobleme, verminderte Motivation und Aktivität (Worm-Smeitink et al., 2017)	Ein reliables und valides Maß für Müdigkeit in der Allgemeinbevölkerung, mit guter interner Konsistenz (Alpha 0,84 bis 0,95) und Test-Retest-Reliabilität (r = 0,74 bis 0,86) (Worm-Smeitink et al., 2017) Ceiling-Effekt bei schwereren Erschöpfungszuständen bei ME/CFS (Stouten, 2005) 25 % der RCTs zur physiotherapeutischen Behandlung von ME/CFS verwendeten diese Skala (Wormgoor & Rodenburg, 2021).
Multidimensional Fatigue Inventory (MFI)	Ein 20 Punkte umfassender Fragebogen mit Unterskalen: allgemeine Müdigkeit, körperliche Müdigkeit, geistige Müdigkeit, verminderte Motivation und verminderte Aktivität (Smets et al., 1995)	Es wurde eine gute interne Konsistenz (Cronbachs Alpha 0,84) in der Allgemeinbevölkerung festgestellt (Smets et al., 1995). Wird als nicht spezifisch genug für ME/CFS erachtet, da Personen mit einer schweren depressiven Störung ähnliche Ergebnisse wie ME/CFS erzielen würden (Jason et al., 2011). Die Subskalen für allgemeine und körperliche Müdigkeit wiesen eine fragliche oder inakzeptable interne Konsistenz und Deckeneffekte auf (Murdock et al., 2017).
Profile of Fatigue-Related Symptoms (PFRS)	Eine multidimensionale Messung mit vier Skalen: emotionale Belastung, kognitive Schwierigkeiten, Müdigkeit und somatische Symptome (Ray et al., 1992)	Hohe Zuverlässigkeit (Alpha 0,86 bis 0,97) und hohe interne Konsistenz bei Chronischem Fatigue Syndrom, wobei die Werte mit dem Schweregrad der Erkrankung korrelieren (Ray et al., 1992) Es wird kritisiert, dass zu viele verschiedene Ermüdungszustände in der Subskala „Fatigue" zusammengefasst werden (Jason et al., 2011).

18.3.2 Kognitive Dysfunktion

Während die Messung der kognitiven Funktion eher ein Spezialgebiet für Ergotherapeut:innen oder Psycholog:innen ist, sollten alle Health Professionals dennoch einfache Instrumente oder Maßnahmen zur Erfassung der kognitiven Fähigkeiten kennen. Wenn beispielsweise eine Person über kognitive Symptome berichtet, kann ein Screening-Tool nützlich sein, um festzustellen, ob eine Überweisung an einen Spezialisten erforderlich ist.

Eine weitere Situation, in der kognitive Messungen nützlich sein können, ist die Überwachung von Anzeichen von PEM. Einige Menschen mit ME/CFS berichten von kognitiven Funktionsstörungen als Schlüsselsymptom ihrer PEM, und daher kann dies ein Bereich sein, der überwacht werden muss, um die Wirksamkeit und Sicherheit einer Intervention zu bestimmen. In diesem Fall kann eine einfache Numerical Rating Scale (NRS) zur Einstufung des Schweregrads ihrer kognitiven Symptome helfen, das Symptomverhalten zu verfolgen.

Komplexere kognitive Beurteilungen fallen möglicherweise nicht in den Bereich der Praxis oder erfordern eine zusätzliche Ausbildung und Zertifizierung, so dass jeder einzelne Arzt entscheiden muss, ob er in der Lage ist, einen Test durchzuführen, oder ob er einen Spezialisten aus anderen Disziplinen hinzuziehen sollte (**Tabelle 18-2**). Weitere Informationen über kognitive Funktionsstörungen bei ME/CFS) finden Sie in Kapitel 8.

18.3.3 Schlafstörung

Schlafstörungen sind ein häufiges Symptom von ME/CFS und können erhebliche Auswirkungen auf die Funktion und Lebensqualität der Betroffenen haben. Weitere Informationen zu Schlafstörungen finden Sie in Kapitel 9.

Es ist wichtig, zwischen Schlafstörungen und Symptomen der Müdigkeit zu unterscheiden. Die Messgrößen in **Tabelle 18-3** wurden entwickelt, um die Qualität des Schlafs zu erfassen, und sind nicht spezifisch für ME/CFS, obwohl sie in der Forschung der ME/CFS als Outcome-Messungen verwendet wurden.

Tabelle 18-2: Messungen der kognitiven Funktion

Mini-Untersuchung des mentalen Zustands (MMSE	Ein 30-Punkte-Screening-Tool zur Ermittlung möglicher kognitiver Beeinträchtigungen (Oxford Medical Education, 2022)	Nicht validiert für den Einsatz speziell bei kognitiver Dysfunktion bei ME/CFS Gute Interobserver-Variabilität (Kappa 0,95) in der Allgemeinbevölkerung (O'Connor et al., 1989) Voreingenommenheit gegenüber Menschen mit geringerem Bildungsstatus wegen Einbezug von Sprach- und Mathematikaufgaben (Oxford Medical Education, 2022)
Fragebogen zu kognitiven Defiziten	Ein von Patient:innen berichtetes Maß, das untersucht, wie oft sie kleinere kognitive Fehler machen (Broadbent et al., 1982)	Nicht validiert für den Einsatz speziell bei kognitiver Dysfunktion bei ME/CFS Die Test-Retest-Reliabilität in der Allgemeinbevölkerung wird mit 0,71 angegeben (Bridger et al., 2013)

Tabelle 18-3: Subjektive Messungen der Schlafstörung

Epworth Sleepiness Scale (ESS)	Ein selbst ausgefüllter Fragebogen zur Messung der Tagesmüdigkeit (Johns, 1991)	Nicht validiert bei Menschen mit ME/CFS Kann gesunde Personen von Personen mit obstruktivem Schlafapnoe-Syndrom, Narkolepsie und idiopathischer Hypersomnie unterscheiden (Johns, 1991) Gute Test-Retest-Reliabilität (r = 0,82) und interne Konsistenz (Cronbachs Alpha 0,88) in der Allgemeinbevölkerung (Johns, 1992)
Sleep Hygiene Index	Ein 13 Punkte umfassender Selbstauskunftsbogen zur Bewertung des Schlafverhaltens (Mastin et al., 2006)	Nicht validiert bei Menschen mit ME/CFS Durchschnittliche interne Konsistenz (Alpha 0,66) und gute Test-Reliabilität bei Wiederholungstests (0,71) in der Allgemeinbevölkerung (Mastin et al., 2006)
The Pittsburgh Sleep Quality Index (PSQI)	Eine 24-teilige Skala zur Messung von Schlafstörungen in sieben Dimensionen: subjektive Schlafqualität, Schlaflatenz, Schlafdauer, gewohnheitsmäßige Schlafeffizienz, Schlafstörungen, Einnahme von Schlafmitteln und Störungen des Tagesablaufs (Buysse et al., 1989)	Nicht validiert bei Menschen mit ME/CFS Gute Test-Retest-Reliabilität (0,87) bei Menschen mit Schlaflosigkeit (Backhaus et al., 2002) Der Wert korreliert mit der von den Patient:innen angegebenen Schlafqualität, nicht aber mit einer objektiven Messung des Schlafs in der Allgemeinbevölkerung (Grandner et al., 2006).

18.3.4 Autonome Funktion und Dysfunktion

Informationen über Funktionsstörungen des autonomen Nervensystems, einschließlich orthostatischer Intoleranz, sind in Kapitel 12 zu finden. Es wurden mehrere subjektive Outcome-Messungen entwickelt, um die Symptome der autonomen Dysfunktion und orthostatischen Intoleranz zu erfassen (**Tabelle 18-4**).

Objektive Methoden zur Messung der autonomen Dysfunktion

Es gibt zahlreiche objektive Methoden zur Messung der autonomen Dysfunktion in der Allgemeinbevölkerung (Low et al., 2013). Es gibt zwei besondere objektive Messungen, die Health Professionals in der klinischen Praxis verwenden könnten, um Informationen über das autonome Nervensystem in Bezug auf orthostatische Intoleranz zu erhalten.

Beim **Active Stand Test** (Finucane et al., 2019) werden Herzfrequenz und Blutdruck in bestimmten Abständen gemessen:

- In liegender Position
- Sofort nach dem Aufstehen
- Nach zwei, fünf und zehn Minuten Stehen.

Es hat sich gezeigt, dass der Active Stand Test bei Menschen mit orthostatischer Intoleranz zu

Tabelle 18-4: Subjektive Messungen der autonomen Dysfunktion

Maßnahme	Beschreibung	Kommentar
Autonomic Symptom Profile (ASP) and the Composite Autonomic Symptom Score (COMPASS)	Ein Fragebogen zur Selbstauskunft, der die autonomen Symptome anhand von elf Subskalen bewertet und einen „COMPASS-Score" (Suarez et al., 1999) ergibt.	Der COMPASS-Score wurde als valides Diagnoseinstrument für autonome Dysfunktionssymptome bei Menschen mit ME/CFS beschrieben (Newton et al., n.d.). Nur zwei der einzelnen Bereiche wiesen eine gute Reliabilität auf: orthostatische Unverträglichkeit und erektile Dysfunktion (Cronbachs Alpha 0,79 und 0,75) (Sletten et al., 2012).
COMPASS 31	Ein präziseres und vereinfachtes Bewertungssystem auf der Grundlage von ASP und COMPASS (Sletten et al., 2012)	Nicht speziell für Menschen mit ME/CFS validiert Bessere Reliabilität im Vergleich zu COMPASS in allen Bereichen (Cronbachs Alpha 0,40 bis 0,70) (Sletten et al., 2012)
Orthostatic Hypotension Questionnaire (OHQ)	Aufgeteilt in eine sechsstufige Skala zur Bewertung von Symptomen und eine vierstufige Skala zur Bewertung der täglichen Aktivitäten (Kaufmann et al., 2012)	Nicht speziell für ME/CFS validiert Zeigt gute Validität und Reliabilität (Cronbachs Alpha >0,80) zur Messung der neurogenen orthostatischen Hypotonie (Kaufmann et al., 2012)

vergleichbaren Ergebnissen führt wie der **Head-up-Tilt-Table-Test** (Kirbiš et al., 2013). Der **NASA-Lean-Test** wurde verwendet, um orthostatische Intoleranz bei Menschen mit ME/CFS festzustellen (Lee et al., 2020):

- Die Person liegt 15 bis 20 Minuten lang waagerecht auf einem Bett, um einen Ausgangswert in Ruhe zu ermitteln.
- Nach dieser Zeit werden Blutdruck und Herzfrequenz gemessen und dann jede Minute wiederholt, bis zwei aufeinanderfolgende Messungen vorliegen – dies gibt Aufschluss über die Ruhewerte.
- Dann steht die Person auf und lehnt sich mit den Schulterblättern an eine Wand.
- Herzfrequenz und Blutdruck werden über einen Zeitraum von zehn Minuten in dieser aufrechten Position jede Minute gemessen.

Während der Active Stand Test und der NASA-Lean-Test recht einfach durchzuführen sind, ist eine genaue Interpretation der Ergebnisse der Schlüssel zur Maximierung des klinischen Nutzens (Finuncane et al., 2019).

Unter **orthostatischer Hypotonie** (OH) versteht man einen anhaltenden Blutdruckabfall innerhalb von drei Minuten nach dem Aufstehen mit einem Abfall des systolischen Blutdrucks um mindestens 20 mmHg oder des diastolischen Blutdrucks um mindestens 10 mmHg (Freeman et al., 2011).

Das **posturale orthostatische Tachykardie-Syndrom** (POTS) ist durch einen abnormalen Anstieg der Herzfrequenz bei der Bewegung in eine stehende Position gekennzeichnet, wobei die Diagnosekriterien bei Erwachsenen einen Anstieg von über 30 Schlägen pro Minute oder über 120 Schlägen pro Minute innerhalb der ersten 10 Minuten nach dem Stehen oder einen Anstieg von über 40 Schlägen pro Minute oder über 130 Schlägen pro Minute bei Kindern und Jugendlichen vorsehen (Federowski, 2019).

Diese Tests können als Screening-Instrument für orthostatische Intoleranz verwendet werden und ermöglichen es Physiotherapeut:innen und Ergotherapeut:innen, eine Person zur weiteren Untersuchung und Behandlung zu überweisen, wenn die Ergebnisse auf ein Problem hinweisen.

Die **Herzfrequenzvariabilität** (HRV) untersucht die Variabilität des Intervalls zwischen aufeinanderfolgenden Herzschlägen (Tracy et al., 2016) und hat sich als sehr zuverlässig erwiesen (ICC 0,79–0,95) (Bertsch et al., 2012), obwohl ihre Aussagekraft in Frage gestellt wurde (Thomas et al., 2019). Die Herzfrequenzvariabilität kann die parasympathische Aktivität widerspiegeln (Bertsch et al., 2012), was eine Analyse der Funktion des autonomen Nervensystems ermöglichen kann. Dies wird ausführlicher in Kapitel 12 diskutiert. Eine Reihe von im Handel erhältlichen Herzfrequenzmessgeräten kann jetzt die HRV messen. Sie könnten ein objektives Maß zur Bestimmung der Wirkung einer Intervention sein, die auf das Nervensystem abzielt.

18.3.5 Respiratorische Messungen

Atemnot ist ein Symptom, das in zwei der diagnostischen Kriterien für ME/CFS unter die Kategorie der autonomen Dysfunktion fällt. Wenn eine Person mit ME/CFS Atemnot oder Atembeschwerden als vorrangiges Symptom angibt, kann es von Vorteil sein, dieses Symptom mit einer Outcome-Messung zu überwachen.

Während objektive Messungen der Atemfunktion, wie Sauerstoffsättigung und Atemfrequenz, durchgeführt werden können, kann es von Vorteil sein, sich auf Symptome im Zusammenhang mit Störungen des Atemmusters als Teil einer autonomen Dysfunktion zu konzentrieren (**Tabelle 18-5**).

Tabelle 18-5: Subjektive Messungen der Atmungsfunktion

Nijmegen Questionnaire	Ein häufig verwendeter kurzer Fragebogen zum Screening auf Störungen des Atemmusters (Dixhoorn & Folgering, 2015)	Nicht validiert für Menschen mit ME/CFS In Bezug auf das Hyperventilationssyndrom erfüllte der Nijmegen-Fragebogen zwar die Kriterien für die inhaltliche, nicht aber für die strukturelle Validität (Li Ogilvie et al., 2019).
Brompton Breathing Pattern Tool (BPAT)	Ein einfaches Screening-Instrument zur Erkennung von Störungen des Atemmusters	Nicht validiert für Menschen mit ME/CFS Nur in der Asthma-Population validiert (Todd et al., 2018)
Self-Evaluation of Breathing Questionnaire (SEBQ)	Ein 25 Punkte umfassender Fragebogen zur Messung atembezogener Symptome und ihres Schweregrads (Mitchell et al., 2016)	Nicht validiert für Menschen mit ME/CFS Der SEBQ hat eine gute Test-Retest-Reliabilität (Cronbachs Alpha 0,89) und gilt als nützliches klinisches Screening-Instrument für Atemstörungen (Mitchell et al., 2016).

18.3.6 Schmerz

Es gibt eine Reihe von einfachen Skalen zur subjektiven Schmerzmessung, die alle für die klinische Praxis valide und reliabel sind (Williamson & Hoggart, 2005) (**Tabelle 18-6**). Keine dieser Skalen ist speziell für die Verwendung bei Menschen mit ME/CFS validiert worden.

18.3.7 Messung der körperlichen Funktion

Die Messung der körperlichen Funktion einer Person mit ME/CFS kann Aufschluss über das Ausmaß ihrer körperlichen Einschränkungen geben, was für Health Professionals von besonderer Bedeutung sein kann. Allerdings sind die Methoden, die üblicherweise zur Messung der körperlichen Funktion verwendet werden, für Menschen mit ME/CFS aufgrund des Risikos, PEM auszulösen, möglicherweise nicht geeignet. Health Professionals müssen daher klinisch begründen, ob körperliche Messungen notwendig sind und feststellen, ob sie toleriert werden.

Subjektive Messungen der körperlichen Funktion

Subjektive Informationen können gesammelt werden, um die aktuelle körperliche Funktion einer Person mit ME/CFS zu bestimmen. Die Informationen, die durch die Beurteilung des aktuellen Tagesablaufs gewonnen werden, können mehr als ausreichend sein, um den Grad der Funktion zu bestimmen. Weitere Informa-

Tabelle 18-6: Subjektive Messungen von Schmerzen

Numerical Rating Scale (NRS)	Diese Skala kann grafisch oder verbal dargestellt werden, wobei eine Skala bis zu 11, 21 oder 101 Punkten dargestellt wird und die Person ihren Schmerzgrad angibt.	Die NRS hat eine hohe Sensitivität und liefert Daten, die zu Prüfzwecken analysiert werden können (Williamson & Hoggart, 2005). Es hat sich gezeigt, dass eine Skala von entweder 11 oder 21 ausreicht, um den Grad der Schmerzintensität bei chronischen Schmerzen (Jensen et al., 1994) zu bestimmen.
Visual Analogue Scale (VAS)	Eine 10 cm lange Linie, an deren einem Ende „kein Schmerz" und am anderen Ende „schlimmster vorstellbarer Schmerz" steht. Die Person wird gebeten, auf der Linie zu markieren, wo sie ihre Schmerzen einschätzen würde. Den Punkt, den sie markiert hat, wird in Millimetern gemessen, was eine mögliche Punktzahl von 100 ergibt.	Die VAS hat sich als zufriedenstellendes Maß für chronische Schmerzen erwiesen (Joyce et al., 1975; Williamson & Hoggart, 2005) mit guter Reliabilität bei Menschen mit Bauchschmerzen (ICC bei 0,99) (Gallagher et al., 2002).
Verbal Rating Scale (VRS)	Die VRS umfasst eine Liste von Adjektiven in Bezug auf den Schweregrad der Schmerzen, die von „keine Schmerzen" über „leicht" und „mäßig" bis „stark" reichen.	Diese Skala ist sehr einfach, aber es fehlt ihr an Sensitivität für Veränderungen (Williamson & Hoggart, 2005).

tionen zur Beurteilung finden Sie in Kapitel 14. Zu den subjektiven Messwerten für die körperliche Funktion gehören:

Short Form Health Survey (SF-36): Die Unterskala für die körperliche Funktion des SF-36 hat sich als valide erwiesen, um zwischen vielen Krankheiten und Kontrollpersonen zu unterscheiden, und sie wurde verwendet, um eine klare Unterscheidung zwischen den verschiedenen Schweregraden von ME/CFS aufzuzeigen (van Campen et al., 2020). Weitere Informationen zum SF-36 sind weiter unten in diesem Kapitel zu finden.

Patient Reported Outcome Measurement Information System: Physical Function (PROMIS PF): Der PROMIS PF ist ein acht Punkte umfassender Fragebogen, in dem die Befragten angeben sollen, wie leicht sie in der Lage sind, allgemeine körperliche Aktivitäten wie Stehen, Waschen und Anziehen, 15-minütiges Spazierengehen und körperliche Betätigung zu bewältigen (Shirley Ryan AbilityLab, 2018). Die Messung weist eine gute interne Konsistenz bei Menschen mit Krebs auf (Cronbachs Alpha 0,92–0,96). Der PROMIS PF wurde nicht bei Menschen mit ME/CFS validiert.

Objektive Messungen der körperlichen Funktion

Objektive Messungen von physiologischen Prozessen als Reaktion auf körperliche Funktionen können für die kontinuierliche Überwachung während einer Intervention oder als Mittel zur Feststellung möglicher Auslöser von PEM hilfreich sein (**Tabelle 18-7**).

Andere Methoden zur Messung der körperlichen Funktion anhand von Zeit und/oder Entfernung können bei typischen therapeutischen Beurteilungen Standard sein. Zu den einfachen Tests gehören der Sechs-Minuten-Gehtest, der Zehn-Meter-Gehtest, der Timed „Up and Go“ (TUG) und der Stair-Climb-Test (Bennell et al., 2011).

Wenn man jedoch den Zweck der Messung der körperlichen Funktion im Zusammenhang mit ME/CFS betrachtet, sollte der Schwerpunkt darauf liegen, wie viele körperliche Funktionen ausgeführt werden können, ohne PEM auszulösen, und nicht darauf, wie weit oder wie schnell sich eine Person bewegen kann. Da es sich bei PEM oft um eine verzögerte Reaktion handelt, kann sich eine Person mit ME/CFS-Symptomen Funktionstest wie dem Sechs-Minuten-Gehtest unterziehen, dann aber einen Tag später eine Verschlechterung ihrer Symptome feststellen. Die während des Tests vorgenommenen Messungen würden daher nicht die tatsächliche körperliche Funktion der betreffenden Person widerspiegeln.

Health Professionals sollten klinisch begründen, ob ein körperlicher Funktionstest bei der Beurteilung einer Person mit ME/CFS angemessen ist, und dabei die Risiken einer körperlichen Anstrengung, die PEM auslöst, in Betracht ziehen, und überlegen, ob die Tests überhaupt ein genaues Portrait der körperlichen Funktion der Person erstellen können.

Die körperliche Funktion könnte gemessen werden, indem erfasst wird, wie viele körperliche Aktivitäten eine Person mit ME/CFS in ihrem Tagesablauf ausführen kann. Dies würde ein realistischeres Maß für die körperliche Funktion liefern und eine individuelle Überwachung im Laufe der Zeit ermöglichen.

18.3.8 Skalen für die Lebensqualität

ME/CFS hat eine tiefgreifende Auswirkung auf die Lebensqualität und die Funktionsfähigkeit, so dass es sinnvoll sein kann, eine ganzheitliche Messung vorzunehmen, um die Auswirkungen auf eine Person zu erfassen.

Short Form Health Survey (SF-36)

Die am häufigsten verwendete Outcome-Messung in Studien über physiotherapeutische Maßnahmen für Menschen mit ME/CFS war der Short Form Health Survey (SF-36). 69 Prozent der randomisierten kontrollierten Studien verwendeten ihn als Outcome-Messung (Wormgoor & Rodenburg, 2021). Der SF-36 ist eine

Tabelle 18-7: Objektive Messungen der physiologischen Funktion

Pulsoximeter	Ein Gerät, das an der Fingerkuppe angebracht wird, um die Sauerstoffsättigung und die Herzfrequenz zu messen (US Food and Drug Administration, 2021)	Die Messwerte können durch Hautfarbe, Kreislauf, Tabakkonsum und Nagellack beeinflusst werden. Verschiedene Hersteller haben möglicherweise unterschiedliche Genauigkeitsgrade, so dass die Blutsauerstoffergebnisse als Schätzung betrachtet werden sollten (US Food and Drug Administration, 2021). Es wurde kein signifikanter Unterschied bei der Messung der Herzfrequenz zwischen einem Pulsoximeter und der Messung der Radialispulse in der Allgemeinbevölkerung (Losa-Iglesias et al., 2016) festgestellt; es wurden jedoch einige Unstimmigkeiten bei intensiver körperlicher Betätigung mit höheren Herzfrequenzen bei gesunden Männern festgestellt (Iyriboz et al., 1991).
Herzfrequenzmessgeräte	Eine breite Palette von Messgeräten ist im Handel erhältlich, die entweder am Handgelenk oder mit einem Brustgurt getragen werden.	Weitere Informationen zur Überwachung der Herzfrequenz finden Sie in Kapitel 16.
Milchsäure-Monitore	Milchsäure kann durch die Entnahme von Blutproben gemessen werden, aber es gibt inzwischen auch nichtinvasive Messgeräte auf dem Markt, die sich häufig an Sportler:innen richten.	Die kontinuierliche Überwachung der Milchsäure mittels eines elektrochemischen Biosensors kann die Intensität einer Übung und die Stoffwechselaktivität messen (Enomoto et al., 2018).
Cardiopulmonary Exercise Test (CPET)	CPET erfasst und analysiert die Ausatmungsgase, die Herzfrequenz und den Blutdruck, während der/die Teilnehmende bis zu einem Punkt maximaler körperlicher Anstrengung arbeitet (Albouaini et al., 2007).	CPET wurde bei Menschen mit ME/CFS eingesetzt, um PEM auszulösen und anschließend zu untersuchen. Der Einsatz des Testes sollte gut begründet sein, da er auch PEM verursachen kann.
Tragbares Gerät zur Messung des Stoffwechsels	Ein tragbares Gerät zur Erfassung ähnlicher physiologischer Daten wie beim CPET: VO^2, VCO^2, Atemkapazität, Atemfrequenz	Eine zuverlässige und gültige Methode zur Messung der VO^2 ($r = 0{,}86–0{,}94$) (Melanson et al., 1996) Da dieses Gerät tragbar ist, kann es bei Menschen mit ME/CFS eingesetzt werden, um physiologische Daten während der normalen täglichen Aktivitäten zu Hause zu erfassen (Clague-Baker et al., 2021).
Geschwindigkeitsmessgeräte	Geschwindigkeitsmessgeräte sind Bewegungssensoren, die zur Überwachung und Messung körperlicher Aktivität verwendet werden.	Geschwindigkeitsmessgeräte wurden zur Messung der Symptomlast bei Menschen mit ME/CFS eingesetzt (Palombo et al., 2020). Es hat sich gezeigt, dass der Test bei Personen, die sich von einem Schlaganfall erholen, eine gute Test-Retest-Reliabilität aufweist (ICC 0,95–0,98) (Lee et al., 2018).

mehrstufige Skala, die acht Bereiche umfasst (Ware & Sherbourne, 1992):

- Physische Funktion
- Körperliche Rolleneinschränkungen
- Körperliche Schmerzen
- Allgemeine Gesundheit
- Vitalität
- Soziales Funktionieren
- Emotionale Rollenbeschränkungen
- Psychische Gesundheit.

Die verschiedenen Subskalen tragen in ungleichen Anteilen zur Bildung von zwei Scores bei: einer Zusammenfassung der physischen Komponente und einer Zusammenfassung der psychischen Komponente. Alle Subskalen haben in der Allgemeinbevölkerung eine gute Reliabilität (Cronbachs Alpha >0,75), mit Ausnahme der sozialen Funktionsfähigkeit (Brazier et al., 1992). Eine Überprüfung (Lins & Carvalho, 2016) der Verwendung des SF-36 in 172 Studien fanden große Diskrepanzen in der Art und Weise, wie die Outcome-Messung verwendet und bewertet wurde, wobei einige Studien sich für einzelne Subskalen entschieden und 75 Prozent nicht darlegten, wie die Endpunktzahl berechnet wurde. Bei den verbleibenden 25 Prozent wurden mindestens neun verschiedene Methoden zur Berechnung des Gesamtergebnisses angegeben. Die Überprüfung ergab, dass die SF-36-Messung eine geringe Validität aufweist und dass es wichtig ist, dies zu berücksichtigen, wenn klinische Entscheidungen auf Interventionen beruhen, bei denen eine ungenaue Aufzeichnung dieser Outcome-Messung verwendet wurde.

> **Oliver**: Ein physiotherapeutisches Assessment war wirklich nicht hilfreich, als sie mich aufforderten, einen Übungstest zu machen, obwohl ich ihnen sagte, dass ich dadurch PEM bekommen würde. Sie haben mir nicht zugehört.

EuroQol EQ-5D-3L

Diese Version des EuroQol ist in zwei Abschnitte unterteilt (EuroQol Group, 1990).

- Das deskriptive System des EQ-5D fordert die Menschen auf, ihren Gesundheitszustand in Bezug auf fünf Dimensionen anzugeben: Mobilität, Selbstversorgung, tägliche Aktivitäten, Schmerzen/Beschwerden und Angst/Depression.
- Die EQ-VAS (visuelle Analogskala) bittet eine Person, ihren Gesundheitszustand auf einer vertikalen Skala mit den Endpunkten „bester vorstellbarer Gesundheitszustand" und „schlechtester vorstellbarer Gesundheitszustand" zu bewerten.

Es hat sich gezeigt, dass die EuroQol-Werte bei Menschen mit ME/CFS stark mit den Werten des SF-36 korrelieren und effektive Tools zur Bestimmung des Gesundheitszustands sind; allerdings gab es Probleme bei der Bestimmung des angemessenen Schweregrads der Behinderung (Myers & Wilks, 1999).

Hospital Anxiety and Depression Scale (HADS)

Die Hospital Anxiety and Depression Scale (HADS) wurde entwickelt, um Angstzustände oder Depressionen in einer medizinischen Ambulanz eines Krankenhauses zu erfassen, ist aber auch in Gemeinschaftseinrichtungen gültig (Zigmond & Snaith, 1983). Die HADS-Skala hat sich als zuverlässiges Maß für die psychische Belastung von Menschen mit ME/CFS erwiesen, die nach den Fukuda-Kriterien (die PEM nicht einschließen) diagnostiziert wurden (McCue et al., 2006), und sie wird häufig in der ME/CFS-Forschung eingesetzt. In einem Review über Studien zu physiotherapeutischen Interventionen bei ME/CFS wurde die HADS beispielsweise in 44 Prozent der Arbeiten als Maß für das Outcome verwendet (Wormgoor & Rodenburg, 2021).

Die Skala ist eine Selbsteinschätzung und daher nur als Screening-Instrument gültig (Zigmond & Snaith, 1983), und es kann zu einer Aufblähung der Punktzahlen kommen, wenn der Fragebogen virtuell durchgeführt wird (McCue et al., 2006). Da es sich nur um ein Screening-Instrument handelt, muss eine klinische Diagnose in Bezug auf Angst oder Depression von einer entsprechenden medizinischen Fachkraft gestellt werden, die auch mit ME/CFS vertraut ist. Dies ist besonders wichtig, da sich die Symptome von Depression und ME/CFS überschneiden, was zu Fehldiagnosen führen kann. So wurde beispielsweise in einer Studie festgestellt, dass bei 68 Prozent von 31 Personen mit ME/CFS eine psychiatrische Störung fehldiagnostiziert wurde (Deale & Wessely, 2000), was zu unangemessenen Behandlungen führen kann (Shepherd & Chaudhuri, 2019).

Zusammenfassung

Es gibt eine breite Palette von Outcome-Messungen und Screening-Instrumenten, die bei der Arbeit mit einer Person mit ME/CFS eingesetzt werden können.

Health Professionals müssen ihre klinischen Fähigkeiten nutzen, um herauszufinden, welche Maßnahmen in Bezug auf die Person, mit der sie arbeiten, und den Zweck der therapeutischen Intervention am zuverlässigsten und gültigsten sind.

Die Wahl einer geeigneten Messung der Symptome der PEM ist unabhängig vom Grund der Gesundheitstherapie notwendig, damit die Symptome auf Anzeichen einer Verschlechterung, Stabilität oder Verbesserung überwacht werden können.

Das Verständnis der Grenzen vieler Outcome-Messungen wird dazu beitragen, die Evidenzbasis kritisch zu bewerten.

Literatur

Albouaini, K., Egred, M., Alahmar, A. & Wright, D.J. (2007). Cardiopulmonary exercise testing and its application. *Postgraduate Medical Journal, 83*(985), 675–682. https://doi.org/10.1136/hrt.2007.121558

Ameringer, S., Elswick, R.K., Jr., Menzies, V., Robins, J.L., Starkweather, A., Walter, J., Gentry, A.E. & Jallo, N. (2016). Psychometric Evaluation of the patient-reported outcomes measurement information system fatigue-short form across diverse populations. *Nursing Research, 65*(4), 279–289. https://doi.org/10.1097/NNR.0000000000000162

Antcliff, D., Keenan, A.M., Keeley, P., Woby, S. & McGowan, L. (2019). Survey of activity pacing across healthcare professionals informs a new activity pacing framework for chronic pain/fatigue. *Musculoskeletal Care, 17*(4), 335–345. https://doi.org/10.1002/msc.1421

Backhaus, J., Junghanns, K., Broocks, A., Riemann, D. & Hohagen, F. (2002). Test-retest reliability and validity of the Pittsburgh Sleep Quality Index in primary insomnia. *Journal of Psychosomatic Research, 53*(3), 737–740. https://doi.org/10.1016/S0022-3999(02)00330-6

Balady, G.J., Arena, R., Sietsema, K., Myers, J., Coke, L., Fletcher, G.F., Forman, D., Franklin, B., Guazzi, M., Gulati, M., Keteyian, S.J., Lavie, C.J., Macko, R., Mancini, D. & Milani, R.V. (2010). Clinicians guide to cardiopulmonary exercise testing in adults: a scientific statement from the American Heart Association. *Circulation, 122*(2), 191–225. https://doi.org/10.1161/CIR.0b013e3181e52e69

Bateman, L., Bested, A.C., Bonilla, H.F., Chheda, B.V., Chu, L., Curtin, J.M., Dempsey, T.T., Dimmock, M.E., Dowell, T.G., Felsenstein, D., Kaufman, D.L., Klimas, N.G., Komaroff, A.L., Lapp, C.W., Levine, S.M., Montoya, J.G., Natelson, B.H., Peterson, DL., Podell, R.N. ... Yellman, B.P. (2021). Myalgic encephalomyelitis/chronic fatigue syndrome: essentials of diagnosis and management. *Mayo Clinic Proceedings, 96*(11), 2861–2878.

Bavinton, J., Darbishire, L. & White, P.D. (2004) *Graded Exercise Therapy for CFS/ME: Manual for Therapists. Final Trial Version: Version 7 (MREC Version 2).* https://me-pedia.org/wiki/PACE_trial_documents

Bavinton, J., Darbishire, L. & White, P.D. (2002) *Graded Exercise Therapy for CFS/ME: Manual for Therapists. Final Trial Version: Version 7 (MREC Version 2).* https://me-pedia.org/w/images/8/89/PACE-get-therapist-manual.pdf

Bean, J.F., Olveczky, D.D., Kiely, D.K., LaRose, S.I. & Jette, A.M. (2011). Performance-based versus patient-reported physical function: what are the underlying predictors? *Physical Therapy, 19*(12), 1804–1811. https://doi.org/10.2522/ptj.20100417

Bedree, H., Sunnquist, M. & Jason, L.A. (2019). The DePaul Symptom Questionnaire-2: a validation study. *Fatigue, 7*(3), 166–179. https://doi.org/10.1080/21641846.2019.1653471

Bell, D.S. (1994). *CFIDS Disability Scale. OI Resource.* www.oiresource.com/cfsscale.htm

Bennell, K., Dobson, F. & Hinman, R. (2011). Measures of physical performance assessments: Self-Paced Walk Test (SPWT), Stair Climb Test (SCT), Six-Minute Walk Test (6MWT), Chair Stand Test (CST), Timed Up & Go (TUG), Sock Test, Lift and Carry Test (LCT), and Car Task. *Arthritis Care & Research, 53*(11), S350–370. https://doi.org/10.1002/acr.20538

Berkovitz, S., Ambler, G., Jenkins, M. & Thurgood, S. (2009). Serum 25-hydroxy vitamin D levels in chronic fatigue syndrome: a retrospective survey. *International Journal for Vitamin and Nutrition Research, 79*(4), 250–254. https://doi.org/10.1024/0300-9831.79.4.250

Bertsch, K., Hagemann, D., Naumann, E., Schachinger, H. & Schulz, A. (2012) Stability of heart rate variability indices reflecting parasympathetic activity. *Psychophysiology, 49*(5), 672–682. https://doi.org/10.1111/j.1469-8986.2011.01341.x

Black, C.D., O'Connor, P.J. & McCully, K.K. (2005). Increased daily physical activity and fatigue symptoms in chronic fatigue syndrome. *Dynamic Medicine, 4*(1), 3. https://doi.org/10.1186/1476-5918-4-3

Black, C.D. & McCully, K.K. (2005). Time course of exercise induced alterations in daily activity in chronic fatigue syndrome. *Dynamic Medicine, 4*, 10. https://doi.org/10.1186/1476-5918-4-10

Brawner, C.A., Ehrman, J.K., Schairer, J.R., Cao, J.J. & Keteyian, S.J. (2004). Predicting maximum heart rate among patients with coronary heart disease receiving beta-adrenergic blockade therapy. *American Heart Journal, 148*(5), 910–914. https://doi.org/10.1016/j.ahj.2004.04.035

Brazier, J.E., Harper, R., Jones, N.M., O'Cathain, A., Thomas, K.J., Usherwood, T. & Westlake, L. (1992). Validating the SF-36 health survey questionnaire: new outcome measure for primary care. *British Medical Journal, 305*(6846), 160–164.

Bridger, R.S., Johnsen, S.A. & Brasher, K. (2013). Psychometric properties of the Cognitive Failures Questionnaire. *Ergonomics, 56*(10), 1515–1524. https://doi.org/10.1080/00140139.2013.821172

Broadbent, D.E., Cooper, P.F., FitzGerald, P. & Parkes, K.R. (1982). The Cognitive Failures Questionnaire (CFQ) and its correlates. *British Journal of Clinical Psychology, 21*(1), 1–16. https://doi.org/10.1111/j.2044-8260.1982.tb01421.x

Broadbent, S., Coetzee, S., Beavers, R. & Horstmanshof, L. (2020). Patient experiences and the psychosocial benefits of group aquatic exercise to reduce symptoms of myalgic encephalomyelitis/chronic fatigue syndrome: a pilot study. *Fatigue: Biomedicine, Health & Behavior, 8*(1), 1–13. https://doi.org/10.1080/21641846.2020.1751455

Buysse, D.J., Reynolds, C.F., III, Monk, T.H., Berman, S.R. & Kupfer, D.J. (1989). The Pittsburgh Sleep Quality Index: a new instrument for psychiatric practice and research. *Psychiatry Research, 28*(2), 193–213. https://doi.org/10.1016/0165-1781(89)90047-4

Carruthers, B.M., van de Sande, M.I., De Meirleir, K.L., Klimas, N.G., Broderick, G., Mitchell, T., Staines, D., Powles, A.C., Speight, N., Vallings, R., Bateman, L., Baumgarten-Austrheim, B., Bell, D.S., Carlo-Stella, N., Chia, J., Darragh, A., Jo, D., Lewis, D., Light, A.R., ... Stevens, S. (2011). Myalgic encephalomyelitis: International Consensus Criteria. *Journal of Internal Medicine, 270*(4), 327–338.

Centers for Disease Control and Prevention (2022). *Myalgic encephalomyelitis/chronic fatigue syndrome.* www.cdc.gov/me-cfs/index.html

Chalder, T., Berelowitz, G., Pawlikowska, T., Watts, L., Wessely, S., Wright, D. & Wallace, E.P. (1993). Development of a fatigue scale. *Journal of Psychosomatic Research, 37*(2), 147–153. https://doi.org/10.1016/0022-3999(93)90081-P

Chaudhuri, A. & Behan, P.O. (2004). In vivo magnetic resonance spectroscopy in chronic fatigue syndrome. *Prostaglandins, Leukotrienes & Essential Fatty Acids (PLEFA), 7*(3), 181–183. https://doi.org/10.1016/j.plefa.2004.03.009

Clague-Baker, N., Davenport, T., Mohammad, M., Dickinson, K., Leslie, K., Bull, M. & Hilliard, N. (2023). An international survey of experiences and attitudes towards pacing using a heart rate monitor for people with myalgic encephalomyelitis/chronic fatigue syndrome. *Work, 74*(4), 1225–1234. https://doi.org/10.3233/WOR-220512

Clague-Baker, N., Dawes, H., Tyson, S., Bull, M., Leslie, K. & Hilliard, N. (2021). *Feasibility of investigating oxygen consumption (VO2), heart rate, blood pressure, lactic acid levels and activity levels of people with myalgic encephalomyelitis during normal daily activities.* www.physiosforme.com/feasabilitymeasuressummary

Clapp, L. L., Richardson, M. T., Smith, J. F., Wang, M., Clapp, A. J. & Pieroni, R. E. (1999). Acute effects of thirty minutes of light-intensity, intermittent exercise on patients with chronic fatigue syndrome. *Physical Therapy, 79*(8), 749–756. https://doi.org/10.1093/ptj/79.8.749

Clark, L., Pesola, F., Thomas, J. M., Vergara-Williamson, M., Beynon, M. & White, P. D. (2017). Guided graded exercise self-help plus specialist medical care versus specialist medical care alone for chronic fatigue syndrome (GETSET): a pragmatic randomised controlled trial. *The Lancet, 390*(10092), 363–373. https://doi.org/10.1016/S0140-6736(16)32589-2

Clark, L. V., McCrone, P., Pesola, F., Vergara-Williamson, M. & White, P. D. (2021). Guided graded exercise self-help for chronic fatigue syndrome: long term follow up and cost-effectiveness following the GETSET trial. *Journal of Psychosomatic Research, 146,* 110484. https://doi.org/10.1016/j.jpsychores.2021.110484

Conroy, K., Bhatia, S., Islam, M. & Jason, L. A. (2021). Homebound versus bedridden status among those with myalgic encephalomyelitis/chronic fatigue syndrome. *Healthcare, 9*(2), 106. https://doi.org/10.3390/healthcare9020106

Cooper, D. M., Radom-Aizik, S., Schwindt, C. & Zaldivar, F., Jr. (2007). Dangerous exercise: lessons learned from dysregulated inflammatory responses to physical activity. *Journal of Applied Physiology* [1985]*, 103*(2), 700–709. https://doi.org/10.1152/japplphysiol.00225.2007

Coutts, R., Weatherby, R. & Davie, A. (2001). The use of a symptom „self-report“ inventory to evaluate the acceptability and efficacy of a walking program for patients suffering with chronic fatigue syndrome. *Journal of Psychosomatic Research, 51*(2), 425–429. https://doi.org/10.1016/S0022-3999(00)00220-8

Cornish, A. K., Broadbent, S. & Cheema, B. S. (2011). Interval training for patients with coronary artery disease: a systematic review. *European Journal of Applied Physiology, 111*(4), 579–589. https://doi.org/10.1007/s00421-010-1682-5

Craft, L. L. & Perna, F. M. (2004). The benefits of exercise for the clinically depressed. *Primary Care Companion Journal of Clinical Psychiatry, 6*(3), 104–111. https://doi.org/10.4088/PCC.v06n0301

Cuddy, T. F., Ramos, J. S. & Dalleck, L. C. (2019). Reduced exertion high-intensity interval training is more effective at improving cardiorespiratory fitness and cardiometabolic health than traditional moderate-intensity continuous training. *International Journal of Environmental Research and Public Health, 16*(3), 483. https://doi.org/10.3390/ijerph16030483

Davenport, T. E., Stevens, S., VanNess, M. J., Snell, C. R. & Little, T. (2010). Conceptual model for physical therapist management of chronic fatigue syndrome/myalgic encephalomyelitis. *Physical Therapy, 90*(4), 602–614. https://doi.org/10.2522/ptj.20090047

Davenport, T. E., Lehnen, M., Stevens, S. R., VanNess, J. M., Stevens, J. & Snell, C. R. (2019). Chronotropic intolerance: an overlooked determinant of symptoms and activity limitation in myalgic encephalomyelitis/chronic fatigue syndrome? *Frontiers in Pediatrics, 22*(7), 82. https://doi.org/10.3389/fped.2019.00082

Davenport, T. E., Stevens, S. R., Stevens, J., Snell, C. R. & VanNess, J. M. (2020). Properties of measurements obtained during cardiopulmonary exercise testing in individuals with myalgic encephalomyelitis/chronic fatigue syndrome. *Work, 66*(2), 247–256. https://doi.org/10.3233/WOR-203170

Davis, J. A., Frank, M. H., Whipp, B. J. & Wasserman, K. (1979). Anaerobic threshold alterations caused by endurance training in middle-aged men. *Journal of Applied Physiology, 46*(6), 1039–1046. https://doi.org/10.1152/jappl.1979.46.6.1039

Deale, A. & Wessely, S. (2000). Diagnosis of psychiatric disorder in clinical evaluation of chronic fatigue syndrome. *Journal of the Royal Society of Medicine, 93*(6), 310–312. https://doi.org/10.1177/014107680009300608

Dixhoorn, J. V. & Folgering, H. (2015). The Nijmegen Questionnaire and dysfunctional breathing. *ERJ*

Open Research, 1(1), E00001. https://doi.org/10.1183/23120541.00001-2015

Enomoto, K., Shimizu, R. & Kudo, H. (2018). Real-time skin lactic acid monitoring system for assessment of training intensity. *Electronics and Communications in Japan, 101*(5), 41–46. https://doi.org/10.1002/ecj.12061

EuroQol Group (1990). EuroQol – a new facility for the measurement of health-related quality of life. *Health Policy, 16*(3), 199–208. https://doi.org/10.1016/0168-8510(90)90421-9

Fedorowski, A. (2019). Postural orthostatic tachycardia syndrome: clinical presentation, aetiology and management. *Journal of Internal Medicine, 285*(4), 352–366. https://doi.org/10.1111/joim.12852

Finucane, C., van Wijnen, V.K. & Fan, C.W. (2019). A practical guide to active stand testing and analysis using continuous beat-to-beat non-invasive blood pressure monitoring. *Clinical Autonomic Research, 29*(4), 427–441. https://doi.org/10.1007/s10286-019-00606-y

Fisk, J.D., Ritvo, P.G., Ross, L., Haase, D.A., Marrie, T.J. & Schlech, W.F. (1994). Measuring the functional impact of fatigue: initial validation of the fatigue impact scale. *Clinical Infectious Diseases, 18*(1), S79–83. https://doi.org/10.1093/clinids/18.Supplement_1.S79

Fragala, M.S., Cadore, E.L., Dorgo, S., Izquierdo, M., Kraemer, W.J., Peterson, M.D. & Ryan, E.D. (2019). Resistance training for older adults: position statement from the national strength and conditioning association. *Journal of Strength and Conditioning Research, 33*(8), 2019–2052. https://doi.org/10.1519/JSC.0000000000003230

Freeman, R., Wieling, W., Axelrod, F.B., Benditt, D.G., Benarroch, E., Biaggioni, I., Cheshire, W.P., Chelimsky, T., Cortelli, P., Gibbons, C.H., Goldstein, D.S., Hainsworth, R., Hilz, M.J., Jacob, G., Kaufmann, H., Jordan, J., Lipsitz, L.A., Levine, B.D., Low, P.A., ... van Dijk, J.G. (2011). Consensus statement on the definition of orthostatic hypotension, neurally mediated syncope and the postural tachycardia syndrome. *Clinical Autonomic Research, 21*(2), 69–72.

Friedberg, F., Sunnquist, M. & Nacul, L. (2019). Rethinking the standard of care for myalgic encephalomyelitis/chronic fatigue syndrome. *Journal of General Internal Medicine, 35*(3), 906–909. https://doi.org/10.1007/s11606-019-05375-y

Fu, Q. & Levine, B.D. (2018). Exercise and non-pharmacological treatment of POTS. *Autonomic Neuroscience, 215*, 20–27. https://doi.org/10.1016/j.autneu.2018.07.001

Fulcher, K.Y. & White, P.D. (1998). Chronic fatigue syndrome: a description of graded exercise treatment. *Physiotherapy, 84*(5), 223–226. https://doi.org/10.1016/S0031-9406(05)65554-X

Gallagher, E.J., Bijur, P.E., Latimer, C. & Silver, W. (2002). Reliability and validity of a visual analog scale for acute abdominal pain in the ED. *American Journal of Emergency Medicine, 20*(4), 287–290. https://doi.org/10.1053/ajem.2002.33778

Geraghty, K., Hann, M. & Kurtev, S. (2019). Myalgic encephalomyelitis/chronic fatigue syndrome patients reports of symptom changes following cognitive behavioural therapy, graded exercise therapy and pacing treatments: analysis of a primary survey compared with secondary surveys. *Journal of Health Psychology, 24*(10), 1318–1333.

Geraghty, K.J. & Blease, C. (2019). Myalgic encephalomyelitis/chronic fatigue syndrome and the biopsychosocial model: a review of patient harm and distress in the medical encounter. *Disability and Rehabilitation, 41*(25), 3092–3102. https://doi.org/10.1080/09638288.2018.1481149

Ghosh, A.K. (2004). Anaerobic threshold: its concept and role in endurance sport. *Malaysian Journal of Medical Sciences, 11*(1), 24–36.

Gill, J.R. & Brown, C.A. (2009). A structured review of the evidence for pacing as a chronic pain intervention. *European Journal of Pain, 13*(2), 214–216. https://doi.org/10.1016/j.ejpain.2008.03.011

Gillen, J.B., Percival, M.E., Skelly, L.E., Martin, B.J., Tan, R.B., Tarnopolsky, M.A. & Gibala, M.J. (2014). Three minutes of all-out intermittent exercise per week increases skeletal muscle oxidative capacity and improves cardiometabolic health. *PLOS ONE, 9*(11), E111489. https://doi.org/10.1371/journal.pone.0111489

Goudsmit, E.M., Stouten, B. & Howes, S. (2008). Fatigue in myalgic encephalomyelitis. *Bulletin of IACFS/ME, 16*, 3–10.

Goudsmit, E.M., Nijs, J., Jason, L.A. & Wallman, K.E. (2012). Pacing as a strategy to improve energy management in myalgic encephalomyelitis/chronic fatigue syndrome: a consensus document. *Disability and Rehabilitation, 34*(13), 1140–1147. https://doi.org/10.3109/09638288.2011.635746

Grandner, M.A., Kripke, D.F., Yoon, I.Y. & Youngstedt, S.D. (2006). Criterion validity of the Pittsburgh Sleep Quality Index: investigation in a non-clinical sample. *Sleep and Biological Rhythms, 4*(2), 129–139. https://doi.org/10.1111/j.1479-8425.2006.00207.x

Greenhalgh, J. (2009). The applications of PROs in clinical practice: what are they, do they work, and why? *Quality of Life Research, 18*(1), 115–123. https://doi.org/10.1007/s11136-008-9430-6

Gulati, M., Shaw, L.J., Thisted, R.A., Black, H.R., Bairey Merz, C.N. & Arnsdorf, M.F. (2010). Heart rate response to exercise stress testing in asymptomatic women: the St. James Women Take Heart Project. *Circulation, 122*(2), 130–137. https://doi.org/10.1161/CIRCULATIONAHA.110.939249

HANDI Working Group. (2020). Graded exercise therapy: chronic fatigue syndrome. *InnovAiT, 13*(12), 756–758. https://doi.org/10.1177/1755738019852393

Holtzman, C.S., Bhatia, S., Cotler, J. & Jason, L.A. (2019). Assessment of post-exertional malaise (PEM) in patients with myalgic encephalomyelitis (ME) and chronic fatigue syndrome (CFS): a patient-driven survey. *Diagnostics (Basel), 9*(1), 26. https://doi.org/10.3390/diagnostics9010026

Ivey, F.M., Hafer-Macko, C.E. & Macko, R.F. (2008). Exercise training for cardiometabolic adaptation after stroke. *Journal of Cardiopulmonary Rehabilitation and Prevention, 28*(1), 2–11. https://doi.org/10.1097/01.HCR.0000311501.57022.a8

Iyriboz, Y., Powers, S., Morrow, J., Ayers, D. & Landry, G. (1991). Accuracy of pulse oximeters in estimating heart rate at rest and during exercise. *British Journal of Sports Medicine, 25*(3), 162–164. https://doi.org/10.1136/bjsm.25.3.162

Jackson, C. (2015). The Chalder Fatigue Scale (CFQ 11). *Occupational Medicine, 65*(1), 86. https://doi.org/10.1093/occmed/kqu168

Jäkel, B., Kedor, C. & Grabowski, P. (2021). Hand grip strength and fatigability: correlation with clinical parameters and diagnostic suitability in ME/CFS. *Journal of Translational Medicine, 19*(1), 159. https://doi.org/10.1186/s12967-021-02774-w

Jammes, Y., Steinberg, J.G., Mambrini, O., Bregeon, F. & Delliaux, S. (2005). Chronic fatigue syndrome: assessment of increased oxidative stress and altered muscle excitability in response to incremental exercise. *Journal of Internal Medicine, 257*(3), 299–310. https://doi.org/10.1111/j.1365-2796.2005.01452.x

Jason, L., Ropacki, M.T., Nicole, B., Santoro, N.B., Richman, J.A., Heatherly, W., Taylor, R., Ferrari, J., Dee, T., Rademaker, A., Dupuis, J., Golding, J., Plioplys, A. & Plioplys, S. (1997). A screening instrument for chronic fatigue syndrome. *Journal of Chronic Fatigue Syndrome, 3*(1), 39–59. https://doi.org/10.1300/J092v03n01_04

Jason, L.A., Melrose, H., Lerman, A., Burroughs, V., Lewis, K., King, C.P. & Frankenberry, E.L. (1999). Managing chronic fatigue syndrome: overview and case study. *American Association of Occupational Health Nurses Journal, 47*(1), 17–21. https://doi.org/10.1177/216507999904700104

Jason, L., Muldowney, K. & Torres-Harding, S. (2008). The energy envelope theory and myalgic encephalomyelitis/chronic fatigue syndrome. *American Association of Occupational Health Nurses Journal, 56*(5), 189–195.

Jason, L. & Benton, M. (2009). The impact of energy modulation on physical functioning and fatigue severity among patients with ME/CFS. *Patient Education and Counseling, 77*(2), 237–241. https://doi.org/10.1016/j.pec.2009.02.015

Jason, L.A., Roesner, N., Porter, N., Parenti, B., Mortensen, J. & Till, L. (2010). Provision of social support to individuals with chronic fatigue syndrome. *Journal of Clinical Psychology, 66*(3), 249–258. https://doi.org/10.1002/jclp.20648

Jason, L.A., Evans, M., Brown, M., Porter, N., Brown, A., Hunnell, J., Anderson, V. & Lerch, A. (2011). Fatigue scales and chronic fatigue syndrome: issues of sensitivity and specificity. *Disability Studies Quarterly, 31*(1), 1375. https://doi.org/10.18061/dsq.v31i1.1375

Jason, L.A., Brown, M., Brown, A., Evans, M., Flores, S., Grant-Holler, E. & Sunnquist, M. (2013). Energy conservation/envelope theory interventions to help patients with chronic fatigue syndrome. *Fatigue, 1*(1–2), 27–42.

Jason, L.A., So, S., Brown, A.A., Sunnquist, M. & Evans, M. (2015). Test-retest reliability of the DePaul Symptom Questionnaire. *Fatigue, 3*(1), 16–32. https://doi.org/10.1080/21641846.2014.978110

Jason, L.A. (2017). The PACE trial missteps on pacing and patient selection. *Journal of Health Psychology, 22*(9), 1141–1145. https://doi.org/10.1177/1359105317695801

Jason, L.A. & Sunnquist, M. (2018). The development of the DePaul Symptom Questionnaire: original, expanded, brief, and pediatric versions. *Frontiers in Pediatrics, 6*(6), 330. https://doi.org/10.3389/fped.2018.00330

Jensen, M.P., Turner, J.A. & Romano, J.M. (1994). What is the maximum number of levels needed in pain intensity measurement? *Pain, 58*(3), 387–392. https://doi.org/10.1016/0304-3959(94)90133-3

Johns, M.W. (1991). A new method for measuring daytime sleepiness: the Epworth Sleepiness Scale. *Sleep, 14*(6), 540–545. https://doi.org/10.1093/sleep/14.6.540

Johns, M.W. (1992). Reliability and factor analysis of the Epworth Sleepiness Scale. *Sleep, 15*(4), 376–381. https://doi.org/10.1093/sleep/15.4.376

Jones, D.E., Hollingsworth, K.G., Jakovljevic, D.G., Fattakhova, G., Pairman, J., Blamire, A.M., Trenell, M.I. & Newton, J.L. (2012). Loss of capacity to recover from acidosis on repeat exercise in chronic fatigue syndrome: a case-control study. *European Journal of Clinical Investigation, 42*(2), 186–194. https://doi.org/10.1111/j.1365-2362.2011.02567.x

Joyce, C.R.B., Zutshi, D.W., Hrubes, V. & Mason, R.M. (1975). Comparison of fixed interval and visual analogue scales for rating chronic pain. *European Journal of Clinical Pharmacology, 8*(6), 415–420. https://doi.org/10.1007/BF00562315

Kaufmann, H., Malamut, R., Norcliffe-Kaufmann, L., Rosa, K. & Freeman, R. (2012). The Orthostatic Hypotension Questionnaire (OHQ): validation of a novel symptom assessment scale. *Clinical Autonomic Research, 22*(2), 79–90. https://doi.org/10.1007/s10286-011-0146-2

Khanpour Ardestani, S., Karkhaneh, M., Stein, E., Punja, S., Junqueira, D.R., Kuzmyn, T., Pearson, M., Smith, L., Olson, K. & Vohra, S. (2021). Systematic review of mind-body interventions to treat myalgic encephalomyelitis/chronic fatigue syndrome. *Medicina, 57*(7), 652. https://doi.org/10.3390/medicina57070652

Kindlon, T. (2011). Reporting of harms associated with graded exercise therapy and cognitive behavioural therapy in myalgic encephalomyelitis/chronic fatigue syndrome. *Bulletin of the IACFS/M, 19*(2), 59–111.

Kirbiš, M., Grad, A., Meglič, B. & Bajrović, F.F. (2013). Comparison of active standing test, head-up tilt test and 24-h ambulatory heart rate and blood pressure monitoring in diagnosing postural tachycardia. *Functional Neurology, 28*(1), 39–45.

Krupp, L.B., LaRocca, N.G., Muir-Nash, J. & Steinberg, A.D. (1989). The fatigue severity scale: application to patients with multiple sclerosis and systemic lupus erythematosus. *Archives of Neurology, 46*(10), 1121–1123. https://doi.org/10.1001/archneur.1989.00520460115022

Kujawski, S., Cossington, J., Słomko, J., Zawadka-Kunikowska, M., Tafil-Klawe, M., Klawe, J.J., Buszko, K., Jakovljevic, D.G., Kozakiewicz, M., Morten, K.J., Dawes, H., Strong, J.W.L., Murovska, M., van Oosterwijck, J., Estevez-Lopez, F., Newton, J.L., Hodges, L. & Zalewski, P. (2021). Relationship between cardiopulmonary, mitochondrial and autonomic nervous system function improvement after an individualised activity programme upon chronic fatigue syndrome patients. *Journal of Clinical Medicine, 10*(7), 1542.

Lachin, J.M. (2004). The role of measurement reliability in clinical trials. *Clinical Trials, 1*(6), 553–566. https://doi.org/10.1191/1740774504cn057oa

LaManca, J.J., Sisto, S.A., DeLuca, J., Johnson, S.K., Lange, G., Pareja, J., Cook, S. & Natelson, B.H. (1998). Influence of exhaustive treadmill exercise on cognitive functioning in chronic fatigue syndrome. *American Journal of Medicine, 28*(105), 59S–65S. https://doi.org/10.1016/S0002-9343(98)00171-5

Larun, L., Brurberg, K.G., Odgaard-Jensen, J. & Price, J.R. (2019). Exercise therapy for chronic fatigue syndrome. *Cochrane Database of Systematic Reviews, 10*(10), CD003200.

Lee, J.Y., Kwon, S., Kim, W.S., Hahn, S.J., Park, J. & Paik, N.J. (2018). Feasibility, reliability, and validity of using accelerometers to measure physical activities of patients with stroke during inpatient rehabilitation. *PLOS ONE, 13*(12), E0209607. https://doi.org/10.1371/journal.pone.0209607

Lee, J., Vernon, S.D. & Jeys, P. (2020). Hemodynamics during the 10-minute NASA Lean Test: evidence of circulatory decompensation in a subset of ME/CFS patients. *Journal of Translational Medicine, 18*(1), 314. https://doi.org/10.1186/s12967-020-02481-y

Lewis, I., Pairman, J., Spickett, G. & Newton, J.L. (2013). Clinical characteristics of a novel subgroup of chronic fatigue syndrome patients with postural orthostatic tachycardia syndrome. *Journal of Internal Medicine, 273*(5), 501–510. https://doi.org/10.1111/joim.12022

Li Ogilvie, V., Kayes, N. & Kersten, P. (2019). The Nijmegen Questionnaire: a valid measure for hyperventilation. *New Zealand Journal of Physiotherapy, 47*(3), 160–171. https://doi.org/10.15619/NZJP/47.3.04

Lien, K., Johansen, B., Veierod, M.B., Haslestad, A.S., Bøhn, S.K., Melsom, M.N., Kardel, K.R. & Iversen, P.O. (2019). Abnormal blood lactate accumulation during repeated exercise testing in myalgic encephalomyelitis/chronic fatigue syndrome. *Physiology Reports, 7*(11), E14138. https://doi.org/10.14814/phy2.14138

Light, A.R., White, A.T., Hughen, R.W. & Light, K.C. (2009). Moderate exercise increases expression for sensory, adrenergic, and immune genes in chronic fatigue syndrome patients but not in normal subjects. *Journal of Pain, 10*(10), 1099–1112. https://doi.org/10.1016/j.jpain.2009.06.003

Lins, L. & Carvalho, F.M. (2016). SF-36 total score as a single measure of health-related quality of life: scoping review. *SAGE Open Med, 4*, 2050312116671725. https://www.ncbi.nlm.nih.gov/pmc/articles/PMC5052926/pdf/10.1177_2050312116671725.pdf https://doi.org/10.1177/2050312116671725

Little, J.P., Langley, J., Lee, M., Myette-Cote, E., Jackson, G., Durrer, C., Gibala, M.J. & Jung, M.E. (2019). Sprint exercise snacks: a novel approach to increase aerobic fitness. *European Journal of Applied Physiology, 119*(5), 1203–1212. https://doi.org/10.1007/s00421-019-04110-z

Losa-Iglesias, M.E., Becerro-de-Bengoa-Vallejo, R. & Becerro-de-Bengoa-Losa, K.R. (2016). Reliability and concurrent validity of a peripheral pulse oximeter and health-app system for the quantification of heart rate in healthy adults. *Health Informatics Journal, 22*(2), 151–159.

Low, P.A., Tomalia, V.A. & Park, K.J. (2013). Autonomic function tests: some clinical applications. *Journal of Clinical Neurology, 9*(1), 1–8. https://doi.org/10.3988/jcn.2013.9.1.1

Maher, J.L., McMillan, D.W. & Nash, M.S. (2017). Exercise and health-related risks of physical deconditioning after spinal cord injury. *Topics in Spinal Cord Injury Rehabilitation, 23*(3), 175–187. https://doi.org/10.1310/sci2303-175

Mastin, D.F., Bryson, J. & Corwyn, R. (2006). Assessment of sleep hygiene using the Sleep Hygiene Index. *Journal of Behavioural Medicine, 29*(3), 223–227. https://doi.org/10.1007/s10865-006-9047-6

Mateo, L.J., Chu, L., Stevens, S., Stevens, J., Snell, C.R., Davenport, T. & VanNess, J.M. (2020). Post-exertional symptoms distinguish myalgic encephalomyelitis/chronic fatigue syndrome subjects from healthy controls. *Work, 66*(2), 265–275. https://doi.org/10.3233/WOR-203168

Mathiowetz, V. (2003). Test-retest reliability and convergent validity of the fatigue impact scale for persons with multiple sclerosis. *American Journal of Occupational Therapy, 57*(4), 389–395. https://doi.org/10.5014/ajot.57.4.389

McCrone, P., Sharpe, M., Chalder, T., Knapp, M., Johnson, A.L., Goldsmith, K.A. & White, P.D. (2012). Adaptive pacing, cognitive behaviour therapy, graded exercise, and specialist medical care for chronic fatigue syndrome: a cost-effectiveness analysis. *PLOS ONE, 7*(8), E40808. https://doi.org/10.1371/journal.pone.0040808

McCue, P., Buchanan, T. & Martin, C.R. (2006). Screening for psychological distress using internet administration of the Hospital Anxiety and Depression Scale (HADS) in individuals with chronic fatigue syndrome. *British Journal of Clinical Psychology, 45*(4), 483–498. https://doi.org/10.1348/014466505X82379

ME Association. (2008). *Managing My ME. What People with ME and Their Carers Want from the UKs Health and Social Services*. ME Association.

ME Association. (2015). *ME/CFS Illness Management Survey Results: No Decision about Me without Me*. ME Association.

Melanson, E.L., Freedson, P.S., Hendelman, D. & Debold, E. (1996). Reliability and validity of a portable metabolic measurement system. *Canadian Journal of Applied Physiology, 21*(2), 109–119. https://doi.org/10.1139/h96-010

Miserandino, C. (2003). *The Spoon Theory: But You Don't Look Sick*. https://cdn.totalcomputersusa.com/butyoudontlooksick.com/uploads/2010/02/BYDLS-TheSpoonTheory.pdf

Mitchell, A.J., Bacon, C.J. & Moran, R.W. (2016). Reliability and determinants of Self-Evaluation of Breathing Questionnaire (SEBQ) score: a symptoms-based measure of dysfunctional breathing. *Applied Psychophysiology and Biofeedback, 41*(1), 111–120. https://doi.org/10.1007/s10484-015-9316-7

Murdock, K.W., Wang, X.S., Shi, Q., Cleeland, C.S., Fagundes, C.P. & Vernon, S.D. (2017). The utility of patient-reported outcome measures among patients with myalgic encephalomyelitis/chronic fatigue syndrome. *Quality of Life Research, 26*(4), 913–921. https://doi.org/10.1007/s11136-016-1406-3

Myers, C. & Wilks, D. (1999). Comparison of Euroqol EQ-5D and SF-36 in patients with chronic fatigue syndrome. *Quality of Life Research, 8*(1–2), 9–16. https://doi.org/10.1023/A:1026459027453

National Institute for Health and Care Excellence (NICE). (2021). *Myalgic encephalomyelitis (or encephalopathy)/chronic fatigue syndrome: diagnosis and management.* www.nice.org.uk/guidance/ng206

Neary, P.J., Roberts, A.D., Leavins, N., Harrison, M.F., Croll, J.C. & Sexsmith, J.R. (2008). Prefrontal cortex oxygenation during incremental exercise in chronic fatigue syndrome. *Clinical Physiology and Functional Imaging. 28*(6), 364–372. https://doi.org/10.1111/j.1475-097X.2008.00822.x

Newton, J.L., Okonkwo, O., Sutcliffe, K., Seth, A., Shin, J. & Jones, D.E.J. (n.d.). Symptoms of autonomic dysfunction in chronic fatigue syndrome. *QJM: An International Journal of Medicine, 100*(8), 519–526.

Nijs, J., Paul, L. & Wallman, K. (2008). Chronic fatigue syndrome: an approach combining self-management with graded exercise to avoid exacerbations. *Journal of Rehabilitation Medicine, 40*(4), 241–247. https://doi.org/10.2340/16501977-0185

Nurit, W. & Michal, A.B. (2003). Rest: a qualitative exploration of the phenomenon. *Occupational Therapy International, 10*(4), 227–238. https://doi.org/10.1002/oti.187

Nystoriak, M.A. & Bhatnagar, A. (2018). Cardiovascular effects and benefits of exercise. *Frontiers in Cardiovascular Medicine, 5,* 135. https://doi.org/10.3389/fcvm.2018.00135

O'Connor, D.W., Pollitt, P.A., Hyde, J.B., Fellows, J.L., Miller, N.D., Brook, C.P. & Reiss, B.B. (1989). The reliability and validity of the Mini-Mental State in a British community survey. *Journal of Psychiatric Research, 23*(1), 87–96. https://doi.org/10.1016/0022-3956(89)90021-6

O'Connor, K., Sunnquist, M., Nicholson, L., Jason, L.A., Newton, J.L. & Strand, E.B. (2019). Energy envelope maintenance among patients with myalgic encephalomyelitis and chronic fatigue syndrome: implications of limited energy reserves. *Chronic Illness, 15*(1), 51–60.

Oxford Medical Education. (2022). *Mini Mental State Examination.* https://oxfordmedicaleducation.com/geriatrics/mini-mental-state-examination-mmse/.

Palombo, T., Campos, A., Vernon, S.D. & Roundy, S. (2020). Accurate and objective determination of myalgic encephalomyelitis/chronic fatigue syndrome disease severity with a wearable sensor. *Journal of Translational Medicine, 18*(1), 423. https://doi.org/10.1186/s12967-020-02583-7

Pasadyn, S.R., Soudan, M., Gillinov, M., Houghtaling, P., Phelan, D., Gillinov, N., Bittel, B. & Desai, M.Y. (2019). Accuracy of commercially available heart rate monitors in athletes: a prospective study. *Cardiovascular Diagnosis and Therapy, 9*(4), 379–385. https://doi.org/10.21037/cdt.2019.06.05

Paul, L., Wood, L., Behan, W.M. & Maclaren, W.M. (1999). Demonstration of delayed recovery from fatiguing exercise in chronic fatigue syndrome. *European Journal of Neurology, 6*(1), 63–69. https://doi.org/10.1046/j.1468-1331.1999.610063.x

Paul, L., Rafferty, D. & Marshal, R. (2009). Physiological cost of walking in those with chronic fatigue syndrome (CFS): a case-control study. *Disability Rehabilitation, 31*(19), 1598–1604. https://doi.org/10.1080/09638280802652015

Pesek, J.R., Jason, L.A. & Taylor, R.R. (2000). An empirical investigation of the envelope theory. *Journal of Human Behavior in the Social Environment, 3*(1), 253–260. https://doi.org/10.1300/J137v03n01_04

Ray, C., Weir, W.R.C., Phillips, S. & Cullen, S. (1992). Development of a measure of symptoms in chronic fatigue syndrome: The profile of fatigue-related symptoms (PFRS). *Psychology and Health, 7,* 27–43. https://doi.org/10.1080/08870449208404293

Remvig, L., Jensen, D.V. & Ward, R.C. (2007). Are diagnostic criteria for general joint hypermobility and benign joint hypermobility syndrome based on reproducible and valid tests? A review of the literature. *Journal of Rheumatology, 34*(4), 798–803.

Shepherd, C. & Chaudhuri, A. (2019). *ME/CFS/PVFS: An Exploration of the Key Clinical Issues.* The ME Association.

Shirley Ryan AbilityLab. (2018). *PROMIS – physical function.* www.sralab.org/rehabilitation-measures/promis-physical-function.

Shukla, S.K., Cook, D., Meyer, J., Vernon, S.D., Le, T., Clevidence, D., Robertson, C.E., Schrodi, S.J., Yale, S. & Frank, D.N. (2015). Changes in gut and plasma microbiome following exercise challenge in myalgic encephalomyelitis/chronic fatigue syndrome (ME/CFS). *PLOS ONE, 10*(12), E0145453. https://doi.org/10.1371/journal.pone.0145453

Sletten, D.M., Suarez, G.A., Low, P.A., Mandrekar, J.& Singer, W. (2012). COMPASS 31: a refined and abbreviated composite autonomic symptom score. *Mayo Clinic Proceedings, 87*(12), 1196–

1201. https://doi.org/10.1016/j.mayocp.2012.10.013
Smets, E.M., Garssen, B., Bonke, B. & De Haes, J.C. (1995). The Multidimensional Fatigue Inventory (MFI) psychometric qualities of an instrument to assess fatigue. *Journal of Psychosomatic Research, 39*(3), 315–325. https://doi.org/10.1016/0022-3999(94)00125-O
Smith, M.E.B., Nelson, H.D., Haney, E., Pappas, M., Daeges, M., Wasson, N. & McDonagh, M. (2014). Diagnosis and treatment of myalgic encephalomyelitis/chronic fatigue syndrome. *Evidence Report/Technology Assessment, 219*, 1–433. https://doi.org/10.23970/AHRQEPCERTA219
Sorensen, B., Streib, J.E., Strand, M., Make, B., Giclas, P.C., Fleshner, M. & Jones, J.F. (2003). Complement activation in a model of chronic fatigue syndrome. *Journal of Allergy and Clinical Immunology, 112*(2), 397–403. https://doi.org/10.1067/mai.2003.1615
Stevens, S.R. & Davenport, T.E. (2010). Functional outcomes of anaerobic rehabilitation in an individual with chronic fatigue syndrome: case report with 1-year follow-up. *Bulletin of the International Association for Chronic Fatigue Syndrome/Myalgic Encephalomyelitis, 18*(3), 93–98.
Stokes, M. (2004). *Physical Management in Neurological Rehabilitation*. Elsevier Health Sciences.
Stouten, B. (2005). Identification of ambiguities in the 1994 chronic fatigue syndrome research case definition and recommendations for resolution. *BMC Health Services Research, 13,* 5. https://doi.org/10.1186/1472-6963-5-37
Stouten, B. (2017). PACE-GATE: An alternative view on a study with a poor trial protocol. *Journal of Health Psychology, 22*(9), 1192–1197. https://doi.org/10.1177/1359105317707531
Suarez, G.A., Opfer-Gehrking, T.L., Offord, K.P., Atkinson, E.J., OBrien, P.C. & Low, P.A. (1999). The Autonomic Symptom Profile: a new instrument to assess autonomic symptoms. *Neurology, 52*(3), 523–528. https://doi.org/10.1212/WNL.52.3.523
Tanaka, H., Matsushima, R., Tamai, H. & Kajimoto, Y. (2002). Impaired postural cerebral hemodynamics in young patients with chronic fatigue with and without orthostatic intolerance. *Journal of Pediatrics, 140*(4), 412–417. https://doi.org/10.1067/mpd.2002.122725
Thomas, B.L., Claassen, N., Becker, P. & Viljoen, M. (2019). Validity of commonly used heart rate variability markers of autonomic nervous system function. *Neuropsychobiology, 78*(1), 14–26. https://doi.org/10.1159/000495519
Todd, S., Walsted, E.S., Grillo, L., Livingston, R., Menzies-Gow, A. & Hull, J.H. (2018). Novel assessment tool to detect breathing pattern disorder in patients with refractory asthma. *Respirology, 23*(3), 284–290. https://doi.org/10.1111/resp.13173
Tracy, L.M., Ioannou, L., Baker, K.S., Gibson, S.J., Georgiou-Karistianis, N. & Giummarra, M. (2016). Meta-analytic evidence for decreased heart rate variability in chronic pain implicating parasympathetic nervous system dysregulation. *Pain, 157*(1), 7–29. https://doi.org/10.1097/j.pain.0000000000000360
Twisk, F.N. & Maes, M. (2009). A review on cognitive behavioral therapy (CBT) and graded exercise therapy (GET) in myalgic encephalomyelitis (ME)/chronic fatigue syndrome (CFS): CBT/GET is not only ineffective and not evidence-based, but also potentially harmful. *Neuroendocrinology Letters, 30*(3), 284–299.
van Campen, C.M.C., Rowe, P.C. & Visser, F.C. (2020). Validation of the severity of myalgic encephalomyelitis/chronic fatigue syndrome by other measures than history: activity bracelet, cardiopulmonary exercise testing and a validated activity questionnaire: SF-36. *Healthcare, 8*(3), 273. https://doi.org/10.3390/healthcare8030273
VanNess, J.M., Snell, C.R. & Stevens, S.R. (2000). A realistic approach to exercise for CFS patients. *CFS Research Review, 1*(4), 3–8.
van Oosterwijck, J., Nijs, J., Meeus, M., Lefever, I., Huybrechts, L., Lambrecht, L. & Paul, L. (2010). Pain inhibition and postexertional malaise in myalgic encephalomyelitis/chronic fatigue syndrome: an experimental study. *Journal of Internal Medicine, 268*(3), 265–278. https://doi.org/10.1111/j.1365-2796.2010.02228.x
Vink, M. & Vink-Niese, F. (2022). Is it useful to question the recovery behaviour of patients with ME/CFS or Long COVID? *Healthcare, 10*(2), 392. https://doi.org/10.3390/healthcare10020392
Vogiatzis, I. (2011). Strategies of muscle training in very severe COPD patients. *European Respiratory Journal, 38*(4), 971–975. https://doi.org/10.1183/09031936.00075011
Wallman, K.E., Morton, A.R., Goodman, C., Grove, R. & Guilfoyle, A.M. (2004). Randomised controlled trial of graded exercise in chronic fatigue syndrome. *Medical Journal of Australia, 180*(9),

444–448. https://doi.org/10.5694/j.1326-5377.2004.tb06019.x
Wang, R., Blackburn, G., Desai, M., Phelan, D., Gillinov, L., Houghtaling, P. & Gillinov, M. (2017). Accuracy of wrist-worn heart rate monitors. *JAMA Cardiology, 2*(1), 104–106. https://doi.org/10.1001/jamacardio.2016.3340
Ware, J.E. & Sherbourne, C.D. (1992). The MOS 36-item Short-Form Health Survey (SF-36): I. conceptual framework and item selection. *Medical Care, 30*(6), 473–483.
Wearden, A.J., Dowrick, C., Chew-Graham, C., Bentall, R.P., Morriss, R.K. & Peters, S. (2010). Nurse led, home based self help treatment for patients in primary care with chronic fatigue syndrome: randomised controlled trial. *British Medical Journal, 340,* c1777. https://doi.org/10.1136/bmj.c1777
Weldring, T. & Smith, S.M. (2013). Patient-reported outcomes (PROs) and patient-reported outcome measures (PROMs). *Health Service Insights, 4*(6), 61–68.
Whistler, T., Jones, J.F., Unger, E.R. & Vernon, S.D. (2005). Exercise responsive genes measured in peripheral blood of women with chronic fatigue syndrome and matched control subjects. *BMC Physiology, 5*(1), 5. https://doi.org/10.1186/1472-6793-5-5
White, P.D., Goldsmith, K., Johnson, A.L., Chalder, T. & Sharpe, M. (2013). Recovery from chronic fatigue syndrome after treatments given in the PACE trial. *Psychological Medicine, 43*(10), 2227–2235. https://doi.org/10.1017/S0033291713000020
White, P.D., Goldsmith, K.A., Johnson, A.L., Potts, L., Walwyn, R. & DeCesare, J.C. (2011). Comparison of adaptive pacing therapy, cognitive behaviour therapy, graded exercise therapy, and specialist medical care for chronic fatigue syndrome (PACE): a randomised trial. *The Lancet, 377*(9768), 823–836. https://doi.org/10.1016/S0140-6736(11)60096-2
Williamson, A. & Hoggart, B. (2005). Pain: a review of three commonly used pain rating scales. *Journal of Clinical Nursing, 14*(7), 798–804. https://doi.org/10.1111/j.1365-2702.2005.01121.x
Workwell Foundation. (2022). *ME/CFS activity management with a heart rate monitor*. https://workwellfoundation.org/wp-content/uploads/2023/01/HRM-Factsheet.pdf
World Health Organization (WHO). (2020). *Physical activity*. www.who.int/news-room/fact-sheets/detail/physical-activity
Worm-Smeitink, M., Gielissen, M., Bloot, L., van Laarhoven, H.W.M., van Engelen, B.G.M., van Riel, P., Bleijenberg, G., Nikolaus, S. & Knoop, H. (2017). The assessment of fatigue: psychometric qualities and norms for the checklist individual strength. *Journal of Psychosomatic Research, 98*, 40–46. https://doi.org/10.1016/j.jpsychores.2017.05.007
Wormgoor, M.E.A. & Rodenburg, S.C. (2021). The evidence base for physiotherapy in myalgic encephalomyelitis/chronic fatigue syndrome when considering post-exertional malaise: a systematic review and narrative synthesis. *Journal of Translational Medicine, 19*(1), 1. https://doi.org/10.1186/s12967-020-02683-4
Wu, Y., Hu, X. & Chen, L. (2020). Chronic resistance exercise improves functioning and reduces toll-like receptor signaling in elderly patients with postoperative deconditioning. *Journal of Manipulative and Physiological Therapeutics. 43*(4), 371–383. https://doi.org/10.1016/j.jmpt.2020.01.001
Yang, M., Keller, S. & Lin, J.S. (2019). Psychometric properties of the PROMISR Fatigue Short Form 7a among adults with myalgic encephalomyelitis/chronic fatigue syndrome. *Quality of Life Research, 28*(12), 3375–3384. https://doi.org/10.1007/s11136-019-02289-4
Zalewski, P., Kujawski, S., Tudorowska, M., Morten, K., Tafil-Klawe, M., Klawe, J.J., Strong, J., Estévez-López, F., Murovska, M., Newton, J.L. & The European Network On Me/Cfs Euromene (2020). The impact of a structured exercise programme upon cognitive function in chronic fatigue syndrome patients. *Brain Science, 10*(1), 4.
Zigmond, A.S. & Snaith, R.P. (1983). The Hospital Anxiety and Depression Scale. *Acta Psychiatrica Scandinavica, 67*(6), 361–370. https://doi.org/10.1111/j.1600-0447.1983.tb09716.x

Weiterführende Literatur

Haywood, K.L., Staniszewska, S. & Chapman, S. (2012). Quality and acceptability of patient-reported outcome measures used in chronic fatigue syndrome/myalgic encephalomyelitis (CFS/ME): a systematic review. *Quality of Life*

Research, 21(1), 35–52. https://doi.org/10.1007/s11136-011-9921-8

Jensen, R.E., Potosky, A.L., Reeve, B.B., Hahn, E., Cella, D., Fries, J., Smith, A.W., Keegan, T.H., Wu, X.C., Paddock, L. & Moinpour, C.M. (2015). Validation of the PROMIS physical function measures in a diverse US population-based cohort of cancer patients. *Quality of Life Research, 24*(10), 2333–2344. https://doi.org/10.1007/s11136-015-0992-9

US Food and Drug Administration. (2021). *Pulse oximeter accuracy and limitations: FDA safety communication. US Food and Drug Administration.* https://www.fda.gov/news-events/fda-brief/fda-brief-fda-warns-about-limitations-and-accuracy-pulse-oximeters

Teil 4: Fallstudien

Der letzte Abschnitt dieses Buches, **Teil 4**, enthält praktische Beispiele für verschiedene Fallbeschreibungen von Menschen mit ME/CFS, die zeigen, wie die vermittelten Informationen bei der Anwendung in der Praxis individualisiert werden müssen. (Dabei beziehen sich die Angaben auf die Physiotherapie, sie vermitteln jedoch auch wesentliche Informationen für die anderen Gesundheitsprofessionen; Anm. des Lekt.). Die Analyse der einzelnen Fallgeschichten folgt der Struktur des therapeutischen Prozesses: Assessment und Anamnese, subjektive Symptome, objektives Assessment, Management und Interventionen, Outcome.

Kapitel 19: Kim, 56 Jahre, leidet seit über dreißig Jahren in unterschiedlichem Maße an ME/CFS. Der Schweregrad ihrer Symptome schwankte zwischen leicht und mittelschwer, wurde aber nach der COVID-19-Infektion als schweres ME/CFS diagnostiziert.

Kapitel 20: Oliver, 14 Jahre, hat ME/CFS, seit er 12 Jahre alt ist. Er erholte sich nie vollständig von einer Virusinfektion, erlitt dann einen schweren Rückfall, nachdem er Fußball gespielt hatte, und kann nun nicht mehr zur Schule gehen.

Kapitel 21: Mo, 37 Jahre, hat seit seiner Infektion mit COVID-19 vor über einem Jahr mit starker Fatigue, kognitiven Störungen und Ganzkörperschmerzen zu kämpfen.

Kapitel 22: Ana, 53 Jahre, leidet seit über zwanzig Jahren an schwerem oder sehr schwerem ME/CFS. Sie erleidet regelmäßig Schübe, die sie vollständig ans Bett fesseln und eine ständige Pflege für alle Aspekte des täglichen Lebens erforderlich machen.

Kapitel 23: Faith, 42 Jahre, leidet seit zehn Jahren nach einer Virusinfektion an ME/CFS, mit Symptomen, die zwischen moderat und schwer schwanken. Faith muss ihr Energiemanagement mit den Anforderungen des Familienlebens in Einklang bringen.

19 Fallstudie: Kim

Assessment

Alter	56
Gegenwärtiger Status und Grund für Physiotherapie	Zunahme der Schwere der ME/CFS-Symptome nach COVID-19-Infektion Früher mäßiges ME/CFS, jetzt schweres ME/CFS, sucht Physiotherapie auf zur Unterstützung und Beratung, um wieder auf den Ausgangszustand vor COVID-19 zu kommen
Anamnese des aktuellen Status	ME/CFS-Symptome seit über dreißig Jahren Nach einer weiteren Viruserkrankung vor sieben Jahren entwickelte sich das ME/CFS von leicht zu mittelschwer. Kürzliche COVID-19-Infektion und anschließendes Aufflackern der ME/CFS-Symptome hat zu einem schweren Verlauf und neuen Symptomen einer orthostatischen Intoleranz geführt.
Medizinische Anamnese und Komorbiditäten	Vor über dreißig Jahren: Postvirales Fatigue-Syndrom Vor sieben Jahren: Viruserkrankung mit anschließender Diagnose von ME/CFS Vor fünf Jahren: Diagnose einer leichten Schlafapnoe Wird jetzt auf POTS/orthostatische Intoleranz untersucht
Frühere Erfahrungen mit Physiotherapie	War nach der ursprünglichen Diagnose der ME/CFS in einer Spezialklinik bei Fatigue. Sie erhielt eine kognitive Verhaltenstherapie, die nicht hilfreich war, und den Rat, ihr Gehtempo schrittweise zu erhöhen, was zu ihrer Verschlechterung führte. Kim entließ sich selbst aus der Klinik, da sie sich dort nicht sicher fühlte. „Ich war in der Vergangenheit bei mehreren privaten Physiotherapeut:innen: Einer hatte keine Erfahrung mit ME/CFS und gab Übungen vor, die nicht zu bewältigen waren. Eine hatte persönlich Verständnis für Fatigue und gab Ratschläge zur Unterstützung der Core-Kraft mit bestimmten Übungen, was hilfreich war“.
Medikation	B12-Pflaster, Vitamin-Getränke
Flüssigkeitszufuhr und Ernährung	Bleibt gut hydriert, was zur Bewältigung der Symptome beiträgt
Sozialanamnese	Unterstützender Ehemann Arbeitsunfähig, einige ehrenamtliche Tätigkeiten, wenn möglich
Häusliche Umgebung	Block am Kopfende des Bettes zur leichten Erhöhung des Kopfes, Rollstuhl für Mobilität im Freien, Duschhocker

Alter	56
Aktivitäten des täglichen Lebens	Bewältigt die meisten Verrichtungen des täglichen Lebens im Schritttempo Unfähig, lange zu stehen Ehemann kocht und putzt meistens Selbstpflege: Kann sich im Moment selbst versorgen
Tägliche Routine	8:00–9:00 Uhr: Frühstück 9:00–9:30 Uhr: sitzt zum Zähneputzen und Haare machen, Kaffeepause Eine Stunde administrativer Tätigkeit als freiwillige Arbeit im Home-Office Vorbereitung des Mittagessens 13.00–15:00 Uhr: „Auszeit" mit Body-Scan-Meditation und Atemübungen 15:00–16:00 Uhr: Vorbereitung des Abendessens 17:00 Uhr: Abendessen und Ruhe 20:00 Uhr: Duschen/Baden 21.30 Uhr: Schlafengehen

Subjektive Symptome

Symptom-verschlimmerung nach Anstrengung (PEM	Auslöser: körperliche, kognitive und soziale Anstrengung, Hitze, Kälte, Infektionen PEM verursacht schwere Schlafstörungen (sie ist wach zwischen 2 und 5 Uhr morgens) und erhebliche kognitive Störungen. Ruhe lindert die Symptome von PEM.
Fatigue	Körperliche, kognitive und emotionale Fatigue, im schlimmsten Fall ist sie in der Selbstversorgung abhängig von ihrem Ehemann.
Kognitive Dysfunktion	Schwierigkeiten bei der Verarbeitung, Konzentration, Wortfindung
Schlafstörung	Während der PEM Schlafprobleme und nicht erholsamer Schlaf
Schmerzen	Keine
Neurologische Beeinträchtigungen	Geräuschüberempfindlichkeit
Autonome Dysfunktion	Erhöhte Herzfrequenz beim Stehen, wird derzeit auf POTS untersucht Verschlimmert durch Hitze
Neuroendokrine Manifestationen	Intoleranz gegenüber Hitze
Immundefekte	Virale Schübe, sehr häufige Erkältungssymptome, es dauert lange, sie zu überwinden, und sie werfen sie in der Entwicklung zurück.
Andere Symptome?	Keine Angaben
Welche Symptome der ME/CFS haben für die Patientin Priorität?	Alle Symptome, Kim hat aber das Gefühl, dass die neuen Symptome der orthostatischen Intoleranz alle anderen Symptome verschlimmern und den Fortschritt einschränken.

Objektives Assessment

Beobachtung	Kognitive Verschlechterung nach 20 Minuten des Assessments festgestellt
Integrität von Muskeln, Gelenken und Haut	Beighton-Score: 5/9, was auf eine generalisierte Hypermobilität hinweist
Muskelkraft	Nicht standardisiert erhoben
Neurologische Tests	Nicht erhoben
Neurodynamische Prüfung	Nicht erhoben
Analyse der Bewegungsabläufe	Normal: während des gesamten Assessments beobachtet, keine Indikation für ein spezifisches funktionales Assessment
Orthostatische Intoleranz	NASA-Lean-Test: Herzfrequenz-Anstieg um 30 Schläge/Minute im Stehen
Dysfunktionale Atmung	Nicht erhoben
Toleranz gegenüber körperlicher Anstrengung	Nicht geeignet aufgrund von PEM durch körperliche Anstrengung
Jedes andere objektive Assessment	Betrachtung der Daten der Herzfrequenz, die Kim gesammelt hatte: beobachtbare Spitzen der Herzfrequenz während des Tages Die Analyse der Daten zur Herzfrequenzvariabilität ergab, dass ihr Sympathikus 90 bis 95 Prozent der Zeit dominierte, auch während des Schlafs. Schrittzählerdaten: 3000 bis 4000 Schritte pro Tag

Management und Interventionen

Zu behandelndes Symptom	Managementstrategie
PEM (verursacht kognitive Funktionsstörungen) und körperliche Ermüdung	Energiemanagement: mehr strukturierte Pausen während des Tages
Orthostatische Intoleranz	Bereitstellen von Begleitschreiben für andere Health Professionals über die Ergebnisse des NASA-Lean-Tests Ratschläge zur Flüssigkeitszufuhr
Ausbruch viraler Infektionen	Zur medizinischen Untersuchung überweisen
Hitzeintoleranz	Beantragung der Finanzierung eines Ventilators für die Sommermonate
Funktionsstörung des autonomen Nervensystems	Erforschung der Selbstbehandlung mit transkutaner Stimulation des Vagusnervs

Outcome

Kim hatte schon so lange mit ME/CFS gelebt, dass sie bereits ein gutes Verständnis für Strategien des Energiemanagement hatte; weitere Ruhephasen zu ihrer Routine hinzuzufügen, half jedoch, ihre Symptome zu stabilisieren. Kim wurde auch dazu ermutigt, ihre Daten der Herzfrequenzvariabilität für das Pacing zu nutzen, indem sie sie jeden Morgen überprüfte und ihre Aktivitäten für den Tag danach ausrichtete, ob sie ein höheres Maß an Dysfunktion hatte.

Kim war bereit, eine Selbstbehandlung mit transkutaner Stimulation des Vagusnervs auszuprobieren, die sich offenbar positiv auswirkte: Kim berichtete, dass sich ihre Schlafqualität und ihre Verdauung verbessert hatten.

Der Einbau einer Klimaanlage brachte Kim eine erhebliche Erleichterung in Bezug auf ihre Hitzeintoleranz, wodurch die Auslöser ihrer PEM reduziert wurden.

Nach weiteren Terminen und Untersuchungen bei Fachärzt:innen wurde bei Kim offiziell ein posturales orthostatisches Tachykardie-Syndrom (POTS) diagnostiziert und ihr wurden Medikamente verschrieben. Außerdem erhielt sie antivirale Medikamente. Diese Behandlung führte zu einer weiteren Verbesserung ihrer Symptome, und nachdem sich die Symptome stabilisiert hatten, begann Kim, ihre Aktivitäten langsam und vorsichtig zu steigern, um sich ihrem früheren Ausgangsniveau anzunähern, wobei sie weiterhin darauf achtete, dass sie den ganzen Tag über angemessene Ruhephasen einlegte.

Kim ist jetzt größtenteils wieder auf ihrem Ausgangsniveau von vor COVID-19 mit moderatem ME/CFS, wobei ihre neue orthostatische Intoleranz medikamentös behandelt wird. Kim kann sich drei bis vier Stunden pro Tag bewegen, einschließlich leichten Gehens. Sie kann wieder stehen, so dass sie leichte Arbeiten in der Küche verrichten kann. Obwohl sie immer noch stark von ihrem ME/CFS beeinträchtigt ist, hat sich ihre Lebensqualität verbessert, nachdem die Symptome nach dem COVID-19-Schub abgeklungen sind.

20 Fallstudie: Oliver

Assessment

Alter	14
Gegenwärtiger Status und Grund für Physiotherapie	Mäßiges ME/CFS Möchte Hilfe bei der Reduzierung von PEM, Beinschmerzen und Migräne
Anamnese des aktuellen Status	Postviraler Ausbruch nach Erkrankung im Alter von 12 Jahren Er brauchte sechs Wochen, um sich zu erholen, war aber nie wieder voll fit und erlitt dann nach dem Fußballspielen einen schweren Rückfall. Seitdem hat er die Schule geschwänzt, denn jedes Mal, wenn er versuchte, die Schule zu besuchen, traten die Symptome deutlich stärker auf. Status hat sich seit dem Beginn kaum verbessert.
Medizinische Anamnese und Komorbiditäten	Schwere Nussallergie, die einen EpiPen erfordert, Heuschnupfen
Frühere Erfahrungen mit Physiotherapie	Nur bei Sportverletzungen
Medikation	Keine bei der ersten Bewertung
Flüssigkeitszufuhr und Ernährung	Trinkt tagsüber eine konstante Menge Wasser Ziemlich eingeschränkte Ernährung, typische Mahlzeit sind Nudeln und Käse
Sozialanamnese	Unfähig, in die Schule zu gehen Online-Lernen: maximal zwei Stunden pro Tag, jeweils fünfzig Minuten Hört Musik Früher sehr sportlich (Fußball, Radfahren), jetzt nicht mehr Sozialer Kontakt beschränkt sich auf die unmittelbare Familie (hatte früher einen großen Freundeskreis).
Häusliche Umgebung	Lebt bei der Familie, Eltern bieten Unterstützung
Aktivitäten des täglichen Lebens	Als er im Alter von 12 Jahren zum ersten Mal erkrankte, verbrachte er die meiste Zeit im Bett oder im Stuhl im Schlafzimmer, ging einmal am Tag nach unten. Kann den Raum jetzt öfter verlassen und für den Unterricht etwa fünfzig Minuten durchgehend am Schreibtisch sitzen. Kann sich waschen, anziehen und duschen (muss sich jedoch nach dem Duschen ausruhen und kann an diesem Tag nichts anderes mehr machen). Benötigt Hilfe bei der Wäsche und bei der Zubereitung von Mahlzeiten (außer einfachen Sandwiches).

Alter	14
Tägliche Routine	Braucht viel Zeit, um aufzustehen und zu gehen Online-Schule während der Woche und Hausaufgaben Liest, hört Musik, sieht am Wochenende fern Isst zu Mittag Langer Ausklang vor dem Schlafengehen Schlafen

Subjektive Symptome

Symptom-verschlimmerung nach Anstrengung (PEM)	Minimale Anstrengung reicht aus, um PEM auszulösen In einer guten Woche kann er zwei bis drei Mal pro Woche 45 Minuten kognitiver Anstrengung für die Schule aufbringen und gelegentlich einen kurzen Spaziergang oder eine kurze Autofahrt unternehmen.
Fatigue	Beschreibt es einfach als „massive Müdigkeit“
Kognitive Dysfunktion	Berichtet über „Gehirnnebel“, Wortfindungsstörungen Braucht deutlich länger, um Aufgaben zu bearbeiten Beschreibt es „als ob man durch Sirup im Gehirn watet“
Schlafstörung	Schlafumkehr: ist oft noch um 1:30/2 Uhr wach Schlaf ist nicht erholsam: wacht morgens auf und hat nicht das Gefühl, gut geschlafen zu haben Schläft manchmal mitten am Tag ein, wenn er sehr müde ist.
Schmerzen	Myalgie in den Beinmuskeln, insbesondere nach körperlicher Anstrengung, Migräne
Neurologische Beeinträchtigungen	Helles Licht beim Lernen kann zu Migräne führen, kann auf eine Überempfindlichkeit gegenüber Licht hindeuten
Autonome Dysfunktion	Keine diagnostiziert
Neuroendokrine Manifestationen	Keine Angaben
Immundefekte	Wiederholte Erkältungen und viralen Infekte alle paar Wochen
Andere Symptome?	Keine Angaben
Welche Symptome der ME/CFS haben für den Patienten Priorität?	PEM, Migräne, Beinschmerzen

Objektives Assessment

Beobachtung	Nach zehn Minuten des Gesprächs war eine deutliche kognitive Ermüdung festzustellen. Der größte Teil des Gesprächs fand statt, während Oliver lag oder saß und die Füße hochlegte (bevorzugte Position). Er zeigt eine schlechte Sitzhaltung: nach vorne geneigter Kopf, zusammengesackter Brustkorb. Besonders auffällig bei Stühlen mit schlechter Lendenwirbelstütze, einschließlich vorhandener Arbeitsplatzeinrichtungen.
Integrität von Muskeln, Gelenken und Haut	Spürbarer, signifikanter Bewegungsumfang an Hüfte, Knie, Ellbogen und Fingern/Daumen, was auf eine Hypermobilität hindeutet Finger und Daumen sind Berichten zufolge besonders empfindlich bei Subluxation mit geringer Kraft, z. B. durch Kontakt mit einem Stuhl oder dem Bettzeug
Muskelkraft	Berichtet über verminderte Muskelkraft seit der Entwicklung von ME/CFS, aber nicht geeignet, um alle Muskelgruppen objektiv zu testen, da die Schwelle der Anstrengung vor Beginn der PEM niedrig ist. Kann vom Sitzen zum Stehen übergehen, Treppen bewältigen, Bücher heben.
Neurologische Tests	Nicht erhoben
Analyse der Bewegungsabläufe	Keine Bewegungsstörungen festgestellt
Orthostatische Intoleranz	Keine abnorme Reaktion beim Aufstehen
Dysfunktionale Atmung	Gute Zwerchfellatmung in Ruhe
Toleranz gegenüber körperlicher Anstrengung	Formale Belastungstests sind wegen des Potenzials für PEM nicht geeignet
Jedes andere objektive Assessment	CFIDS-Skala: 20

Management und Interventionen

Zu behandelndes Symptom	Managementstrategie
PEM (verursacht kognitive Funktionsstörungen) und körperliche Ermüdung	Energiemanagement Aktivitätstagebuch zur Ermittlung des Musters beim Auftreten von PEM Planung/Taktung von Aktivitäten: • Aufteilung der Schularbeiten, um Ruhepausen zwischen den Unterrichtsstunden zu ermöglichen • Zeitplanung zur Vermeidung von Frühstarts, da der späte Vormittag/frühe Nachmittag als beste Zeit für Aktivitäten ermittelt wurde • Über den Tag verteilte Aktivitäten in kleinen Mengen anstelle einer einzigen, intensiven Aktivität • Planung von Aktivitäten über die Woche verteilt, um die Hauptanforderungen zu verteilen Wenn sich die PEM stabilisiert, kann eine zusätzliche Aktivität in Erwägung gezogen werden, wenn sie angemessen/verträglich ist.
Körperhaltung/Migräne	Haltungsübungen zur Verbesserung der Kopfhaltung im Sitzen Bewertung der Ergonomie des Arbeitsplatzes und Beratung zur Positionierung für die Arbeit in der Schule Beratung zur Umgebung (Beleuchtung), Beantragung einer Beurteilung der Behindertenhilfe
Myalgie	Sanfte Massage Ratschläge zum Dehnen der unteren Gliedmaßen Energiemanagement zur Vermeidung der Auslösung von PEM, da Myalgie ein Hauptsymptom von PEM ist Testung von Magnesiumspray
Finger- und Daumensubluxationen	Verbände, Eis und Ruhe bei Verletzungen, Beratung über Diktiersoftware und/oder einen Schreiber für den Unterricht, wenn Verletzungen auftreten.
Medizinischer Review	Überweisung zur Überprüfung der Medikation

Outcome

Aus dem Aktivitätstagebuch ging hervor, dass Olivers PEM mit einer Verzögerung von zwei bis drei Tagen nach einer Aktivität auftrat. Diese Information half bei der weiteren Planung und Taktung. Nach der ersten Beurteilung hatte Oliver regelmäßige monatliche Termine, um seine Fortschritte zu überprüfen und festzustellen, ob seine Routine zu ändern ist. Da Bildung für ihn Priorität hatte, wurde eine zusätzliche Schulstunde angeboten, als Oliver sechs Wochen ohne einen Anfall auskam. Er erhielt einen Laptop, eine geteilte Tastatur und Software, um das Lernen durch die Reduzierung der kognitiven Anforderungen zu unterstützen.

Nach einer ärztlichen Untersuchung wurde Oliver auf antivirale Medikamente und B12-Injektionen eingestellt, was dazu beitrug, die Symptome zu stabilisieren und seine kognitiven Funktionen zu verbessern. Magnesiumspray half ebenfalls, seine Myalgie in den Griff zu bekommen. Nachdem Oliver eine sechsmonatige

Phase der Stabilität erlebt hatte, in der keine PEM auftrat und er sein Arbeitspensum durchgängig bewältigen konnte, begann er mit der Erforschung zusätzlicher körperlicher Aktivität und gezielter Übungen, um seine Körperhaltung und Hypermobilität zu verbessern. Er begann mit isometrischen Übungen mit einfachen Widerstandsgeräten für Brust, Rücken, Beine und Rumpf, wobei er mit drei Wiederholungen pro Übung begann und einen Abstand von drei Tagen zwischen den Sitzungen einhielt, um PEM auszuschließen.

Sobald feststand, dass Oliver dies ohne Auslösung von PEM bewältigen konnte, wurde auch das Spazierengehen in seine Routine aufgenommen, und zwar mit einem sehr kurzen Spaziergang von weniger als fünf Minuten mit geringer Intensität, der ebenfalls im Abstand von drei Tagen durchgeführt wurde, um die PEM zu überwachen. Die Dauer des Gehens wurde nach jeder sechswöchigen Stabilitätsphase erhöht.

Krafttraining und Spaziergänge wurden reduziert, wenn die Symptome aufflammten, wenn Oliver sich allgemein unwohl fühlte oder wenn andere Anforderungen an seine Energie gestellt wurden, wie z. B. Prüfungen, Krankenhaustermine oder soziale Ereignisse.

Nach seinem 16. Lebensjahr reduzierte sich die physiotherapeutische Betreuung auf einen „SOS"-Ansatz, bei dem Oliver den Physiotherapeuten kontaktieren konnte, wenn er Rat brauchte. Ein intensiverer Einsatz war erforderlich, als er im Alter von 18 Jahren mit dem Studium für eine weitere Reihe von Prüfungen begann und eine Verschlimmerung der Symptome erlebte. Er erhielt vierzehntägige physiotherapeutische Unterstützung, bis er sich stabilisiert hatte, die dann auf eine monatliche Behandlung zurückging, und dann wurde der „SOS"-Ansatz wieder aufgenommen. Oliver suchte am häufigsten therapeutische Unterstützung bei der Subluxation der Zehengelenke.

Heute, im Alter von 22 Jahren, ist Olivers PEM-Häufigkeit so stark zurückgegangen, dass er nur noch selten einen Anfall erlebt. Dadurch haben sich auch die Myalgien in den unteren Gliedmaßen und die Häufigkeit der Migräne verringert und sein Schlafverhalten verbessert. Er nutzt nach wie vor Energiemanagementstrategien, um seine Symptome mit einer täglichen Routine in den Griff zu bekommen, die er je nach Tagesablauf, den er je nach seinem Befinden anpasst, und er kann sich nach wie vor nur minimal an sozialen Aktivitäten beteiligen. Er hat die Dosis seiner antiviralen Medikamente und B12-Injektionen auf ein Erhaltungsniveau reduziert.

Oliver studiert jetzt an der Universität und kann jeden Tag für zwei bis drei Stunden am Unterricht teilnehmen, den er zwei- bis dreimal pro Woche persönlich besucht. Er geht 25 Minuten pro Strecke zur Universität und an den Tagen, an denen er nicht in der Vorlesung ist, geht er 30 Minuten als Teil seines Sportprogramms. Sein Krafttraining besteht jetzt aus dynamischen Übungen mit Kurzhanteln und Widerstandsbändern, wobei er jede Übung dreimal pro Woche mit acht bis zehn Wiederholungen ausführt. Seine Körperhaltung hat sich deutlich verbessert.

Seit Beginn seines Studiums lebt er selbstständig, plant und kocht seine Mahlzeiten, putzt und wäscht mit minimaler Hilfe seiner Eltern. Sein CFIDS-Wert (Chronic Fatigue and Immune Dysfunction Syndrome) liegt jetzt bei 75 (vorher 20).

21 Fallstudie: Mo

Assessment

Alter	37
Gegenwärtiger Status und Grund für Physiotherapie	Wurde von einem Pulmologen überwiesen, weil er nach einer Infektion mit COVID-19 nicht dem „normalen" Rehabilitationsverlauf folgte. Er litt unter lähmender Müdigkeit, extremem Gehirnnebel und erheblichen Schmerzen und war nicht in der Lage, seine normalen Aktivitäten zu erfüllen.
Anamnese des aktuellen Status	Postviraler Ausbruch nach COVID-19-Infektion vor 18 Monaten Hat nach der COVID-Infektion nie wieder die volle Fitness erreicht, zeigte aber stetige Fortschritte beim Laufen und Beginn des Couch-to-5k-Programms Acht Monate später, während eines landesweiten Lock-down, musste er Online-Unterricht und Home-Office kombinieren und gleichzeitig sein Trainingsprogramm fortsetzen. Dies führte zu einem schweren Rückfall mit einer deutlichen Zunahme der Symptome, und seitdem hat er mit Problemen zu kämpfen.
Medizinische Anamnese und Komorbiditäten	Nicht erwähnenswert Zuvor fit und gesund, Vollzeitbeschäftigung, aktives Familienleben und Spaß an Mannschaftssportarten
Frühere Erfahrungen mit Physiotherapie	Keine
Medikation	Medikamente zur Schmerzlinderung 3 × pro Tag Berichtet über minimale Vorteile
Flüssigkeitszufuhr und Ernährung	Vergisst oft, tagsüber genug zu trinken, da es ihm schwerfällt, sich alles zu merken Isst oft nicht viel, da er zu sehr mit seiner Arbeit beschäftigt ist
Sozialanamnese	Lebt mit seiner Frau und drei Kindern im Grundschulalter zusammen. Seine Frau arbeitet oft auswärts und kümmert sich um das Bringen und Abholen der Kinder. Keine enge familiäre Unterstützung War früher sehr sportlich und genoss Fitnessaktivitäten, konnte aber seit der ersten Infektion nicht mehr dazu zurückkehren Früher machte er an den Wochenenden gerne Spaziergänge mit seiner Familie, aber seit der ersten Infektion kann er das nicht mehr.
Häusliche Umgebung	Lebt in einem Haus mit Bad im Obergeschoss Keine Hilfsmittel oder Anpassungen

Alter	37
Aktivitäten des täglichen Lebens	Verantwortlich für alle Koch- und Essenszubereitungen für Kinder und Ehefrau Fahrten für den Schulweg und zu Einkäufen der Lebensmittel Ist in der Lage, sich selbständig zu waschen, anzuziehen und zu duschen. Vor kurzem brauchte er die Hilfe seiner Frau beim Duschen, da er das Gefühl hatte, beim Haarewaschen zusammenzubrechen. Verantwortlich für alle Aufgaben im Haushalt
Tägliche Routine	Früh aufstehen, da die Zubereitung des Schulessens viel Zeit in Anspruch nimmt Läuft in die Ausbildungsstätte Arbeitet von zu Hause aus am Computer Reinigt und räumt das Haus auf (muss jeden Tag staubsaugen, da die Katze haart) Schulweg am Nachmittag Kocht das Abendbrot und räumt danach auf, danach Schlaf Beschreibt sich selbst als „immer auf dem Sprung“

Subjektive Symptome

Symptom-verschlimmerung nach Anstrengung (PEM)	Die Symptome sind zurzeit konstant.
Fatigue	Die Müdigkeit ist überwältigend, aber er wird durchhalten. Manchmal muss er am frühen Nachmittag ein Nickerchen machen.
Kognitive Dysfunktion	Berichtet über „Gehirnnebel“ und Wortfindungsstörungen und kann sich manchmal nicht daran erinnern, mit welcher Tätigkeit er begonnen hatte
Schlafstörung	Schlaf ist nicht erholsam: wacht morgens auf und hat nicht das Gefühl, gut geschlafen zu haben Schläft manchmal mitten am Tag ein, wenn er sehr müde ist
Schmerzen	Beschreibt Schmerzen im ganzen Körper; Schmerzmittel können die Schmerzen lindern, aber nur selten ganz verschwinden lassen.
Neurologische Beeinträchtigungen	Einige starke Kopfschmerzen bei großer Müdigkeit
Autonome Dysfunktion	Berichtet über Schwindel und Benommenheit Findet es einfacher zu arbeiten, wenn die Beine hochgelagert sind
Neuroendokrine Manifestationen	Keine Angaben
Immundefekte	Nicht berichtet
Andere Symptome?	Haarausfall am Scheitel
Welche Symptome der ME/CFS haben für den Patientin Priorität?	Starke Müdigkeit und „Gehirnnebel“

Objektives Assessment

Beobachtung	Während des ersten Telefonats zur Vereinbarung eines Termins gab es erhebliche Wortfindungsprobleme und Schwierigkeiten beim Aufbau von Sätzen nach den ersten fünf Minuten. Die erste Beurteilung erfolgte per Telefonanruf. Nach 15 Minuten gab es Wortfindungsstörungen und etwas lallendes Sprechen, daher wurde ein Folgeanruf für die nächste Woche vereinbart.
Integrität von Muskeln, Gelenken und Haut	Virtuelle Termine, sodass keine Beobachtung gemacht werden konnte
Muskelkraft	Subjektiv berichtet er, dass er sitzen und stehen kann, Treppen bewältigen und Einkäufe heben kann, sich aber ständig müde fühlt.
Neurologische Tests	Virtuelle Termine, sodass keine Beobachtung gemacht werden konnte
Analyse der Bewegungsabläufe	Virtuelle Termine, sodass keine Beobachtung gemacht werden konnte
Orthostatische Intoleranz	Virtuelle Termine, sodass keine Beobachtung gemacht werden konnte
Dysfunktionale Atmung	Virtuelle Termine, sodass keine Beobachtung gemacht werden konnte War zuvor von einem Facharzt für Atemwegserkrankungen untersucht worden, der keine Auffälligkeiten feststellte.
Toleranz gegenüber körperlicher Anstrengung	Virtuelle Termine, sodass keine Beobachtung gemacht werden konnte Belastungstests aufgrund des Ausmaßes der berichteten Symptome nicht geeignet.
Jedes andere objektive Assessment	Keine

Management und Interventionen

Zu behandelndes Symptom	Managementstrategie
PEM (verursacht kognitive Funktionsstörungen) und körperliche Ermüdung	Aktivitätstagebuch zur Ermittlung eines „typischen" Tages und einer „typischen" Woche Empfehlung einer zweiwöchiger Ruhephase, um die Symptome zu stabilisieren, indem er alle nicht unbedingt notwendigen Aktivitäten reduziert und sich von anderen helfen lässt (z. B. sollten die Kinder ihr Mittagessen am Abend vor der Schule selbst packen, um die morgendliche Arbeitsbelastung zu verringern). Während der Ruhephase ein Symptom- und Aktivitätstagebuch führen Überweisung an die Ergotherapie veranlassen
Medizinischer Review	Überweisung an den Hausarzt zur Überprüfung der Schmerzlinderung

Outcome

Nach des ersten Assessments wurde eine Woche später ein Videogespräch vereinbart. Mo berichtete, dass er sich kaum an die Einzelheiten der ersten Beurteilung erinnern konnte und nach dem Anruf drei Tage lang im Bett gelegen hatte, weil er sich so unwohl gefühlt hatte. Die Diskussion darüber, welche Aktivitäten er für seine Ruhezeit streichen könnte, wurde wiederholt und schriftlich festgehalten, damit er sich darauf beziehen konnte. Der Status von Mo wurde vierzehntägig per Videoanruf überprüft.

Mo war in der Lage, sein Aktivitätsniveau mäßig zu reduzieren, was zu einer leichten Verringerung seiner Symptome führte. Beim nächsten Termin wurden die Aktivitäten, die er wieder aufnehmen musste, daraufhin überprüft, ob sie verändert werden konnten, um die Belastung zu verringern. Beispiele hierfür sind:

- Chargenkochen zur Verringerung des Arbeitsaufwands bei der Zubereitung von Mahlzeiten
- Hilfe der Kinder (Vorbereitung ihres eigenen Mittagessens)
- Online-Shopping für den wöchentlichen Lebensmitteleinkauf.

Mo wurde ermutigt, sich Alarme zu stellen, die ihn daran erinnerten, eine Arbeitspause einzulegen und Wasser zu trinken. Sein Arbeitsplatz wurde so eingestellt, dass er die Füße hochlegen konnte. Ergotherapeut:innen versorgten Mo mit einem Duschhocker und einem Sitzhocker, um die Zeit des Stehens zu verkürzen. Sein Hausarzt änderte seine Medikamente, was dazu beitrug, seine Schmerzsymptome zu lindern.

Mit der neuen Ausrüstung und den neuen Energiemanagementstrategien begannen sich die Symptome von Mo zu bessern, und er musste nur noch selten tagsüber im Bett liegen. Allerdings klagte Mo weiterhin über Schwindel und Benommenheit, selbst an Tagen, an denen sich seine anderen Symptome verbessert hatten. Er wurde daher zur Untersuchung auf orthostatische Intoleranz überwiesen. Ein Active Stand Test ergab, dass er an der Grenze zum posturalen orthostatischen Tachykardie-Syndrom lag, und er erhielt Medikamente zur Senkung seiner Herzfrequenz, was zu einer gewissen Verbesserung dieser Symptome führte.

Mo wollte sich unbedingt mehr bewegen und beschloss, am Wochenende einen Spaziergang mit seiner Familie zu machen. Das machte ihm so viel Spaß, dass sie schließlich eine Stunde lang spazieren gingen. Am nächsten Tag verschlimmerten sich seine Symptome so stark, dass er nicht arbeiten konnte und fast die ganze Woche brauchte, um sich zu stabilisieren. Der Rückschlag war erschütternd, und Mo hatte das Gefühl, dass er nie wieder in der Lage sein würde, normale Dinge mit seinen Kindern zu unternehmen.

Mit der neuen Ausrüstung und den Energiemanagementstrategien begannen sich seine Symptome zu bessern und er musste tagsüber nur noch selten im Bett liegen. Allerdings berichtete Mo weiterhin über Schwindel und Benommenheit, selbst an Tagen, an denen sich seine anderen Symptome besserten. Er wurde daher zur Untersuchung auf orthostatische Intoleranz überwiesen. Ein Active Stand Test ergab eine grenzwertige Toleranz, das posturale orthostatische Tachykardie-Syndrom zu entwickeln, und er erhielt Medikamente, um seine Herzfrequenz zu senken, was zu einer gewissen Verbesserung der Symptome führte. Mo hatte verständlicherweise mit den emotionalen Auswirkungen dieser bedeutenden Veränderungen in seinem Leben zu kämpfen, und sein Hausarzt überwies ihn deshalb an eine psychologische Beratungsstelle.

Mo wendet weiterhin Energiemanagementtechniken an, hat aber regelmäßig PEM-Episoden, weil er dazu neigt, seine Aktivitäten zu übertreiben, wenn seine Symptome stabil sind. Er hat seine Arbeitstage auf drei Mal pro Woche reduziert, was bedeutet, dass er es schafft, die grundlegenden Aufgaben im Haushalt zu bewältigen. Mo weiß, dass er seine PEM-Episoden wahrscheinlich noch weiter reduzieren könnte, wenn er seine Aktivitäten einschränken würde, aber aufgrund seiner familiären Verpflichtungen ist dies nicht möglich.

Mo wird regelmäßig Unterstützung brauchen, um mit künftigen Rückfällen fertig zu werden.

22 Fallstudie: Ana

Assessment

Alter	53
Gegenwärtiger Status und Grund für Physiotherapie	Schweres/sehr schweres ME/CFS Vor drei Monaten kam es zu einem erheblichen Rückfall nach einer pulmonalen Virusinfektion und einem Asthmaanfall, der eine Behandlung mit Steroiden erforderlich machte. Ana verträgt keine Steroide, was dazu führte, dass sie zu 100 Prozent ans Bett gefesselt war und rund um die Uhr Pflege benötigte. Jetzt geht es ihr besser, und sie nimmt Physiotherapie in Anspruch, um ihr Ausgangsniveau vor dem Rückfall wieder zu erreichen: • Mobil auf kurzen Strecken rund ums Haus • Tägliche Pflege/Unterstützung bei der Zubereitung von Mahlzeiten, Wäsche, schwereren Hausarbeiten, z. B. Staubsaugen, Bettenmachen Freund:innen und Mutter, die bei der Verwaltung und anderen Aufgaben im Haushalt helfen; 80 bis 90 Prozent bettlägerig/auf dem Sofa liegend Ist in der Lage, einmal alle zwei bis vier Wochen mit Hilfe eines Freundes/einer Pflegeperson auszugehen
Anamnese des aktuellen Status	21-jährige Vorgeschichte mit schwerem/sehr schwerem ME/CFS Anfänglicher Ausbruch durch eine Virusinfektion, die zu einem postviralen Fatigue-Syndrom und schwerem Asthma führte. Daraus entwickelte sich ein schweres ME/CFS, und Ana war das erste Jahr vollständig ans Bett gefesselt und brauchte eine Schiene, um ihren Rücken und Nacken zu stützen. Hat sich nach dem ersten Jahr etwas erholt, ist aber immer noch schwer erkrankt und hatte im Laufe der Jahre eine Reihe schwerer Rückfälle, die eine 24/7-Betreuung erforderlich machten. Die schlimmsten Schübe dauern bis zu 18 Monate.
Medizinische Anamnese und Komorbiditäten	Fibromyalgie, Hashimoto-Thyreoiditis, Thalassämie, gastroösophageale Refluxkrankheit (GERD), atypisches Asthma (wahrscheinlich bedingt durch Mastzellaktivierungssyndrom (MCAS), nicht diagnostiziert), POTS, chronische Migräne

Alter	**53**
Frühere Erfahrungen mit Physiotherapie	Vielfältige und meist schlechte Erfahrungen mit der bisherigen Physiotherapie Stationäres Rehabilitationsprogramm Physiotherapeutische Dehnübungen am Morgen, gefolgt von einem 40-minütigen Übungsprogramm am Nachmittag. An einem Tag dieses Programms erlitt Ana einen so schweren Rückfall, dass sie aus dem Programm entlassen werden musste. Der Rückfall führte dazu, dass Ana neun Monate lang vollständig ans Bett gefesselt war und ständige Pflege zu Hause benötigte. *Ambulante Rehabilitationsprogramme*: zweimal getestet, beide Male kam es zu schweren Rückfällen. Die Programme beinhalteten ein Zirkeltraining in einer hellen Turnhalle mit lauter Musik und der Aufforderung, alle Übungen zu absolvieren. *Ambulante Physiotherapie* nach Rückfällen: Hausbesuche waren hilfreicher, aber einige Physiotherapeut:innen wendeten abgestufte Bewegungstherapieansätze (GET) an, die über die Grenzen hinausgingen, unrealistische Zeitrahmen vorgaben oder starre, schrittweise Aktivitätssteigerungen verwendeten. *Physiotherapie in der Praxis bzw. in der Klinik*: Akupunktur und sanfte Übungen im Bett. Die Akupunktur verschaffte eine gewisse Schmerzlinderung, aber die Sitzungen fanden in der Klinik statt, und die Verschlimmerung der Symptome durch die Teilnahme an diesen Terminen übertraf jeden Nutzen.
Medikation	Zur Medikation der Symptome an einen Arzt/eine Ärztin überweisen
Flüssigkeitszufuhr und Ernährung	Hat durch den Rückfall an Gewicht verloren, kann jetzt in kleinen Mengen essen und trinken. Ernährungsberaterin wurde hinzugezogen
Sozialanamnese	24-Stunden-Pflege zu Hause Geringe Unterstützung durch die Familie Arbeitsunfähig Nicht in der Lage, Kontakte zu knüpfen Sehr schlechte Lebensqualität
Häusliche Umgebung	Lifter, Gleittücher, Kommode, Duschhocker, Toilettenrahmen, Rollator, elektrisches Pflegebett
Aktivitäten des täglichen Lebens	Benötigt derzeit für alle Aktivitäten des täglichen Lebens Hilfe von zwei Personen Ausgangspunkt ist die Unterstützung durch eine Person
Tägliche Routine	Derzeit zu 80 bis 90 Prozent bettlägerig; alle Pflegeleistungen und Mahlzeiten werden von einer Pflegekraft erbracht

Subjektive Symptome

Symptomverschlimmerung nach Anstrengung (PEM)	Beschreibt, dass sie sich in einem Zustand der kontinuierlichen PEM befindet Auslöser können kognitiv, sensorisch, physisch und orthostatisch sein.
Fatigue	Schwer, schwankend, tagsüber schlafend
Kognitive Dysfunktion	Schwere kognitive Dysfunktion Jetzt auf dem Weg der Besserung nach einem Rückfall, aber unfähig, länger als fünf Minuten zu sprechen
Schlafstörung	Sehr schlechter und unregelmäßiger Schlaf aufgrund von chronischen Schmerzen Vorgeschichte von Schlaflosigkeit Derzeit 80 bis 90 Prozent der Zeit im Bett, ruht und schläft, wie es der Körper braucht
Schmerzen	Starke Schmerzen im ganzen Körper, konstant, kann bei einem Rückfall 9/10 auf der Numerical Rating Scale (NRS) erreichen; „normal" ist 7/10
Neurologische Beeinträchtigungen	Schmerzhaft bei Berührung, insbesondere der unteren Gliedmaßen Extrem empfindlich gegenüber Licht, Lärm und Geruch Soziale Kontakte können Schmerzen verursachen. Neurogene Blasenfunktionsstörung
Autonome Dysfunktion	Funktionsstörungen der Harnwege, des Darms (Verstopfung und Durchfall), posturales orthostatisches Tachykardie-Syndrom; Veränderungen von Blutdruck und Herzfrequenz Kann schon beim kurzen Aufstehen im Bett ohnmächtig werden Dysregulierung der Temperatur
Immundefekte	Allergien nehmen während eines Rückfalls zu. Empfindlich gegenüber Medikamenten, Chemikalien und einigen Lebensmitteln Virale Symptome: schwere grippeähnliche Symptome, die schwanken
Andere Symptome?	Asthmaanfall (Erstinfektion nach viralen Asthmaanfällen)
Welche Symptome der ME/CFS haben für die Patientin Priorität?	Rückkehr zum Ausgangswert vor der Infektion der Atemwege

Objektives Assessment

Beobachtung	Gebrechlich aufgrund von Gewichtsverlust
Integrität von Muskeln, Gelenken und Haut	Wunden durch Bettlägerigkeit an mehreren Stellen, aber intakte Haut Eingeschränkter aktiver Bewegungsumfang für die Schulter Schwierigkeit der Beurteilung durch die starken Einschränkungen Globale Hypermobilität
Muskelkraft	Allgemeine Muskelschwäche Wiederholung der Tests aufgrund der Schwere der Symptome unangebracht
Neurologische Tests	Aufgrund der Schwere der Symptome nicht zu beurteilen
Neurodynamische Prüfung	Aufgrund der Schwere der Symptome nicht zu beurteilen
Analyse der Bewegungsabläufe	Langsame Bewegung Benötigt die Hilfe einer Person für Bewegungen Unmittelbare Verschlimmerung der Symptome bei Bewegung
Orthostatische Intoleranz	Nicht in der Lage, die Testungen durchzuführen Subjektiv berichtete sie Symptome der orthostatischen Intoleranz, die beim Sitzen und Stehen auftraten: Tachykardie, Schwächegefühl und Schweißausbrüche.
Dysfunktionale Atmung	Herzfrequenz und Blutdruck extrem schwankend
Toleranz gegenüber körperlicher Anstrengung	Erhöhte Atemfrequenz
Jedes andere objektive Assessment	Sehr schlecht, konnte zwei Minuten auf der Bettkante sitzen, bevor die Symptome ausbrachen Keine weitere Prüfung erforderlich

Management und Interventionen

Zu behandelndes Symptom	Managementstrategie
Bewältigung von Rückfällen in Bezug auf PEM, Fatigue und orthostatische Intoleranz	Alle Sitzungen zu Hause oder virtuell Schulung des Pflegeteams in der Verwendung von Gleittüchern und Liftern Ziel ist es, die funktionellen Bewegungsübungen kontinuierlich zu steigern, z. B. Rollen, Hinlegen zum Sitzen, allmählich zunehmendes Sitzen auf der Bettkante, Sitzen zum Stehen und Gehen mit Rollator. Den Pflegekräften wurde erklärt, wie sie bei diesen Bewegungen helfen können, aber sie wurden auch darauf hingewiesen, dass sie dies nur tun sollten, wenn Ana dazu in der Lage ist, und dass sie sich nicht überanstrengen sollte. Aufklärung (zusammen mit dem Pflegeteam) über die Bedeutung von Ruhezeiten
Prävention von Asthma/ Infektionen der Atemwege	Verbesserung der Flüssigkeitsaufnahme Regelmäßige Unterstützung durch eine Fachkraft für Pulmologie Regelmäßiges Umlagern im Bett, einschließlich kurzzeitiges Aufstehen aus dem Bett, sofern möglich Tiefe Atemübungen
Gewichtsverlust	Ernährungsberatung hinzuziehen

Outcome

Ana war sehr motiviert, sich zu verbessern und so viel zu tun, wie sie konnte, aber es war so leicht, PEM auszulösen, dass ein Großteil der therapeutischen Bemühungen zunächst darauf abzielte, sie anzuhalten, sich zu schonen und sich Zeit zu lassen. Ihre Fortschritte hingen sehr stark von der Schwere ihrer Symptome ab, und deshalb war es wichtig, innerhalb ihrer Grenzen zu arbeiten, anstatt zu versuchen, exakte zeitliche Ziele zu verfolgen. Nach vier Monaten war Ana wieder in der Lage, für kurze Zeit spazieren zu gehen. Ein Ernährungsberater verschrieb ihr Nahrungsergänzungsmittel, die ihr bei der Gewichtsabnahme halfen, obwohl diese aufgrund ihrer Fülle schwer zu vertragen waren.

Es dauerte weitere vier Monate, bis Ana ihren Ausgangszustand vor der Virusinfektion wieder erreicht hatte. Jeder Rückfall wirkt sich negativ auf ihren allgemeinen Gesundheitszustand aus, so dass sich die Genesung in die Länge zieht.

Ana leidet weiterhin an schwerem ME/CFS. Sie ist ans Haus gebunden und muss lange Zeit im Bett verbringen. Sie benutzt immer noch eine Gehhilfe und einen Toilettenstuhl, aber sie benötigt keine ständige Pflegeunterstützung oder den Lifter mehr. Es ist wahrscheinlich, dass Ana weiterhin regelmäßige therapeutische Unterstützung benötigt, um zukünftige Schübe zu bewältigen.

23 Fallstudie: Faith

Assessment

Alter	42
Gegenwärtiger Status und Grund für Physiotherapie	Mittelschweres bis schweres ME/CFS Auf der Suche nach weiteren Ratschlägen, wie man das Tempo effizienter gestalten kann Interesse an der Verwendung eines Herzfrequenzmessgeräts, aber Schwierigkeiten, die Methode und die Geräte zu verstehen
Anamnese des aktuellen Status	Zehnjährige Geschichte von ME/CFS nach Virusinfektion
Medizinische Anamnese und Komorbiditäten	Fettleber: unter Kontrolle Nahrungsmittelunverträglichkeiten Multiple chemische Sensibilitäten und Dysautonomie
Frühere Erfahrungen mit Physiotherapie	Nach der ersten Diagnose wurde sie an die Abteilung für Beschäftigungstherapie überwiesen und erhielt Informationen und Ratschläge zum Thema Pacing. Es wurde ihr eine abgestufte Bewegungstherapie (GET) vorgeschlagen, aber sie hatte bereits negative Auswirkungen von Bewegungsübungen erfahren und Studien gelesen, die ihr davon abrieten, so dass sie diese ablehnte. Weitere Beratung zum Pacing durch einen auf ME/CFS spezialisierten Dienst Unterstützung durch eine auf ME/CFS spezialisierten Physiotherapeutin, um Rückenschmerzen zu minimieren, die durch das häufige Liegen aufgrund von ME/CFS entstehen
Medikation	Keine
Flüssigkeitszufuhr und Ernährung	Trinkt drei starke Kaffees pro Tag Angemessene Ernährung: viele Lebensmittelunverträglichkeiten aufgrund von ME/CFS, die sich auf die Ernährung auswirken und dazu führen, dass sie die Mahlzeiten hauptsächlich selbst zubereitet.
Sozialanamnese	Leitet eine lokale Wohltätigkeitsgruppe Arbeitsunfähig Trifft sich regelmäßig mit Freund:innen, um Kartenspiele zu spielen Trifft sich einmal pro Woche online mit einem Freund und verbringt Zeit mit der Familie

Alter	42
Häusliche Umgebung	Lebt mit Ehemann, Kind und Hund Duschsitz und Handlauf im Bad, Rollstuhl, Gehstock und tragbarer Sitz zur Mobilisierung
Aktivitäten des täglichen Lebens	Duschen ist anstrengend und erfordert manchmal die Hilfe von anderen. Verbringt die meiste Zeit des Tages im Liegen, kann an kleinen Aktivitäten teilnehmen, solange sie sich vorher und nachher ausruht Kann lange brauchen, um sich zu erholen, wenn sie sich überanstrengt
Tägliche Routine	Aufwachen, Hund füttern Das Kind für die Schule richten (oder ihm dabei helfen) und mit dem Hund spazieren gehen Eine Stunde lang ausruhen E-Mails/Soziale Medien/Wohltätigkeitsarbeit Aktivitäten zwei Mal 30 bis 45 Minuten Aktivitäten (eine körperliche wie Hausarbeit, eine kognitive wie Lesen oder Wohltätigkeitsarbeit) Mit dem Hund spazieren gehen Mittagessen Ein bis zwei weitere Aktivitätsphasen mit Pausen Abendessen für die Familie zubereiten Restliche Abendaktivitäten: Fernsehen, Gespräche mit der Familie, manchmal weitere Wohltätigkeitsarbeit. Einmal pro Woche geht sie aus, braucht aber an diesem Tag mehr Ruhe.

Subjektive Symptome

Symptomverschlimmerung nach Anstrengung (PEM	Körperliche und kognitive Anstrengung sind Auslöser. „Mit der derzeitigen Energiemanagement-Routine komme ich gut zurecht, aber es gibt immer noch Auslöser, insbesondere bei zusätzlichen Ereignissen wie Krankenhausbesuchen“.
Fatigue	Ständig präsent und schränkt Aktivitäten ein, ist aber mit gutem Tempo zu bewältigen
Kognitive Dysfunktion	Immer vorhanden, schlimmer bei Fatigue Kann grundlegende Wörter verwechseln und Unterhaltungen teilweise vergessen
Schlafstörung	„Ich wache immer unausgeruht auf.“
Schmerzen	Leichte Rückenschmerzen
Neurologische Beeinträchtigungen	Überempfindlich gegen Lärm
Autonome Dysfunktion	Keine identifiziert
Neuroendokrine Manifestationen	Keine Angabe

Immundefekte	Sie scheint häufig krank zu werden und diese Krankheiten können lange Zeit anhalten.
Andere Symptome?	Keine Angabe
Welche Symptome der ME/CFS haben für die Patientin Priorität?	PEM

Objektives Assessment

Eine formales objektives Assessment wurde nicht durchgeführt. Die Einführung eines Herzfrequenzmonitorings wird die Grundlage für objektive Maßnahmen zur weiteren Bewertung und Entwicklung einer Managementstrategie bilden.

Management und Interventionen

Zu behandelndes Symptom	Managementstrategie
PEM (verursacht kognitive Funktionsstörungen) und körperliche Ermüdung	Erkunden Sie, wie die Überwachung der Herzfrequenz das Energiemanagement unterstützen kann.

Outcome

Der erste Schritt bestand darin, Faith bei der Suche nach einem Herzfrequenzmessgerät zu helfen. Sie hatte sich bereits auf dem Markt umgesehen, fand aber die riesige Auswahl an Geräten überwältigend, vor allem mit ihrer kognitiven Dysfunktion. Das Gerät wurde nach dem Preis und der Vertrautheit mit der Plattform ausgewählt. Faith trug das Gerät drei Tage lang, um zunächst ihre typische Ruheherzfrequenz zu ermitteln, dann testete sie zwei Wochen lang den Grenzwert, der 15 Schläge über ihrer Ruheherzfrequenz lag. Nach zwei Wochen mit dem Herzfrequenzmessgerät stellte Faith fest:

- Sie hat fast ständig den Alarm ausgelöst.
- Das Zähneputzen war eine Tätigkeit, die eine überraschende Wirkung auf ihre Herzfrequenz hatte.
- Viele Aktivitäten, die den Alarm auslösen würden, ließen sich nur schwer vermeiden, wie z. B. das Gassi gehen mit dem Hund oder das Kind zur Schule bringen.

Auf der Grundlage dieser Erkenntnisse und einer gemeinsamen Diskussion wurde Folgendes beschlossen:

- Die Alarmgrenze würde angehoben werden.
- Faith würde eher eine elektrische Zahnbürste als eine Handzahnbürste verwenden, um die Arbeitsbelastung bei dieser Aufgabe zu verringern
- Faith würde eine zusätzliche Pause einlegen, bevor sie mit dem Hund spazieren geht oder den Schulweg bewältigt.

Mit diesen Änderungen testete Faith den Herzfrequenzmonitor weiter und stellte fest, dass er ihr viele Vorteile bot. Eine elektrische Zahnbürste verringerte die körperliche Anstrengung ihrer morgendlichen Routine, und das Ausruhen vor dem Spaziergang mit dem Hund führte zu einer Verringerung der erhöhten Herzfrequenz während der Spaziergänge.

Bei körperlichen Aufgaben wie Hausarbeit oder Spazierengehen konnte sie nun schnell erkennen, wann sie anfing, sich zu überanstrengen, und begann, während der gesamten Dauer einer Aufgabe kurze Pausen einzulegen oder mit Änderungen der Aufgabe zu experimentieren, um die körperlichen Anforderungen insgesamt zu verringern. Bei kognitiver Anstrengung wurde der Alarm jedoch nicht immer ausgelöst, so dass sie die kognitiven Aufgaben unabhängig von ihrer Herzfrequenz einteilen musste.

Faith fand, dass das Herzfrequenzmessgerät auch hilfreich war, wenn sie mit ihrer Familie darüber sprach, an welchen Aktivitäten sie jeden Tag teilnehmen konnte, da sie so objektive Informationen hatte, die sie ihnen zeigen konnte, anstatt erklären zu müssen, wie es ihr ging. So konnte die Familie gemeinsam Aktivitäten planen, die Faiths Bedürfnissen entsprachen.

Faith bemerkte, dass sie sich wünschte, sie hätte zu Beginn ihrer Reise mit ME/CFS ein Herzfrequenzmessgerät benutzt, da sie dadurch viel schneller und einfacher lernen konnte, wie man das Tempo hält. Bestimmte Erfahrungen, für die sie jahrelang gebraucht hatte, um sie zu verstehen oder zu entdecken, wie z. B. die Wahl der Temperatur des Duschwassers, wurden mit dem Herzfrequenzmessgerät fast sofort angezeigt.

Faith hat das Gefühl, dass sie seit der Einführung des Herzfrequenzmessgeräts weniger PEM-Episoden und weniger Fatigue erlebt hat. Das Gerät hat die Anstrengung, die sie für das Pacing aufwenden muss, verringert und ihr mehr Selbstvertrauen gegeben, neue Erfahrungen zu machen, da sie sofort einschätzen kann, wie diese auf sie wirken.

Autorinnen

Karen Leslie
Mein Fachgebiet ist die Neurologie, d.h. ich arbeite mit Patient:innen, deren Gehirn, Rückenmark und Nervensystem gestört oder geschädigt ist. Ich habe mit Patient:innen mit sehr komplexen neurologischen Krankheitsbildern gearbeitet und habe immer einen Weg gefunden, ihnen in irgendeiner Hinsicht zu helfen. Bis ich jemandem mit schwerer ME begegnete. Ich begann, die Komplexität von ME als Krankheit zu enträtseln und war erstaunt über das Ausmaß, in dem sie jemanden behindern kann. Als ich die aktuellen physiotherapeutischen Angebote unter die Lupe nahm und die Berichte von Menschen mit ME sah, war ich entsetzt über den allgemeinen Eindruck von meinem Beruf und den potenziellen Schaden, den wir anrichten könnten. Physiotherapeut:innen sind dazu da, Menschen zu helfen, aber ich hatte das Gefühl, dass wir hier eine ganze Patientengruppe mit einer verheerenden Krankheit im Stich lassen.

Über Twitter und Netzwerke habe ich mich mit dieser Gruppe gleichgesinnter Physiotherapeut:innen zusammengetan. Wir alle bringen unterschiedliche Hintergründe und Erfahrungen mit und lernen so viel voneinander und auch von den Patienten. Im Jahr 2024 begann ich eine Doktorarbeit über die Stimulation des Vagusnervs bei Menschen mit ME.

Dr. Michelle Bull
Ich bin seit über 30 Jahren Physiotherapeutin. Mein Spezialgebiet ist die kardiologische Rehabilitation, obwohl ich derzeit in einer Transformationsrolle im NHS arbeite und neben der klinischen Unterstützung eines spezialisierten Long-COVID-Dienstes tätig bin.

Wenn ich Berichte von Menschen mit ME lese, die schlechte Erfahrungen mit Physiotherapie gemacht haben, schäme ich mich für meinen Beruf. Besonders schwer ist es, Berichte von Eltern von Kindern mit ME zu hören, die verzweifelt nach Rat suchen, wie sie ihr Kind am besten unterstützen können. Es gibt viele Möglichkeiten, wie Physiotherapie Menschen mit ME helfen kann, aber allzu oft scheint es, dass Bewegung die einzige angebotene Behandlung ist, auch wenn sie die Symptome der Menschen offensichtlich oft bis zum Äußersten verschlimmert. Ich konnte andere therapeutische Fähigkeiten einsetzen, um das Leben mit ME zu bewältigen: zum Beispiel Haltungsberatung zur Linderung von Kopfschmerzen, Bandagen zur Unterstützung bei hypermobilen Gelenken, Massagen zur Linderung von Muskelschmerzen, Heiß- und Kalttherapie bei schmerzenden Gelenken und gelegentlich sehr spezifische Übungen, die helfen, ohne die Symptome zu verschlimmern. In meiner Rolle beim NHS habe ich andere Physiotherapeut:innen aus allen Fachrichtungen darin geschult, ihre Behandlungsansätze für Menschen mit ME und Long-COVID anzupassen, und den gemeinnützigen Sektor bei der Unterstützung von Kindern und Jugendlichen mit ME und ihren Familien beraten, damit ihr Bildungsangebot an ihre Bedürfnisse angepasst werden kann.

Dr. Nicola Clague-Baker
Ich bin seit über 30 Jahren Physiotherapeutin und unterrichte seit 15 Jahren neurologische Physiotherapie und Forschung an der Coventry University, der University of Leicester und derzeit an der University of Liverpool.

Im Jahr 2021 wurde die Forschung von Physios for ME von der ME Association finanziert, die die physiologischen Auswirkungen alltäglicher Aktivitäten auf Menschen mit Myalgischer Enzephalomyelitis (ME) untersucht. Ich habe auch an zwei internationalen Surveys teilgenommen und werde demnächst zwei interviewbasierte Studien abschließen, die den Einsatz von Herzfrequenzüberwachung und transkutaner Vagusnervstimulation bei Menschen mit ME untersuchen. Diese Arbeit wurde auf internationalen ME-Konferenzen vorgestellt. Meine aktuellen Forschungsinteressen beziehen sich auf neurologische Physiotherapie, insbesondere ME, Long-COVID und die Bereiche Müdigkeitsmanagement, bewegungsbasierte Rehabilitation, psychische Gesundheit und gesunde Lebensführung.

Natalie Hilliard

Ich bin eine Physiotherapeutin in eigener Praxis, die sich auf muskuloskelettale und neurologische Physiotherapie spezialisiert hat, insbesondere auf Myalgische Enzephalomyelitis und Long COVID. Ich bin eine klinische Spezialistin für eine Long-COVID-Forschungsstudie, die den Einsatz von Herzfrequenzüberwachung untersucht, und zusammen mit Kollegen aus dem Bereich der Atemwegserkrankungen habe ich ein erfolgreiches digitales Online-Programm für Menschen mit Long COVID entwickelt.

Ich begann, mich mit Physiotherapie und ME zu beschäftigen, und was ich fand, gefiel mir nicht. Ich habe das Gefühl, dass wir als Berufsstand Menschen mit ME im Stich lassen, und ich bin entschlossen, etwas dagegen zu unternehmen. Wir können noch mehr tun, um zu helfen. Wir haben viele Fähigkeiten, nicht nur Sport zu treiben!!! Zum Beispiel behandle ich derzeit Menschen in ihren eigenen vier Wänden und habe in den letzten 15 Jahren Menschen mit allen möglichen Erkrankungen und Verletzungen behandelt, von Kopfverletzungen bis hin zu Knieprothesen, und ich wende Behandlungen an, die auf jede Person zugeschnitten sind – es gibt keine Pauschalregel, jeder Mensch ist anders, und Bewegung ist nur eines der „Werkzeuge" in unserem Werkzeugkasten, und es ist nicht für jeden geeignet – insbesondere nicht für die meisten Menschen mit ME.

Sachwortverzeichnis

F

T

Anzeigen